Saúde em Debate 311
direção de
Gastão Wagner de Sousa Campos
José Ruben de Alcântara Bonfim
Maria Cecília de Souza Minayo
Marco Akerman
Yara Maria de Carvalho
ex-diretores
David Capistrano Filho
Emerson Elias Merhy
Marcos Drumond Júnior

É por certo a saúde coisa mui preciosa, a única merecedora de todas as nossas atenções e cuidados e de que a ela se sacrifiquem não somente todos os bens mas a própria vida, porquanto na sua ausência a existência se nos torna pesada e porque sem ela o prazer, a sabedoria, a ciência, e até a virtude se turvam e se esvaem.

— Michel Eyquem de Montaigne (1533-1592).
Ensaios. "Da semelhança dos pais com os filhos".
Trad. Sérgio Milliet

SAÚDE EM DEBATE
TÍTULOS PUBLICADOS APÓS DEZEMBRO DE 2016

Saúde, Sociedade e História, Ricaro Bruno Mendes-Gonçalves, José Ricardo Ayres & Liliana Santos (orgs.)
Caminhos do aprendizado na Extensão Universitária: educação popular e a pedagogia da participação estudantil na experiência da articulação nacional de extensão popular (Anepop), Pedro José Santos Carneiro Cruz & Eymard Mourão Vasconcelos
Políticas e Riscos Sociais no Brasil e na Europa: Convergências e Divergências, Isabela Soares Santos & Paulo Henrique de Almeida Rodrigues (orgs.)
Investigação sobre Cogestão, Apoio Institucional e Apoio Matricial no SUS, Gastão Wagner de Sousa Campos, Juliana Azevedo Fernandes, Cristiane Pereira de Castro & Tatiana de Vasconcellos Anéas (orgs.)
O Apoio Paideia e Suas Rodas: Reflexões sobre Práticas em Saúde, Gastão Wagner de Sousa Campos, Mariana Dorsa Figueiredo & Mônica Martins de Oliveira (orgs.)
Trabalhar no SUS: gestão do trabalho, repercussões psicossociais e política de proteção à saúde, Francisco Antonio de Castro Lacaz, Patrícia Martins Goulart, Virginia Junqueira
Práticas e Saberes no Hospital Contemporâneo: o Novo Normal, Daniel Gomes Monteiro Beltrammi & Viviane Moreira de Camargo (orgs.)
Corpo e pensamento: espaços e tempos de afirmação da vida na sua potência criadora, Valéria do Carmos Ramos, Maximus Taveira Santiago & Paula Cristina Pereira (orgs.)
História da Saúde no Brasil, Luiz Antonio Teixeira, Tânia Salgado Pimenta & Gilberto Hochman (orgs.)
Exploração Sexual de Crianças e Adolescentes: Interpretações Plurais e Modos de Enfrentamento, Suely Ferreira Deslandes & Patrícia Constantino (orgs.)
Educação Popular em Saúde: Desafios Atuais, Pedro José Santos Carneiro Cruz (org.)
Educação Popular no Sistema Único de Saúde, Bruno Oliveira de Botelho, Eymard Mourão Vasconcelos, Daniela Gomes de Brito Carneiro, Ernande Valentin do Prado & Pedro José Santos Carneiro Cruz (orgs.)
Formação e Educação Permanente em Saúde: Processos e Produtos no Âmbito do Mestrado Profissional, volume 2, Lucia Cardoso Mourão, Ana Clementina Vieira de Almeida, Marcos Paulo Fonseca Corvino, Elaine Antunes Cortez & Rose Mary Costa Rosa Andrade Silva (orgs.)
História, Saúde Coletiva e Medicina: Questões Teórico-Metodológicas, André Mota e Maria Cristina da Costa Marques (orgs.)
O médico Alienado: Reflexões Sobre a Alienação do Trabalho na Atenção Primária à Saúde, Lilian Terra
Estudos sobre teoria social e saúde pública no Brasil, Aurea Maria Zöllner Ianni
O Apoio Institucional no SUS: os Dilemas da Integração interfederativa e da cogestão, Nilton Pereira Júnior
Estado e Sujeito: a Saúde entre a Micro e a Macropolítica... de Drogas, Tadeu de Paula Souza
Organizações Sociais: Agenda Política e os Custos para o Setor Público da Saúde, Francis Sodré, Elda Coelho de Azevedo Bussinger & Ligia Bahia (orgs.)
Privados de la Salud: las Políticas de Privatización de los Sistemas de Salud en Argentina, Brasil, Chile y Colombia, María José Luzuriaga
Dicionário de Empresas, Grupos Econômicos e Financeirização na Saúde, Júlio César França Lima (org.)
Vulnerabilidades e saúde: grupos em cena por visibilidade no espaço urbano, Glória Lúcia Alves Figueiredo, Carlos Henrique Gomes Martins & Marco Akerman (orgs.)
Escola para todos e as pessoas com deficiência: contribuições da terapia ocupacional, Eucenir Fredini Rocha, Maria Inês Britto Brunello & Camila Cristina Bortolozzo Ximenes de Souza (orgs.)
A Ampliação do Processo de Privatização da Saúde Pública no Brasil, Jília Amorim Santos
Escola para todos e as pessoas com deficiência: contribuições da terapia ocupacional, Eucenir Fredini Rocha, Maria Inês Brito Brunello, Camila Cristina Bortolozzo Ximenes de Souza
Bases Teóricas dos Processos de Medicalização: um olhar sobre as forças motrizes, Paulo Frazão e Marcia Michie Minakawa
Corpo com deficiência em busca de reabilitação? A ótica das pessoas com deficiência física, Eucenir Fredini Rocha
Crianças e adolescentes com doenças raras: narrativas e trajetórias de cuidado, Martha Cristina Nunes Moreira, Marcos Antonio Ferreira do Nascimento, Daniel de Souza Campos & Lidiane Vianna Albernaz (orgs.)
Bases da toxicologia ambiental e clínica para atenção à saúde: exposição e intoxcação por agrotóxicos, Herling GregorioAguilar Alonzo & Aline de Oliveira Costa
Pesquisar com os pés: deslocamentos no cuidado e na saúde, Rosilda Mendes, Adriana Barin de Azevedo & Maria Fernanda Petroli Frutuoso (orgs.)
Percepções amorosas sobre o cuidado em saúde: estórias da rua Balsa das 10, Julio Alberto Wong Ún, Maria Amélia Medeiros Mano, Eymard Mourão Vasconcelos, Ernande Valentin do Prado & Mayara Floss
Atividades humanas e Terapia Ocupacional: saber-fazer, cultura, política e outras resistências, Carla Regina Silva (org.)
A experiência do PET-UFF: composições de formação na cidade, Ana Lúcia Abrahão & Ândrea Cardoso Souza (orgs.)
Olhares para a saúde de mulheres e crianças: reflexões na perspectiva das boas práticas de cuidado e de gestão, Maria Auxiliadora Mendes Gomes, Cynthia Magluta & Andreza Rodrigues Nakano (orgs.)
Técnicas que fazem olhar e da empatia pesquisa qualitativa em ação, Maria Cecília de Souza Minayo & António Pedro Costa
Tempos cruzados: a saúde coletiva no estado de São Paulo 1920-1980, André Mota
Unidade Básica: a saúde pública brasileira na TV, Helena Lemos Petta
Decisões políticas e mudanças limitadas na saúde, Carmem E. Leitão Araújo
Ambulatório de especialidades: subsídios conceituais e organização de serviços a partir das experiências da enfermagem, Carla Aparecida Spagnol & Isabela Silva Câncio Velloso (orgs.)

AS DEMAIS OBRAS DA COLEÇÃO "SAÚDE EM DEBATE" ACHAM-SE NO FINAL DO LIVRO.

AMBULATÓRIO DE ESPECIALIDADES
subsídios conceituais e organização de serviços
a partir das experiências da enfermagem

Carla Aparecida Spagnol
Isabela Silva Câncio Velloso
organizadoras

AMBULATÓRIO DE ESPECIALIDADES
subsídios conceituais e organização de serviços a partir das experiências da enfermagem

HUCITEC EDITORA
São Paulo, 2020

© Direitos autorais, da organização, 2020,
de Carla Aparecida Spagnol
& Isabela Silva Câncio Velloso
© Direitos de publicação reservados por
Hucitec Editora Ltda.
Rua Dona Inácia Uchoa, 209
04110-020 São Paulo, SP.
Telefone: 55 11 3892-7772
www.huciteceditora.com.br
lerereler@huciteceditora.com.br

Depósito Legal efetuado.

Direção editorial
MARIANA NADA

Produção editorial
KÁTIA REIS

Assessoria editorial
MARIANA TERRA

Preparação e edição de texto
VIVIAN CATARINA DIAS

Circulação
comercial@huciteceditora.com.br
Telefone: 55 11 3892-7776

CIP-Brasil. Catalogação na Publicação
Sindicato Nacional dos Editores de Livros, RJ

A531

Ambulatório de especialidades : subsídios conceituais e organização de serviços a partir das experiências da enfermagem / organização Carla Aparecida Spagnol, Isabela Silva Câncio Velloso. – 1. ed. – São Paulo : Hucitec, 2020.
270 p. ; 21 cm. (Saúde em debate ; 311)

Inclui índice
ISBN 978-65-86039-27-6

1. Enfermagem – Prática. I. Spagnol, Carla Aparecida. II. Velloso, Isabela Silva Câncio. III. Série.

20-64558   CDD: 610.73
            CDU: 616-083

Meri Gleice Rodrigues de Souza – Bibliotecária CRB-7/6439

*Este livro é dedicado à professora doutora
Roseni Rosângela de Sena (in memorian),
que sempre defendeu o SUS, em defesa da vida,
e uma sociedade mais justa e democrática.
Sempre será uma referência para a enfermagem
brasileira e latino-americana.*

SUMÁRIO

13 Prefácio
Silvana Martins Mishima

21 A inserção do Ambulatório de Especialidades na rede de atenção à saúde no Sistema Único de Saúde
Kênia Lara Silva

35 Escrever: Por quê? O quê? Para quem?
Maria Júlia Paes da Silva
Teresa Cristina Gioia Schimidt

57 Desafios do atendimento em situações de urgência/emergência no Ambulatório de Especialidades
Carla Aparecida Spagnol
Letícia Gonçalves Figueiredo
Caroliny Alves Pessoa
Amália Augusta Nunes
Júlio César Santos

82 Atuação do enfermeiro nos serviços de especialidades
Gabriela Marcellino de Melo Lanzoni
Cintia Koerich
Caroline Cechinel Peiter
Sonia Padilha Costa
Eliana Aparecida Villa
Meiriele Tavares Araujo

100 Aspectos da atenção à saúde da mulher no setor de Mastologia do Ambulatório de um Hospital Universitário do município de Belo Horizonte
Maria de Fátima Seixas de Souza e Silva
Elizabeth Soares Figueiredo
Márcia dos Santos Pereira

123 Das concepções teóricas sobre dor às perspectivas de atuação do enfermeiro
Célia Maria de Oliveira
Selme Silqueira de Matos
Roberta Vasconcellos Menezes de Azevedo
Salete Maria de Fátima Silqueira

141 Atendimento ambulatorial de crianças e adolescentes com doença renal crônica em tratamento conservador
Mônica Ribeiro Canhestro
Roberta Vasconcellos Menezes de Azevedo

168 Atuação do enfermeiro no atendimento a crianças e adolescentes com disfunção do trato urinário inferior
Roberta Vasconcellos Menezes de Azevedo
Mônica Ribeiro Canhestro

197 Programa de Assistência à Saúde para a prevenção e controle dos agravos cardiovasculares: uma experiência a ser compartilhada
Salete Maria de Fátima Silqueira
Selme Silqueira de Matos

Célia Maria de Oliveira
Maria Fernanda Silveira Scarcella
Maria Letícia Moreira Ebraim

215 O atendimento ao idoso no Centro Mais Vida
Isabela Silva Cancio Velloso
Raquel Souza Azevedo
Edgar Nunes de Moraes

248 A experiência de cuidar nos Centros de Atenção Psicossocial
Teresa Cristina da Silva Kurimoto
Annette Souza Silva Martins da Costa
Marília Rezende da Silveira
Paula Cambraia de Mendonça Vianna
Walquíria Normandia dos Santos

265 Sobre os autores

PREFÁCIO

Refletir e apontar possibilidades para o Sistema Único de Saúde (SUS) consiste no foco da presente produção, além de um grande desafio ao qual as autoras se propuseram: olhar a organização dos serviços de saúde em nível ambulatorial a partir das experiências da enfermagem. Delineado o recorte da obra, as autoras se impuseram a tarefa de ampliar a discussão relacionada ao tema da atenção especializada em nível ambulatorial, a qual envolve aspectos conceituais, operacionais e intervenções marcadamente interprofissionais, a partir da referência de um campo profissional específico — a enfermagem. Logo, refletir acerca do foco proposto nos ajuda a abordar o tema a partir de distintas possibilidades e compilar diferentes contribuições para a construção cotidiana do SUS.

Antes de continuar, cabe uma pequena digressão quanto às autoras. E aqui utilizo o gênero feminino para apresentá-las não por acaso, uma vez que o tema é apresentado sob distintas dimensões e por um conjunto majoritariamente feminino de docentes, pesquisadoras e profissionais da área da Enfermagem e da Saúde Coletiva. Além disso, considerando que há um recorte para as reflexões e experiências trazidas que advêm de um campo específico de conhecimento — a enfermagem, não poderia deixar de abordar a autoria do livro sob o gênero feminino.

A enfermagem como área profissional compõe mais de cinquenta por cento da força de trabalho na área da saúde e no SUS e se articula ao conjunto dos outros trabalhos na produção de cuidado em saúde. Portanto, o olhar visando demarcar a autoria não se faz por mera formalidade, mas sim por considerar que o fato doa um certo tom aos temas aqui tratados.

Carla Aparecida Spagnol, uma das organizadoras da produção, formada em Enfermagem e docente da Escola de Enfermagem da Universidade Federal de Minas Gerais (UFMG), tem experiência na área de Saúde Coletiva e Enfermagem, com ênfase em Administração em Enfermagem. Sua atuação e estudos estão voltados aos temas de gerência de serviços de saúde, administração hospitalar e ambulatório de especialidades, gestão de pessoas e educação permanente. Em sua formação acadêmica, traz as seguintes passagens e estudos: Université Vincennes Saint Denis, Paris 8, durante o doutorado em Saúde Coletiva realizado na Unicamp; Especialização em Análise Institucional, Esquizodrama e Esquizoanálise: clínica de indivíduos, grupos, organizações e redes sociais, realizada no Instituto Gregório Baremblitt (Minas Gerais); pós-doutorado na Université Cergy Pontoise, na França, formação que a levou a participar da Rede Internacional de Pesquisa (Recherche Avec), que inclui membros de Brasil, México, França e Canadá, coordenada por Gilles Monceau, docente da Université de Cergy-Pontoise (França) e Marguerite Souliére, da Université (Ottawa, Canadá). Carla é membro do Núcleo de Pesquisa Análise Institucional e Saúde Coletiva da Unicamp e do Núcleo de Gestão em Saúde, da Escola de Enfermagem da UFMG.

A outra organizadora, Isabela Silva Câncio Velloso, enfermeira com estágio doutoral realizado na Faculty of Nursing, University of Alberta (Canadá), membro afiliado da International Philosophy of Nursing Society (Ipons) e docente da Escola de Enfermagem da UFMG. Em sua formação, direcionou-se a área de organização e gestão de serviços de saúde e enfermagem, principalmente com foco nas relações de poder nos serviços de saúde. Seus estudos se sustentam no referencial teórico-filosófico pós-estruturalista. É líder do Núcleo de Estudos sobre Práticas de Saúde e Enfermagem e membro do Núcleo de Pesquisa em Administração e Enfermagem, ambos da UFMG.

O conjunto de autoras dessa obra corresponde majoritariamente ao campo da formação de pessoal em saúde da Escola de Enfermagem da UFMG, contando ainda com profissionais vinculados a serviços públicos de saúde, ligados à UFMG ou ao estado e município. Esse conjunto traz para a cena de produção e divulgação do conhecimento outros sujeitos produtores de conhecimento que não apenas pesquisadores vinculados à vida acadêmica. Ainda há docentes e pesquisadores do Departamento de Enfermagem da Universidade Federal de Santa Catarina (UFSC), Escola de Enfermagem da Universidade de São Paulo (EE-USP), Universidade Unifenas e serviços públicos de saúde, como o Hospital das Clínicas da UFMG, Secretaria de Estado da Saúde de Minas Gerais, Secretaria Municipal de Saúde de Belo Horizonte, Secretaria de Estado da Saúde de São Paulo, Secretaria Municipal de Saúde de Florianópolis.

Certamente, o aspecto da autoria dessa obra torna-se muitíssimo significativo e importante na construção do conhecimento aqui apresentado, uma vez que nos possibilita entrever a diversidade do universo de sujeitos voltados a refletir acerca do trabalho em saúde no SUS a partir das vivências na enfermagem e de sua articulação ao trabalho de outros profissionais em serviços específicos. Dessa forma, considero que esse desenho adquire relevância tanto por disponibilizar outros olhares aos temas tratados quanto por abrir possibilidades na constituição do cuidado à saúde e visar a integralidade da atenção.

Um último aspecto quanto à autoria da obra refere-se ao fato de que as autoras (dois únicos autores que constam na obra) são trabalhadoras do campo da saúde, cuja ação cotidiana, independentemente do recorte específico do trabalho em enfermagem, sustenta a responsabilidade e o compromisso da formação de pessoal para a saúde, atuando e produzindo atos de saúde para o SUS. Ainda, são pesquisadoras, produtoras de conhecimento, de forma responsável e dedicada aos temas aqui tratados, cujas análises podem contribuir para a formação de estudantes da área da saúde (não apenas da enfermagem), profissionais de saúde, gestores de serviços de saúde.

Sob o risco de me fazer repetitiva, saliento que os conceitos, reflexões relacionadas a organização e atenção a grupos específicos, experiências de trabalho a partir do recorte da assistência produzida pela enfermagem podem oferecer pistas importantes para a prática assistencial, organização dos serviços e ensino de enfermagem e da saúde em geral.

Voltando aos desafios, outro deles refere-se a ainda incipiente, apesar de sua fundamental importância na constituição das redes de atenção, construção de um corpo de evidências científicas que aborde a atenção secundária ambulatorial. Na construção do SUS, a atenção especializada é designada como o campo de média e alta complexidade e pode também ser considerada o nível intermediário entre a atenção básica e a hospitalar.

O Decreto do Ministério da Saúde n.º 7508, de 2011, estabelece que o campo da atenção especializada engloba dois componentes: o ambulatorial — por meio da Atenção Especializada Ambulatorial — e o hospitalar — por meio da Atenção Hospitalar. Ambos os componentes devem se articular entre si e a outros pontos da rede de atenção, permitindo fluxos adequados, continuidade e integralidade da atenção. Nesse sentido, a atenção especializada, cujo papel consiste em prover cuidados ou ações que extrapolam a capacidade de resolução da Atenção Básica, deve se articular devidamente a este nível de atenção e funcionar como referência nos encaminhamentos derivados do atendimento da Atenção Básica e de outras portas de entrada do SUS.

Esta obra está organizada em onze capítulos. Cada um aborda diferentes temas, alinha-se às questões indicadas e traz reflexões relacionadas à atenção ambulatorial especializada. Além de tratar de aspectos conceituais e operacionais, constam relatos de experiências, as quais podemos considerar exitosas, vividas em diferentes cenários da atenção ambulatorial especializada e em serviços de saúde distintos.

No capítulo um, discutem a rede de atenção e a estruturação dos serviços na perspectiva do SUS; os conceitos e a inserção da atenção ambulatorial especializada na rede de atenção à saúde, assim como as perspectivas para repensar o lugar do ambulatório na rede de atenção à saúde SUS. No capítulo dois, abordam questões conceituais, operacionais, éticas e legais do registro de enfermagem, partindo-se da premissa de que se constituem em ferramenta fundamental de comunicação entre os membros da equipe de enfermagem e as demais equipes e profissionais de saúde, visando a continuidade da atenção nos distintos serviços e níveis de atenção.

No capítulo três, abordam os desafios do atendimento em situações de urgência/emergência no Ambulatório de Especialidade, refletindo a respeito do acesso dos usuários aos serviços de média e alta complexidade, a realidade atual dos ambulatórios de especialidades — fatores determinantes que interferem no processo de trabalho e na assistência prestada aos usuários do SUS, e apontando os principais fatores envolvidos na organização e no planejamento da assistência em urgência/emergência no ambulatório, discutindo a relevância da função gerencial do enfermeiro e sua atuação na assistência ao paciente.

No capítulo quatro, as autoras discutem a atuação do enfermeiro em serviços de especialidades e seu papel na articulação dos serviços na rede de atenção à saúde, refletindo sobre a expansão do escopo da prática profissional do enfermeiro, que pode ser uma maneira eficaz de qualificação do acesso bem como de satisfação de usuários e profissionais. No capítulo cinco, refletem quanto à importância da inserção do enfermeiro no atendimento às mulheres com diagnóstico de câncer de mama, na atenção secundária do Setor de Mastologia do Ambulatório de um Hospital Universitário de Belo Horizonte. No capítulo seis, discorrem acerca das concepções teóricas quanto às práticas no cuidado das pessoas com dor, a compreensão da multidimensionalidade da dor e a importância da construção do cuidado interdisciplinar, além disso apresentam um modelo validado para mensuração e localização da dor.

Nos capítulos sete e oito, voltam-se aos cuidados especializados a crianças e adolescentes. No capítulo sete, apresentam um modelo de cuidado implementado pelo enfermeiro no atendimento ambulatorial de crianças e adolescentes com doença renal crônica em tratamento conservador, descrevendo-se estratégias utilizadas na educação em saúde. No capítulo oito, as autoras trazem reflexão teórica a respeito das especificidades da consulta de enfermagem, identificando a atuação do enfermeiro no atendimento de pacientes com disfunção do trato urinário inferior, focando na apresentação e organização da assistência ambulatorial do enfermeiro a crianças e adolescentes com disfunção do trato urinário inferior.

No capítulo nove, descrevem a experiência do enfermeiro e da equipe multiprofissional no Programa de Assistência à Saúde para Prevenção e Controle dos Agravos Cardiovasculares no ambulatório de um hospital universitário. No capítulo dez, as autoras trazem a experiência do Centro Mais Vida, abordando o protocolo de atenção ao idoso na perspectiva do Programa Mais Vida, da Rede Mais Vida, estruturado pelo governo de Minas Gerais para atendimento ao idoso. No capítulo onze, discutem-se as práticas de cuidado em saúde mental na perspectiva da política nacional de saúde mental, os conceitos que perpassam a atenção em saúde mental e a contribuição do enfermeiro para o cuidado em saúde mental no Centro de Atenção Psicossocial.

Há alguns dos fatores que impõem a construção devidamente contextualizada desse nível de assistência: complexidade da organização da rede de serviços que compõe o SUS; relações estabelecidas entre o público e o privado que marcam a estruturação e disponibilidade dos serviços de saúde nos diferentes níveis de atenção; diversidade de formatos que assumem os sistemas locais de saúde demarcados pela característica federativa da organização política brasileira.

Alguns desses aspectos aparecem explicitamente nos capítulos, outros, embora implícitos, certamente emergirão nas reflexões derivadas da leitura das experiências trazidas. Nesse sentido, este livro oferece pistas que podem disparar reflexões mais amplas. O texto traz implicitamente a discussão de redes (não apenas a discussão de redes de atenção inerente ao SUS), e sim da rede de conhecimentos, de parcerias, de trabalhos produzidos a partir de experiências neste nível de atenção.

Considero importante essa demarcação pois ao se falar em rede coloca-se em pauta a questão da interdependência de sujeitos, ações, saberes e práticas; movimentos permanentes de adaptação, com maior ou menor possibilidade de sucesso, de espaços não delimitados *a priori* que se acomodam; espaços em permanente adaptação que se constituem como movimentos; espaços móveis e inacabados onde sempre se faz presente o inusitado.

Nesse sentido, a rede pode ser pensada também por sua formação a partir da vinculação de pessoas, ou seja: uma construção coletiva em permanente movimento. Podemos ainda dizer que consiste numa produção de muitos que se define em múltiplos processos de aproximação de conceitos e práticas, de ações que produzem a organização de serviços e cuidados de saúde, de trabalhadores e instituições comprometidos em avançar e descobrir soluções viáveis para a intervenção na realidade. Assim, são tecidas variadas formas de se organizar a atenção nos distintos níveis de atenção do SUS.

— Silvana Martins Mishima
Professora titular do Departamento de Enfermagem Materno--Infantil e Saúde Pública da Escola de Enfermagem de Ribeirão Preto da USP.

Kênia Lara Silva

A INSERÇÃO DO AMBULATÓRIO DE ESPECIALIDADES NA REDE DE ATENÇÃO À SAÚDE NO SISTEMA ÚNICO DE SAÚDE

Objetivos do Capítulo

:: Discutir a rede de atenção a partir do Sistema Único de Saúde e a estruturação dos serviços.

:: Apresentar a evolução histórica, conceitos e inserção da atenção ambulatorial especializada na rede de atenção à saúde no Sistema Único de Saúde.

:: Apontar perspectivas para repensar o lugar do ambulatório na rede de atenção à saúde no Sistema Único de Saúde.

Resumo

Neste texto, apresentamos a inserção do ambulatório de especialidades na rede de atenção à saúde no Sistema Único de Saúde, apontando avanços, desafios e perspectivas. Entendemos que a atenção especializada é reconhecida, no Sistema Único de Saúde, como um conjunto de ações e práticas que: englobam tecnologias especializadas de alta densidade tecnológica; destina-se a cuidados e/ou tratamentos que extrapolam a capacidade de resolução na atenção básica; ocupa um lugar intermediário na rede, entre a Atenção Básica e a Atenção Hospitalar; agrega intervenções consideradas de caráter básico e de média e alta complexidade. Na lógica da estruturação das redes de atenção à saúde, os ambulatórios de especialidades devem atender aos princípios da suficiência, da coordenação e da complementaridade. Para tanto, é preciso repensarmos seu lugar na rede a partir da reestruturação dos processos de trabalho — assegurando atenção multiprofissional e interdisciplinar dentro dos ambulatórios — e na interseção com os demais pontos da rede, de forma a redefinir as referências, contrarreferências e inventar outras estratégias de cuidado.

A rede de atenção à saúde no SUS

No Brasil, a criação e a construção do Sistema Único de Saúde (SUS) exigiram a estruturação dos serviços e regulamentações para a oferta da atenção à saúde para a população. Esse processo vem sendo construído especialmente nos últimos trinta anos, experimentando-se diferentes modelos, estratégias e formas de organizar a assistência. Uma dessas apostas está na organização por meio de redes de atenção à saúde.

As redes de atenção à saúde significam um modo de organizar os serviços de saúde num conjunto articulado e coordenado de pontos de atenção a fim de prestar assistência contínua e integral a uma população definida (Mendes, 2011). Embora esse conceito figure nas legislações do SUS desde o texto da Constituição Brasileira de 1988, sua origem é bem anterior e remete às discussões a respeito da organização do sistema de saúde inglês, desde a década de 1920. A literatura nos indica que Bertrand Dawson, médico que trabalhou na organização de serviços de emergência na I Guerra Mundial, coordenou uma comissão que definia esquemas para a oferta sistematizada e organizada de serviços médicos e afins a ser disponibilizados à população de certa área específica (Opas, 1964).

Assim nascia a noção de redes de atenção que dispunha dos seguintes pontos essenciais: integração da medicina preventiva e curativa, papel central do médico generalista, porta de entrada na atenção básica, atenção secundária prestada em unidades ambulatoriais e atenção terciária ofertada nos hospitais (Mendes, 2011). Dessa configuração emerge o clássico desenho dos sistemas de saúde representado por uma pirâmide, cuja gradação ascendente indicava a ascensão da complexidade assistencial.

Conformação piramidal que vem sendo discutida e problematiza, uma vez que a complexidade, do ponto de vista do atendimento às necessidades de saúde da população, independe de uma cadeia hierarquizada em níveis primário, secundário ou terciário. No entanto, vale considerar que essa hierarquização se refere a magnitude, intensidade e capacidade de que cada serviço dispõe para captar e resolver as demandas que o usuário apresenta. Assim, alguns problemas, situações ou condições de saúde, embora considerados de alta complexidade, podem ser "mais eficazmente" resolvidos no ponto da atenção primária, desde que o usuário reconheça e se vincule àquele espaço como o local que atenda às suas necessidades.

Na história do sistema de saúde brasileiro, a discussão das redes como alternativa para a integração do sistema é formalmente reconhecida desde o texto Constitucional de 1988, que define no artigo 198:[1]

> [...] as ações e serviços integram uma **rede** regionalizada e hierarquizada e constituem um sistema único, organizado de acordo com as diretrizes: I — descentralização, com direção única em cada esfera de governo; II — atendimento integral, com prioridade para as atividades preventivas, sem prejuízo dos serviços assistenciais; III — participação da comunidade (Brasil, 1988).

Contudo, somente nos anos mais recentes a operacionalização das redes se torna objeto de discussão e investimento por parte da gestão do SUS, instituindo-se mecanismos regulatórios precisos que definiram a conformação e as responsabilidades das redes, estabelecendo-se seus elementos. A exemplo disso, a Portaria 4.279/11, do Ministério da Saúde, define as regiões de saúde no Brasil como responsabilidade das redes de atenção à saúde (Brasil, 2011a).

O Decreto 7508/11, que regulamenta a Lei Orgânica 8080/1990, atribui novo enfoque às redes, estabelecendo seus mecanismos organizativos por meio de instrumentos, tais como: Mapa de saúde, Contratos Organizativo da Ação

---

1 Título VIII – Da Ordem Social; Capítulo II – da Seguridade Social, Seção II – da Saúde.

Pública da Saúde (Coaps), Planos de Saúde, a Relação Nacional de Serviços e Medicamentos Essenciais (Rename) Relação Nacional de Ações e Serviços de Saúde (Renases) e as Comissões Intergestores Regionais (CIR) (Brasil, 2011b). No Decreto, a Atenção Especializada está dividida em três subcomponentes: Atenção Ambulatorial Especializada, Odontologia Especializada e Atenção Hospitalar.

Essas definições revelam empenho por maior integração dos serviços de saúde, ressaltando a relevância do processo de regionalização e organização do SUS sob a forma de redes como estratégias para consolidar os princípios de Universalidade, Integralidade e Equidade. Ancoram-se também no reconhecimento das experiências que demonstram que a organização dos serviços em redes apresenta-se como um mecanismo que supera a fragmentação sistêmica e confluem para a eficácia do sistema de saúde tanto na organização interna (alocação de recursos e coordenação clínica) quanto na capacidade de resolver os desafios atuais do perfil sanitário em suas dimensões demográfica, epidemiológica, nutricional e socioeconômica (Mendes, 2011).

As características de uma rede de atenção à saúde residem em: poliarquia, por meio de formação de relações horizontais entre os pontos de atenção; responsabilização por atenção contínua e integral; compartilhamento de objetivos e compromissos com resultados sanitários e econômicos; cuidado multiprofissional; centralidade nas necessidades de saúde da população (Mendes, 2011). Baseando-se nessas características, as redes se organizam para dada população de certa região de saúde, dispõem de uma estrutura operacional própria e se orientam por um modelo lógico de atenção.

Assim, a instituição das redes provoca mudanças no modelo de atenção praticado no SUS, sendo necessário discutir cada um dos serviços que compõem essa rede. Nessa perspectiva, podemos afirmar que o ambulatório de especialidades ganha outro sentido com a implementação das redes de atenção à saúde.

Breve histórico das especialidades em saúde e do ambulatório

A história da atenção especializada caminha lado a lado com a história da Medicina e de sua organização como campo de especialidades. Na Antiguidade e na Idade Média, a especialização se fazia necessária para entender cada parte do corpo — uma "entidade separada" que merecia um cuidado específico. Na Roma Antiga, Galeno registra a presença de especialistas entre os médicos, contrariando o pensamento de natureza sistêmica. No século XVIII, assistimos ao início do movimento das especializações profissionais, dado pela conformação de procedimentos manuais específicos, como o campo de atuação dos charlatões, barbeiros, operadores e *experts*. No início do século XIX, verificamos o reconhecimento social da especialidade médica, que se aprofunda durante o século (Weisz, 2003).

O nascimento do hospital, conforme nos apresenta Foucault, resulta da ampliação do conhecimento médico, dada por observação rigorosa de muitos casos de características semelhantes, levando-os a focarem em nichos específicos. E está relacionado ao desenvolvimento de uma racionalidade administrativa do Estado, que vislumbrava a melhor forma de governar as populações por meio da classificação de indivíduos, separados em diferentes categorias (Foucault, 1988).

Assim, o século XIX será palco do desenvolvimento das especialidades e abre

> [...] espaço para a "individualização" da prática médica, permitindo assim que um médico, se conhecedor de uma enfermidade específica e dotado a fundo, leitor do suporte literário técnico disponível, poderia destacar-se como referência em seu campo de atuação (Weisz, 2003, p. 546).

O final do século XIX e início do século XX também foram marcados pela constituição de diferenciados núcleos profissionais na área da saúde, considerados como outra vertente da especialização, registrando-se o surgimento da Enfermagem Moderna, da Fisioterapia, da Terapia Ocupacional, da Fonoaudiologia. Como núcleo específico de saberes, as especialidades têm o hospital como seu lócus primário de constituição.

Essa lógica altera-se a partir da segunda metade do século XX, quando observamos a emergência de propostas consideradas alternativas ao equipamento hospitalar. Nesse sentido, os serviços ambulatoriais ganham espaço inicialmente organizados de modo paralelo aos hospitais e posteriormente como serviços "independentes" da atenção hospitalar. E a conformação dos ambulatórios de especialidades exigirá a reestruturação dos demais serviços no sistema.

Atenção especializada e Ambulatório de Especialidades: qual o seu lugar no SUS?

No SUS, a atenção especializada é reconhecida como um conjunto de ações e práticas que englobam tecnologias especializadas de alta densidade tecnológica e resulta da incorporação tecnológica dura e leve-dura[2] às práticas de saúde. Portanto, constitui-se em espaços de saber-fazer profissionais onde se concretiza o encontro das tecnologias leves e leves-duras ofertadas sobre a infraestrutura tecnológica dura (Merhy, 1997).

Na construção do SUS, a atenção especializada vem sendo designada como o campo de média e alta complexidade. A Norma Operacional Básica de 1996 (NOB-96) estabeleceu a distinção, no âmbito da atenção ambulatorial, com um nível

---

2 As tecnologias podem ser classificadas como leve (das relações), leve-dura (dos saberes estruturados, por exemplo, as teorias) e dura (dos recursos materiais e equipamentos) (Merhy, 1997).

assistencial chamado de básico (Atenção básica) e um nível assistencial chamado de especializado (Atenção Ambulatorial Especializada). Distinção necessária no intuito de organizar os fluxos de encaminhamentos entre os serviços bem como para as definições quanto ao financiamento, instituindo naquele momento a Fração Assistencial Especializada, ou seja, o montante de recursos destinados a custear os serviços especializados (Brasil, 1996).

A Norma Operacional de 2001 (Brasil, 2001) adotou a definição de média complexidade como um conjunto de ações e serviços ambulatoriais e hospitalares que visam atender aos principais problemas de saúde da população, cuja prática clínica demande a disponibilidade de profissionais especializados e a utilização de recursos tecnológicos de apoio diagnóstico e terapêutico (Solla & Paim, 2014). A sua oferta deve ser estruturada de forma hierarquizada e regionalizada, garantindo a escala adequada (economia de escala)[3] a fim de assegurar uma boa relação custo/benefício e de qualidade.

Nas regulamentações mais recentes do SUS, como no Decreto 7508/2011 (Brasil, 2011b), o campo da atenção especializada engloba o componente ambulatorial por meio da Atenção Especializada Ambulatorial (AAE) e o componente hospitalar por meio da Atenção Hospitalar (AH). Num desenho de redes de atenção à saúde, ambos os componentes devem se articular e também articularem-se a outros pontos da rede, garantindo um fluxo sistêmico, a continuidade e a integralidade da atenção.

De modo geral, a Atenção Especializada destina-se aos cuidados ou tratamentos que extrapolam a capacidade de

---

3 As economias de escala ocorrem quando os custos médios de longo prazo diminuem à medida que aumenta o volume das atividades e os custos fixos se distribuem por maior número das atividades, sendo o longo prazo um período de tempo suficiente para que todos os insumos variem. As economias de escala têm mais probabilidade de ocorrer quando os custos fixos são altos relativamente aos custos variáveis de produção, algo comum nos serviços de saúde (Mendes, 2011, p. 72).

resolução na atenção básica, com a qual deve manter intensa relação. Funciona como referência para os encaminhamentos advindos da atenção básica, além daqueles oriundos de outras portas de entrada do SUS, ocupando um lugar intermediário na rede, entre a Atenção Básica e a Atenção Hospitalar e agregando, em si, intervenções de caráter básico e de média e alta complexidade. É, portanto, território múltiplo em composição tecnológica, densidade da oferta, organização profissional e capacidade de resposta aos problemas de saúde da população.

A figura a seguir retrata o lugar ocupado pela atenção especializada no atual desenho do sistema de saúde brasileiro, considerando-se as diferentes dimensões da complexidade assistencial. A Atenção Ambulatorial Especializada é majoritariamente composta por intervenções e procedimentos considerados de média complexidade e também contempla procedimentos de atenção básica (como curativos de pequeno porte, pequenas cirurgias e consultas) e de alta complexidade (procedimentos, intervenções e atendimentos que requerem subespecialidades e/ou envolvem alto custo).

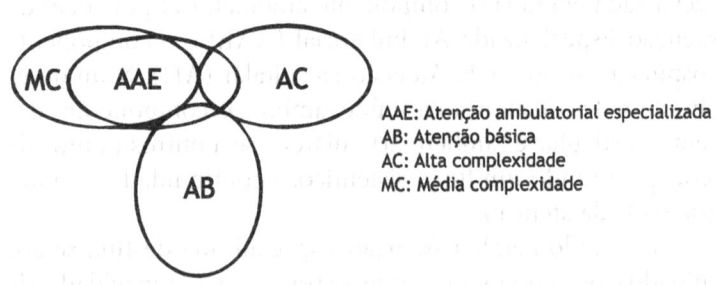

AAE: Atenção ambulatorial especializada
AB: Atenção básica
AC: Alta complexidade
MC: Média complexidade

Fonte: Rocha (2014) (Adaptação nossa).

Mendes (2011) argumenta que os serviços de atenção especializada se diferenciam entre si segundo a especificidade de oferta e a densidade tecnológica, o que determina a distribuição espacial dos serviços nos diferentes territórios. A partir dessa lógica e do entendimento de que a atenção especializada é mais custosa e requer equipes de profissionais com habilidades distintas e com menor oferta no mercado, os serviços devem ser concentrados visando alcançar as economias de escala e de escopo.[4]

Do ponto de vista do financiamento, a atenção ambulatorial especializada representa um componente que consome grande parte dos recursos do SUS, dado seu alto grau de incorporação tecnológica dura e leve-dura. Assim, torna-se um campo de grandes disputas, as quais refletem interesses sociais e econômicos.

Ao lado do alto custo da incorporação tecnológica crescente, outros desafios se apresentam para a atenção ambulatorial especializada no contexto das redes de atenção à saúde. Entre eles, o modelo tradicional de financiamento baseado na oferta de procedimentos, o que aumenta os custos, além de gerar uma atenção que subtrai potencialidades do cuidado integral. O modelo procedimento-centrado se opõe ao usuário-centrado, cujo cerne é a responsabilização pela resolução dos problemas de saúde do usuário na sua integralidade. Para tanto, torna-se necessário

> [...] inverter a lógica dominante nos serviços especializados, modificando a escassa responsabilidade em relação ao processo saúde-doença, a falta de vínculo com o paciente e as relações burocráticas com os demais serviços" (Mesquita & Silveira, 1996 apud Solla & Chioro, 2012, p. 629).

Na maioria das vezes, a concentração dos serviços ambulatoriais especializados ocorre em municípios de alta

---

[4] As economias de escopo ocorrem quando o escopo ou a variedade dos serviços ofertados pela mesma unidade produtiva aumentam. Por exemplo, quando o mesmo hospital oferece serviços hospitalares e ambulatoriais; quando se evita a duplicação de equipamentos médicos; ou pela existência de várias especialidades médicas em mesmo local (Mendes, 2011, p. 72).

densidade populacional, cuja lógica de organização se baseia na oferta e não na necessidade epidemiológica, o que dificulta o acesso da população, em especial em regiões de grandes dimensões territoriais (Solla & Paim, 2014). Concentração que também pode gerar dificuldade de integração com os demais pontos da rede, uma vez que a lógica da organização do sistema se dá por encaminhamentos/referenciamentos de grande número de serviços de atenção básica e/ou outras portas de entrada para o mesmo (ou poucos) serviços ambulatoriais especializados.

Assim, os profissionais lotados nos ambulatórios lidam com usuários e demandas advindas de múltiplos pontos da rede e com as quais nem sempre mantêm canais de comunicação e troca. A esse respeito, Merhy e Franco advertem:

> [...] a atenção secundária não teve o mesmo tratamento por parte dos formuladores das políticas de saúde [*quando comparado aos equipamentos hospitalares*], tendo as formulações para gestão deste nível de cuidado, centrado sua atenção na questão da oferta e demanda, sem no entanto avançar para imaginar um cenário de construção de um modelo mais interativo com os outros equipamentos. A integralidade pressupõe e, portanto, exige um esforço em entender este outro conjunto de saberes e práticas no cuidado à saúde. Ao mesmo tempo estes serviços têm sido um "nó crítico" para gestores e usuários, onde esses têm o seu "caminhar na rede" dificultado por falta de integração destes recursos assistenciais (Merhy & Franco, 2003, p. 321).

Para a superação dos desafios enfrentados pela atenção ambulatorial especializada na rede de atenção à saúde, Rocha (2014) discute que o olhar sobre a atenção especializada não deveria se concentrar apenas nos serviços ambulatoriais, mas avançar na perspectiva de um cuidado especializado que não se vincule a um lugar específico. O cuidado especializado se tornaria a ponte para uma lógica de cuidado compartilhado, ou cuidados integrados, em que a atenção especializada é acionada independentemente de sua oferta nos ambulatórios.

Perspectivas para um novo lugar do ambulatório na rede

O que esperar de um ambulatório de especialidades na rede de atenção à saúde? A resposta deve atender aos três princípios fundamentais das redes de atenção extensivos a qualquer ponto/serviço da rede: o princípio da suficiência, o da coordenação e o da complementaridade (Mendes, 2012).

Pelo princípio da suficiência, entendemos que não deve haver redundâncias ou retrabalhos entre os diferentes pontos da rede, ou seja, aquilo que se faz num ambulatório de especialidades deve ser exclusivo deste espaço da atenção, dada sua especificidade. Princípio ao qual se associa o princípio da complementaridade, uma vez que, numa rede que visa a integralidade do cuidado, deve-se buscar a atenção no lugar certo, a qualidade certa e o custo certo.

Assim, deve-se ofertar a atenção ambulatorial especializada a quem de fato se beneficiará do serviço, reduzindo as demandas e equacionando a oferta para os casos que realmente necessitam dessa atenção. Mendes (2012, p. 352) referencia Fry para afirmar que é "importante proteger as pessoas usuárias dos especialistas inadequados e os especialistas das pessoas usuárias inadequadas".

Pelo princípio da coordenação, entendemos que deve haver na rede um ponto que coordene o cuidado, ou seja, que se responsabilize por uma população adscrita e assuma o lugar de identificar e referenciar demandas e necessidades. No intuito de que a coordenação de fato ocorra, deve haver comunicação entre os serviços. Nesse sentido, os ambulatórios devem funcionar em estreita relação com os demais pontos da rede, por meio de matriciamento e compartilhamento de responsabilidade entre os especialistas e os profissionais dos demais serviços.

Ademais, visando renovar o lugar do ambulatório na rede, devemos, internamente nesses pontos de atenção, reestruturar os processos de trabalho assegurando, entre outros: atenção prestada por uma equipe multiprofissional de forma interdisciplinar dentro dos ambulatórios e na interseção dos ambulatórios com os demais serviços da rede; redefinição do que se entende por referências e contrarreferências a fim de atender a suficiência e complementaridade como princípios; a invenção de outras estratégias de cuidado para além do modo tradicional de ofertar procedimentos e consultas individuais.

A partir daí podemos vislumbrar novas perspectivas para o ambulatório na rede de atenção à saúde: um lugar de produção de cuidado integral e de qualidade para a vida das pessoas.

> **Questões para reflexão**
> 1) Quais as características atribuídas a uma rede de atenção à saúde?
> 2) Que aspectos você considera necessários para repensar a articulação do ambulatório na rede de atenção à saúde?
> 3) No contexto atual, exemplifique situações cuja abordagem no ambulatório de especialistas se justifique por cumprir os princípios da suficiência, complementaridade e coordenação.
> 4) Como os enfermeiros, inseridos nos ambulatórios, podem contribuir para superar os desafios do modelo procedimento-centrado e construir a lógica do usuário centrado?

Referências

BRASIL. *Constituição da República Federativa do Brasil*. Brasília, 1988.

BRASIL. Ministério da Saúde. *Norma Operacional Básica do SUS – NOB-SUS 01/96*. Brasília: SUS, 1996.

BRASIL. Ministério da Saúde. *Norma Operacional de Assistência à Saúde/Noas-SUS n. 01/2001.* Brasília: SUS, 2001.

BRASIL. Ministério da Saúde. *Portaria 4279, define as regiões de saúde no Brasil como responsabilidade das redes de atenção à saúde.* Brasília-DF, 2011a.

BRASIL. Presidência da República. *Decreto 7508, de 28 de junho de 2011.* Brasília-DF, 2011b.

FOUCAULT, M. *Microfísica do poder.* Rio de Janeiro: Graal, 1988.

MENDES, E. V. *O cuidado das condições crônicas na atenção primária à saúde: o imperativo da consolidação da estratégia da saúde da família.* Brasília: Organização Pan-Americana da Saúde, 2012

MENDES, E. V. *As redes de atenção à saúde.* Brasília: Organização Pan-Americana da Saúde, 2011.

MERHY, E. E. *Agir em Saúde: um desafio para o público.* São Paulo: Hucitec, 1997.

MERHY, E. E.; FRANCO, T. B. Por uma Composição Técnica do Trabalho centrada no campo relacional e nas tecnologias leves. *Saúde em Debate,* vol. 27, 2003, pp. 316-323.

MESQUITA, A. S.; SILVEIRA, L. T. A *Clínica a Favor dos Sujeitos: especialidades,* hard core *do SUS.* Santos: Página Aberta, 1996.

SOLLA, J. J. S. P; CHIORO, A. A. Atenção ambulatorial especializada. In: GIOVANELLA *et. al.* (orgs.). *Políticas e sistemas de saúde no Brasil.* Rio de Janeiro: Fiocruz; Cebes, 2012, pp. 627-663.

ORGANIZAÇÃO PANAMERICANA DE SAÚDE. *Informe Dawson sobre el futuro de los servicios médicos y afines,* 1920. Washington: Opas, OMS, 1964. (Publicação Científica, 93).

ROCHA, D. C. *Gestão do cuidado na atenção ambulatorial especializada: elementos para pensar uma política.* Mestrado Profissional — Faculdade de Ciências Médicas, Unicamp. Campinas, 2014.

SOLLA, J. J. S. P; PAIM, J. S. Relações entre a atenção básica, de média e alta complexidade: desafios para a organização do cuidado no Sistema Único de Saúde. In: PAIM, J. S.; ALMEIDA FILHO, N. *Saúde Coletiva: Teoria e Prática*. Rio de Janeiro: MedBook, 2014, pp. 343-352.

WEISZ, George. The Emergence of Medical Specialization in the Nineteenth Century. *Bull. Hist. Med*, vol. 77, n.º 3, 2003, pp. 536-575, 2003.

Maria Júlia Paes da Silva
Teresa Cristina Gioia Schimidt

ESCREVER: POR QUÊ? O QUÊ? PARA QUEM?

Objetivos do capítulo
:: Revisar as finalidades terapêuticas e legais do registro de Enfermagem.
:: Recordar as recomendações que todos os registros de Enfermagem devem ter.
:: Enumerar as características gerais dos registros de Enfermagem.
:: Sistematizar os aspectos da interação com o cliente que facilitam o registro de Enfermagem.
:: Revisar questões do sigilo, proteção e privacidade dos registros físicos e digitais.

Resumo
Os registros de enfermagem constituem-se um meio essencial de comunicação entre os membros da equipe de enfermagem e as demais equipes, imprescindível para o alcance do diagnóstico, planejamento, implementação e avaliação da assistência segura e de qualidade. O conteúdo dos registros, sem exageros ou omissões, fornece elementos para realizar auditorias, possibilita desenvolver pesquisas e análise epidemiológicas, favorece a individualização do atendimento prestado, traduz o cumprimento ético e contribui na defesa e/ou incriminação do profissional/institucional. Nesse capítulo, apresentamos características essenciais para um adequado registro, físico e digital, assim como aspectos da interação com o cliente, elementos que favorecem a realização do registro.

Introdução

Era uma vez...

Muitos de nós, quando crianças, ficávamos encantados com essa frase. Ela prometia um mundo novo, cheio de surpresas e aventuras, prendia nossa atenção (para muitos de nós ainda prende!). Três palavras que, adequadamente colocadas, direcionava nosso foco: o que vem lá?

Escrever sobre a história de alguém, sua vida, seus desafios, seus desequilíbrios e suas conquistas... é menos importante? Porque é isso o escrever no prontuário de alguém, não é? Até que ponto temos consciência de que o registro dessa história, a clareza desse "contar", influi na vida da pessoa, de seus familiares, da equipe toda e na nossa própria? Às vezes, pode parecer que não. A falta de atenção, clareza, objetividade, síntese, além de letras ilegíveis (quando se refere a prontuários de papel) são indicadores da necessidade de revermos a importância da comunicação escrita.

Trabalhar em equipe, algo fundamental na área de saúde, exige que tenhamos clareza de que nossa ação interfere na ação dos demais. Portanto, quando estamos agindo sobre alguém, sobre sua saúde, implica também ser capaz de registrar o que fez (para que o outro saiba, a fim de que não nos esqueçamos da ação; no intuito de acompanharmos sua evolução, de decidir novos caminhos; enfim, por N razões, algumas das quais apresentaremos a seguir) e assinar embaixo! Afinal, somos responsáveis pelo que fazemos.

A Enfermagem é uma profissão que se dedica, de modo específico, à conservação da integridade, à reparação daquilo que constitui obstáculo à vida. O domínio, a abrangência do campo da Enfermagem, exige preparo amplo, busca constante por aprimoramento pessoal e competência profissional. Os processos cuidativos de enfermagem envolvem características de presença genuína, interação pessoal, respeito ao outro, empatia e afeto sob várias formas, todas aliadas a competência e habilidade (Sousa, 2012).

Os registros de enfermagem constituem-se um meio essencial de comunicação entre os membros da equipe de enfermagem e as demais equipes, imprescindível para o alcance do diagnóstico, planejamento, implementação e avaliação da assistência segura e de qualidade. O conteúdo dos registros, sem exageros ou omissões, fornece elementos para realização de auditorias, possibilita desenvolver pesquisas e análises epidemiológicas, favorece a individualização do atendimento prestado, traduz o cumprimento ético e contribui na defesa e/ou incriminação do profissional/institucional.

Estamos conseguindo despertar nos colegas a vontade para ler nossos registros? Quando veem o que escrevemos, vibra neles a lembrança do *"Era uma vez"*?

Fundamentação do registrar

Como profissionais, agimos segundo um referencial teórico que nos foi ensinado e que consideramos adequado à nossa forma/maneira de ver o mundo. Por exemplo, se consideramos o ser humano um todo, com dimensões física, mental, emocional e espiritual, não faz sentido registrarmos algo apenas a respeito de seu físico, não é verdade? Afinal, do que estamos cuidando?

Vamos imaginar que estamos diante de um curativo a ser feito. Importa saber: há quanto tempo a pessoa está com a ferida, o que gerou sua instalação, como cuida dela em sua rotina diária, qual sua atividade diária (força o local da lesão?), como está a pele ao redor, quais alimentos consome, o que mudou na sua vida a partir do ferimento; além dos aspectos objetivos da ferida (tamanho, secreção, tipo de tecido, sensibilidade, odor). Todas essas informações nos ajudam a decidir o tipo de curativo a ser feito, o que colocar na lesão e quais cuidados necessários a dar (ou reforçar, ou reformular) quando a pessoa sair de perto de nós. Isso apenas em se tratando de um curativo.

Organizar as múltiplas maneiras de produzir, documentar e avaliar uma ação cuidativa não é uma tarefa fácil, mas sem dúvida aqueles que o fazem com o conhecimento das causas, efeitos, interações, compromisso ético e estético, articulados a outros profissionais da área de saúde agregam valor e contribuem para o desenvolvimento de novos conhecimentos e novas tecnologias relacionados às formas terapêuticas do cuidar e do assistir.

Um marco teórico nos provê com um direcionamento lógico, organizado e estruturado que permite a outros colegas de profissão e de outras profissões compreenderem o nosso agir e os rumos a tomar para um cuidar coletivo e amplificado. Na prática, um bom referencial teórico permite que sejamos claros na importância dos nossos atos, expondo padrões e critérios utilizados e também produzindo resultados passíveis de serem monitorizados continuamente.

O registro preciso dessas ações e observações engloba o saber científico, a ética, a estética, o uso terapêutico do próprio eu e tais dimensões não são unidades autônomas mas interdependentes. Desse modo, a ação profissional e o registro da ação cuja meta residir em apenas uma dimensão resultarão em ação e registros incompletos, podendo até mesmo ser prejudicial à pessoa cuidada. É a interação de todas elas que confere a harmonia e o respeito às características da natureza humana. Num retorno ao ambulatório, por que não registrar a alegria e o esforço que uma pessoa apresentou por estar conseguindo manter sua Pressão Arterial em níveis adequados? Por que não começar a próxima consulta/contato/interação a partir desse aspecto positivo, fazendo que a pessoa se sinta melhor, apesar de ter um agravo ou doença crônica?

Como dar "continuidade" a um tratamento se temos uma visão apenas de seu curativo, por exemplo? Cuidamos de pessoas ou de doenças? A afirmação de que observações e achados esparsos pouco contribuem para a formação de um corpo consistente de conhecimento é muito conhecida. Assim como o é a de que os resultados obtidos de investigações devem ser reunidos e organizados num todo coerente, de modo a poder descrever, explicar esses fenômenos em estudo e provocar mudanças no bem-estar do indivíduo cuidado!

Sem dúvidas, o ser humano é um ser potente e entende o ambiente e o que há nele de jeito distinto, pois suas capturas são acionadas conforme sua necessidade, vontade e intencionalidade, acrescida pelo incômodo despertado por sua própria existência. Dentre outras coisas consideradas essenciais ao ser humano, temos o trabalho e a profissão, esta regida por fundamentos, pressupostos e legislações que a sustentam.

A Enfermagem como corpo de conhecimento utiliza-se do processo de enfermagem ou sistematização da assistência de enfermagem (SAE) como um modelo metodológico no cuidado de todo e qualquer cliente sob sua responsabilidade na intenção tanto de favorecer o cuidado seguro, ético e técnico, quanto para organizar as condições necessárias para que ele de fato ocorra (Almeida & Lucena, 2011).

O ideal é que o enfermeiro possa organizar as ações de enfermagem por meio do processo de enfermagem, que consiste na elaboração de um planejamento das ações terapêuticas baseado no método de resolução de problemas e nas etapas do método científico. O processo de enfermagem, em sua forma atual mais conhecida, é constituído de cinco fases sequenciais e inter-relacionadas: histórico (anamnese e exame físico), diagnóstico, planejamento da intervenção (prescrição), implementação e avaliação (evolução). Essas fases integram as funções intelectuais de solução de problemas (Barros, 2016). Pode ser usada em qualquer contexto? Sim, mesmo que de maneira simplificada.

Por mais que tenhamos à disposição classificações de enfermagem extremamente úteis (North American Nursing Diagnostic Association International (NANDA-I); Nursing Interventions Classification (NIC); e Nursing Outcomes Classification (NOC)), cada uma delas é considerada ferramenta de qualificação por apresentar termos padronizados que refletem a definição e os fatores comuns e inerentes à prática clínica da profissão, das quais a comunicação escrita mostra-se necessária e compulsória.

No Brasil, o Conselho Federal de Enfermagem (Cofen) sublinha que as classificações sustentam e contribuem para assegurar a continuidade da assistência, independentemente do local onde o cliente esteja (Cofen, 2009). Quando efetuados de forma efetiva e completa, os registros orientam o profissional a investigar as respostas humanas de exposições e circunstâncias envolvidas/relacionadas daquele cliente; colaboram na condução do raciocínio requerido (clínico, emocional, educacional, lógico) e no julgamento analítico; favorecem a definição de metas e suas apropriadas intervenções e, ainda, oportunizam o fornecimento de orientações e cuidados seguros e qualificados.

O Cofen (2007) ratifica a realização dos registros como parte integrante do processo de enfermagem. Defende que as informações do cliente e dos cuidados planejados e prestados constituem indicadores que demonstram o trabalho em si, revelam a responsabilidade e o compromisso com os envolvidos (cliente, família, instituição, equipe), além de consolidar o desenvolvimento da profissão.

O enfermeiro que está inserido no cenário ambulatorial precisa se apropriar do pensamento crítico em enfermagem por meio do desenvolvimento das habilidades cognitivas (análise, discernimento, busca de informações, previsão) e dos hábitos mentais (confiança, criatividade, integridade intelectual, flexibilidade, intuição, perseverança e reflexão), pois somente assim conseguirá expor seu carisma, inteligência e capacidade interacional (Scheffer & Rubenfeld, 2000).

Resumindo, se for um profissional que provoca uma intervenção no ser humano (por exemplo: medir, infundir, aplicar algo), o enfermeiro faz avaliações iniciais, periódicas e finais dessas intervenções que, de forma mais ou menos organizada e clara, expõem o seu processo de sistematização de cuidar (Geremia & Costa, 2012; Gardona et al., 2013; Barreto, Lima & Xavier, 2016).

Características do registro

É indiscutível que a finalidade básica do registro de enfermagem reside em fornecer informações a respeito da assistência prestada, de modo a assegurar a comunicação entre os membros da equipe de saúde, além de garantir a continuidade das informações obtidas e repassadas, contribuindo para a indispensável compreensão do indivíduo de maneira mais holística (Cá entre nós: nenhuma pessoa merece que se pergunte as mesmas coisas a ela, especialmente se essas coisas são imutáveis! Já ouvi de um paciente: "vocês não conversam entre vocês?" Que vergonha!).

O registro deve, sim, conter as informações de forma a reproduzir os fatos na ordem em que eles se sucederam; retratar a realidade percebida e relatada (deixando claro o que é uma e o que é a outra!), possibilitando a comunicação permanente entre a equipe interdisciplinar e podendo destinar-se a pesquisas, auditorias e processos jurídicos (Gonçalves, 2012; Azevêdo et al., 2012).

O registro de enfermagem é considerado um dever, uma responsabilidade e um direito, em artigos do Código de Ética dos Profissionais de Enfermagem (Anexo I) e na Carta de Direito dos Usuários da Saúde (Anexo II), daí mais um motivo para a importância de sua clareza (Cofen, 2007; Brasil, 2009).

Quadro 1. Recomendações gerais para todos os registros de Enfermagem

> Vejamos algumas recomendações gerais para todos os registros
>
> :: toda consulta ou atendimento de enfermagem precisa ser registrado;
> :: todos devem ser datados e incluído o horário;
> :: em todos deve estar claro qual o nome da pessoa que foi o foco de nossa ação (a folha estava danificada?) e o número da matrícula da pessoa atendida;
> :: tudo que tem início... tem fim; por exemplo, deve ser registrado horário de início e de término das intervenções ou procedimentos;
> :: tudo que é feito... "é feito em algum lugar", deve-se deixar claro onde foi realizado, incluindo face/terço e tipo de lateral (glúteo esquerdo, deltóide direito, face lateral da coxa esquerda, por exemplo);
> :: tudo o que é relatado pela pessoa cuidada ou seu familiar deve ser registrado como informação recebida (não necessariamente percebida!);
> :: tudo que não foi realizado conforme o previsto deve ter clara justificativa do porquê isso não ocorreu conforme o planejado;
> :: em todo registro que envolve ações com sondas, cateteres, curativos, eliminações ou fluidos observados (características são: quantidade, frequência, coloração, consistência, presença de muco, sangue, dor);
> :: toda abreviatura, sigla ou acrônimo utilizados devem estar padronizados na instituição;
> :: no registro em papel é importante evitar espaços em branco entre as anotações, assim como rasuras (melhor um "digo" entre vírgulas!) e uso de corretivos ou fitas;
> :: todo registro deve ter assinatura ou rubrica do profissional e seu número de registro profissional no final.

Um pouco do (importante!) óbvio:

O registro ganha força se é claro, objetivo, descritivo e conciso → essas características peculiares do registro traduzem-se pelo uso de frases sem rodeios, escritas de maneira direta, sem ambiguidades, para evitar dupla interpretação. Quando repetitivo, tira a atenção, diminui o interesse e rompe-se com maior facilidade a leitura. O *fato* é diferente da *opinião*. O que é um e o que é outro precisa estar claro na escrita. Exemplos de imprecisão: postura incorreta; apresenta-se bem; está de bom humor; é muito quieto; come muito.

Suposições no registro não auxiliam a tomar decisões → suposições trazem ambivalência, atrapalham no processo de tomada de decisões assertivas; geram dúvidas, podem favorecer o engano interpretativo do caso em questão, propiciam diagnóstico equivocado e consequentemente oferecem riscos ao cliente e ao profissional. Exemplo: evacuação aparentemente normal.

Dúvida? Pergunte e explicite o motivo de sua dúvida antes de fazer o registro → quando surgir uma dúvida diante de determinada questão, esclareça o motivo, uma vez que ao esclarecê-la poderá auxiliar no raciocínio clínico e na validação de outros dados coletados ou a ser investigados. Exemplo: refere não ter bebido líquido, mas encontra-se edemaciado ++ nas extremidades do MMSS e +++ nos MMII.

Da mesma forma, quando surgem dúvidas a respeito da motivação ou atenção do interlocutor, pode-se lançar mão de perguntas como: "Você gostaria de mais detalhes sobre o assunto?"; "Você gostaria que eu fornecesse informações sobre o problema?" Caso o interlocutor não se interesse por detalhes, deve-se mostrar a ele que sua escolha será respeitada. A informação deve ser dosada de acordo com a capacidade do interlocutor de captá-la, mas é fundamental que seja verdadeira: mentiras bem-intencionadas têm efeito destrutivo na confiança.

As decisões do cliente devem ser incluídas no registro → há relevância no registro quando ocorre fracasso e recusa do cliente para aceitar, iniciar ou seguir um determinado cuidado, procedimento, ou receber orientação. Descrever as explicações do cliente e aquelas percebidas pelo profissional é importante para fomentar maiores esclarecimentos a respeito do assunto/conduta em pauta e garantir que sua autonomia e independência sejam preservadas.

Cuidar de alguém envolve trabalhar "com" alguém para que algo, uma transformação ou uma homeostase ocorra. Trabalhar "para" pode excluir do processo de registro as percepções da própria pessoa no seu processo, o que, fatalmente, provocará falhas na condução.

O registro reforça a segurança do cliente → na saúde, sabemos que o resultado de uma fragmentação do cuidado gera vulnerabilidade aos erros de comunicação, seja na transferência de clientes dentro dos serviços, seja nas trocas (imprudência) ou negligências de informações. Pesquisa canadense realizada em 2008, que monitorou a troca de informações entre profissionais de um ambulatório, descobriu que os dados da consulta anterior estavam disponíveis em apenas 22% das ocasiões. Isso, com certeza, leva a que nos atentemos para o fato de que a falha de descrição dos cuidados prestados carrega um potencial de dano (Van Walraven et al., 2008).

A Organização Mundial de Saúde, por meio da Aliança Mundial para Segurança do Paciente, estipula e promove a disseminação de diretrizes, protocolos e programas com o intuito de promover a sua segurança. O órgão reconhece que a melhoria da efetividade da comunicação entre profissionais do cuidado contribui favoravelmente ao paciente, motivo pelo qual a comunicação se constitui num de seus eixos prioritários (Who, 2007).

Um problema enfrentado na segurança do cliente, o qual relaciona-se com atendimento no nível ambulatorial, está no ancoramento ou fechamento prematuro, ou ainda no viés de confirmação do diagnóstico. O primeiro caracteriza-se pelo fechamento do diagnóstico logo no início da avaliação clínica, o qual, apesar de obter acréscimo de outros dados, não considera novas possibilidades. O segundo pauta-se na tendência de se observar e tentar encaixar os dados coletados num diagnóstico previamente já pensado ou até de mais fácil condução.

Ambas as situações podem ser amenizadas quando a equipe aplica protocolos institucionais e/ou escalas disponíveis acrescidos de dupla checagem baseada na experiência do grupo interdisciplinar, na resolução de conflitos e nos registros realizados (Zambon, 2014).

A obediência cega de algum membro da equipe de saúde, por não questionar resultados de exames ou registros contidos na documentação do cliente, constitui-se num empasse a ser ultrapassado nos serviços de saúde. Portanto, se o registro contiver dados claros sobre a história e detalhes do que se observou ou se detectou, contribuirá para o diagnóstico médico e de enfermagem corretos. Por exemplo, um cliente adulto com tosse e febre permite pensar no diagnóstico de pneumonia; mas se tiver os registros de perda de peso nos últimos meses, restrição alimentar e de que vive em lugar conglomerado, pode-se pensar e investigar o diagnóstico de tuberculose.

A qualidade do registro demonstra o grau de preparo do profissional → o registro efetuado revela a qualidade e o preparo do profissional, traz visibilidade ao registro e reflete o tipo de envolvimento, competência e perspicácia que o profissional possui no desempenho de sua função.

Ao realizar os registros, tarefa árdua contudo necessária, o profissional de Enfermagem precisa romper com o aspecto reprodutivo e contínuo verificado em estudos variados (Hansen & Fossum, 2016; Gardona et al., 2013; Yeung et al., 2012; Azevêdo et al., 2012). A comunicação escrita efetiva e eficaz é aquela capaz de privilegiar a transmissão de informações relevantes, provocar a busca de novos saberes, exigindo posicionamentos críticos, fomentando indagações e soluções para atender aos desafios que se apresentam no cotidiano.

Quadro 2. Recordando o (importante!) óbvio para os registros de Enfermagem

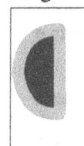

RECORDANDO O ÓBVIO	:: o registro ganha força se é claro, objetivo, descritivo, conciso;
	:: suposições no registro não auxiliam a tomar decisões
	:: na dúvida, pergunte e explicite o motivo para tal antes de fazer o registro
	:: as decisões do cliente devem ser incluídas no registro;
	:: o registro reforça a segurança do cliente;
	:: a qualidade do registro demonstra o grau de preparo do profissional.

Uma interação adequada com o cliente é o que permite e fornece a base para bons registros. Estar atento ao outro na intenção de compreendê-lo e colocar suas habilidades e conhecimentos à sua disposição, numa situação em que ele precisa e queira, é o que podemos afirmar que constrói as relações terapêuticas.

Não existe neutralidade na maneira como as pessoas interagem. Além da informação ou de algum dado objetivo, o que se sente em relação ao que está sendo transmitido é sempre passado e perceptível pelo tom de voz utilizado para transmitir a mensagem, pelas palavras escolhidas, pela ênfase dada a determinada palavra e pela postura corpórea assumida ao transmiti-las. É bom lembrar que quando existe contradição entre o que se sente e o que se verbaliza, ela acaba emergindo na forma como o emitente transmite a informação ao receptor (Silva, 2014).

Quadro 3. Aspectos da interação profissional que favorecem o registro profissional[1]

Ajuda a fazer o registro se na interação
:: há o preparo do ambiente para o encontro, de forma a respeitar a privacidade e o sigilo; :: o profissional é sensível às necessidades do cliente/família (tem a intenção de ser instrumento terapêutico!); :: são cumpridas rotinas e protocolos sem, contudo, despersonalizar o atendimento (incluindo o registro da dimensão subjetiva do cliente!); :: é mantido o canal de comunicação aberto (ouvir – falar – ouvir) para que o cliente possa se expressar e sua família/acompanhante participar; :: o profissional ouve atentamente os relatos, sendo fiel ao relatado pelo cliente e pela família; :: o profissional olha e demonstra interesse enquanto o outro fala; :: age e lida com compreensão, atenção, sinceridade, paciência, empatia e respeito; :: observa seu próprio não-verbal e o do outro, utilizando entonação, velocidade e timbre de voz apropriados às condições postas e ainda expressões faciais e posturas corporais positivas e inclusivas; :: há respeito às pausas de silêncio do cliente; :: o profissional não completa as frases do indivíduo, favorecendo que ele se expresse com suas próprias palavras; :: são definidos limites, incluindo o tempo disponível para a interação e esclarecendo as condições do sigilo profissional; :: são fornecidas informações a partir da realidade, e não de suposições; :: o profissional reconhece as diferenças entre as pessoas

Dica importante para saber se houve assertividade na interação: pergunte-se se o encontro (sua fala) contribuiu para aumentar o autorrespeito. Se não contribuiu, algum aspecto da interação precisa ser recuperado!

---

[1] Ver: Silva (2014).

Registros físicos e digitais e o respeito aos direitos pessoais (proteção, privacidade, sigilo)

Como já descrevemos, todas as informações geradas no âmbito dos serviços de saúde possuem valor altamente significativo aos envolvidos (cliente, família, instituição, profissional e outros). Apesar de haver leis que determinam controles na coleta, processamento e transmissão de dados pessoais, a criação de modelos protetivos de privacidade deve ser motivo de preocupação constante dos gestores e profissionais. Em nosso país, a Constituição Federal (artigo 5.º) estabelece como inviolável a intimidade, a vida, a honra e a imagem das pessoas, assegurando o direito de indenizações por dano moral ou material por seu descumprimento (Brasil, 1988).

No contexto de registros de saúde, entende-se por privacidade o conjunto de informações concernentes à pessoa, a qual é portadora da decisão exclusiva de controle e/ou capaz de autorizar o que, onde, para quem, quando e em quais condições permite compartilhar essas informações. Entendimento que vem ao encontro dos requisitos éticos da profissão de Enfermagem ao determinar a utilização de meios para garantir a confidencialidade, a privacidade e o sigilo de todas as informações, diretas e indiretamente, adquiridas em razão do exercício profissional (Schimidt & Botão, 2015).

Para que a privacidade seja respeitada, é preciso cumprir três objetivos fundamentais (Luciano & Klein; 2014):

:: Confidencialidade: garantia do acesso restrito às informações;

:: Integridade: garantia de criação legítima e da consistência da informação, incluindo a proteção contra acréscimos e alterações indevidas e, ainda, o descarte de documentação no tempo legal;

:: Disponibilidade: garantia do acesso à informação conforme necessidade e oportunidade clara favorável ao cliente.

No caso de serviço ambulatorial é muito comum manipularmos (realizar e receber) registros da equipe interdisciplinar do mesmo cliente, razão pela qual é comum o prontuário apresentar inúmeras fontes de dados e heterogeneidade de registros. Tal situação exige da equipe de enfermagem, presente em maior tempo na assistência, atenção redobrada, uma vez que esse prontuário poderá estar desorganizado ou com informações desagregadas, dificultando a leitura, a compreensão e até mesmo colocando em risco o sigilo de informações (Sarlet & Keinert, 2015).

A tendência na atualidade é a de utilizarmos o prontuário eletrônico, o qual, entre suas características, oferta a possibilidade de os dados e informações serem compartilhadas em rede com todos os que cuidam do cliente e entre instituições que tenham ou prestarão assistência a ele (Sarlet & Keinert, 2015). Embora, como recordado por Munyisia, Yu & Hailey (2012) e Yeung et al, (2012), o sistema eletrônico de documentação não garanta a eficiência dos registros e a rapidez de acesso ao dado coletado, considera-se vantagem atribuída a ele o fato de eliminar a ilegibilidade das informações. Contudo, parece ser persistente o uso de abreviaturas não padronizadas, a negligência de parte do conteúdo dos registros e o acesso indevido, o que mantém a quebra da privacidade e do sigilo das informações.

Sendo assim, quem trabalha em ambulatório precisa estar atento no momento de acessar os registros digitais do cliente, não fornecendo sua senha para outro colega, mesmo que conhecido, tampouco apropriar-se do acesso liberado por imprudência de outrem. Em ambos os casos, há descumprimento ético e legal.

Cabe salientar, portanto, que os registros físicos ou digitais requerem mecanismos de segurança das informações. No primeiro caso, a segurança está relacionada à estrutura do local onde estão armazenados os equipamentos portadores de informações (prontuários, fichas, formulários e outros) que exige arquivos dos mais variados modelos (seriado, unitário e seriado-unitário), requerendo controle de acesso aos mesmos. No segundo, a segurança das informações envolve todas as soluções tecnológicas encontradas (criptografia, senhas de acesso, sistema biométricos, assinatura digital e outros) como estratégia de garantia a devida proteção (Schimidt & Botão, p. 2015).

Revendo a comunicação escrita com a equipe

Toda a equipe precisa, periodicamente, rever sua comunicação escrita! O conhecimento muda, o grupo se altera, as condições de trabalho se modificam. Portanto, quando chegar o momento, é fundamental deixar claro que as críticas são necessárias ao longo dos processos de construções coletivas. Porém, saber fazê-las também consiste num aprendizado comunicacional (Rosso et al., 2013).

As etapas da crítica eficaz podem ser as seguintes:
:: deixar clara a intenção da crítica;
:: demonstrar solidariedade e desejo de que o foco fique no aspecto educacional de todos os envolvidos;
:: verificar o local, hora e *timing* adequados para expor as falhas;
:: observar o comportamento, além das palavras, dos membros da equipe, trabalhando/verbalizando as emoções detectadas;
:: sempre que possível: a crítica deve ser feita em particular.

O lembrete final dessa revisão, mas não menos importante: aceitar críticas com relação à forma como você mesmo faz os registros! Nossa forma de pensar não é a verdade absoluta. O "absoluto" pode ser defendido quando se trata de procedimento técnico ou manuseio de equipamento, por exemplo: "*o botão a ser pressionado primeiro é o verde, não o vermelho*". Todavia, quando o assunto consiste em comportamentos, atitudes e percepções, podemos encontrar aspectos e dimensões de algo que não as verdades absolutas.

Considerações

O tempo é curto para se fazer os registros? Bom lembrar que tempo se ganha ou se faz deixando de fazer coisas que não são importantes nem urgentes e sabendo priorizar aquelas importantes ou urgentes. Há muitas pessoas que estão o tempo todo ocupadas, exatamente porque são improdutivas: não sabem concentrar seus esforços, por isso "ciscam aqui, ciscam ali", mas não têm sentido de direção, não sabem aonde querem chegar, nem a que resultado melhor é possível chegar.

Administrar o tempo é planejar a vida; é definir prioridades e o grau de importância e urgência que as atividades demandam; é ter autonomia sobre um recurso altamente perecível. Aliás, bom lembrar: não podemos administrar o tempo: podemos apenas gerenciar a nós mesmos com relação ao tempo. Não podemos controlar a quantidade do tempo que temos, mas podemos apenas controlar como o usamos (Silva, 2004).

Os profissionais somente conseguem mudar/ampliar o "saber como registrar" observando seu entorno, interagindo consigo e com a equipe à qual estão inseridos. Ao reconhecer e fazer dos registros algo vivo e com sentido para seu cotidiano, um passo é dado para frente, a responsabilidade se torna evidente e a Enfermagem cresce, expande-se.

Não podemos correr tanto no dia a dia a ponto de nos esquecer de onde estamos, o porquê de estarmos ali e para onde vamos. Quem tem tempo não é quem não faz nada, mas quem consegue gerenciar o tempo que tem de modo a fazer aquilo que quer. Portanto, a pergunta é: queremos, realmente, partilhar o nosso saber e resgatar/registrar a vida das pessoas e as intervenções que tivemos sobre elas?

> Tudo acaba, mas o que te escrevo continua.
> O que é bom, muito bom.
> O melhor ainda não foi escrito.
> O melhor está nas entrelinhas.
> — Clarice Lispector, 1980

> **Questões para reflexão**
> 1) Quais aspectos você pode garantir que justifiquem a importância dos registros adequados da Enfermagem?
> 2) Quais recomendações gerais você daria a alguém que está aprendendo a registrar a respeito daquilo que todos os registros devem ter?
> 3) Você é capaz de citar sete características da interação com o cliente que favoreçam o registro de Enfermagem?
> 4) Qual a diferença entre fato e suposição? Você pode exemplificar com um registro?
> 5) O que fazer para que a privacidade das informações do cliente seja preservada e ao mesmo tempo disseminada apenas entre os membros da equipe interdisciplinar?

Referências

ALMEIDA, M. A.; LUCENA, A. F. O processo de enfermagem e as classificações NANDA-I, NIC e NOC. In: ALMEIDA, M. A.; LUCENA, A. F. *Processo de Enfermagem na prática clínica*. Porto Alegre: Artmed, 2011, pp. 23-40.

AZEVÊDO, L. M. N. et al. A visão da equipe de enfermagem sobre seus registros. *ver. Rene*, Fortaleza, vol. 13, n.º 1, 2012, pp. 64-73.

BARRETTO, J. A.; LIMA, G. G.; XAVIER, C. F. Inconsistências das anotações de enfermagem no processo de auditoria. *R. Enferm. Cent. o Min.*, Minas Gerais, vol. 1, n.º 6, jan./abr., 2016, pp. 2081-2093.

BARROS, A. L. B. L. (org.). *Anamnese e exame físico*. Porto Alegre: Artmed, 2016.

BRASIL. Ministério da Saúde. *Carta dos direitos dos usuários da saúde*. Ministério da Saúde. Brasília: Ministério da Saúde, 2006.

BRASIL. Constituição (1988). *Constituição da República Federativa do Brasil*. Brasília: Senado, 1988.

COFEN (Conselho Federal de Enfermagem). *Resolução Cofen n.º 358, de 15 de outubro de 2009. Dispõe sobre a sistematização da assistência de enfermagem e a implementação do processo de enfermagem em ambientes, públicos ou privados em que ocorre o cuidado profissional de Enfermagem e dá outras providências*. Disponível em: <http://www.cofen.gov.br/resoluo-cofen-3582009_4384.html>. Acesso em: 8 dez. 2016.

COFEN (Conselho Federal de Enfermagem). *Resolução Cofen n.º 311, de 8 de fevereiro de 2007. Aprova a reformulação do Código de Ética dos Profissionais de Enfermagem*. Disponível em: <http://www.cofen.gov.br/resoluo-cofen-3112007_4345.html>. Acesso em: 8 dez. 2016.

DE MARINIS, M. G. et al. If it is not recorded, it has not been done!'? consistency between nursing records and observed nursing care in an Italian hospital. *J. Clin. Nurs.*, vol. 19, n.º 11-12, jun., 2010, pp. 1544-452.

GARDONA, R. G. B. et al. Avaliação da qualidade dos registros dos curativos em prontuários realizados pela enfermagem. *Rev. Bras. Cir. Plast.*, São Paulo, vol. 28, n.º 4, 2013, pp. 686-692.

GEREMIA, D. S.; COSTA, L. D. Auditoria da qualidade dos registros de enfermagem em uma unidade de internação clínica hospitalar. *RAS*, São Paulo, vol. 14, n.º 54, abr.-jun., 2012, pp. 57-64.

GONÇALVES, V. L. M. Anotação de enfermagem. In: CIANCIARRULLO, T. I. et al. (orgs.). *Sistema de Assistência de Enfermagem: evolução e tendências*. São Paulo: Ícone, 2012, pp. 259-272.

HANSEN, R. L.; FOSSUM, M. Nursing documentation of pressure ulcers in nursing homes: comparison of record content and patient examinations. *Nurs Open J.*, vol. 3, n.º 3, mar., 2016, pp. 159-167.

LUCIANO, E. M.; KLEIN, R. H. Gestão da segurança da informação. In: PRADO, E. P. V.; SOUZA, C. A. (orgs). *Fundamentos de Sistemas de Informação*. São Paulo: Elsevier, 2014, pp. 125-50.

MUNYISIA, E. N.; YU, P; HAILLEY, D. The impact of an electronic nursing documentation system on efficiency of documentation by caregivers in a residential aged care facility. *J. Clin. Nurs.*, vol. 21, n.º 19-20, Oct., 2012, pp. 2940-2948.

ROSSO F. et al. *Liderança em 5 atos: ferramentas práticas para gestores em instituições de saúde*. São Caetano (SP): Yendis, 2013.

SARLET, I. W.; KEINERT, T. M. M. O direito fundamental à privacidade e as informações em saúde: alguns desafios. In: KEINERT, T. N. M. et al. (orgs.). *Proteção à privacidade e acesso às informações em saúde: tecnologias, direitos e ética*. São Paulo: Instituto de Saúde, 2015, pp. 113-45

SCHEFFER, B. K.; RUBENFELD, M. G. A consensus statement on critical thinking. *J. Nurs Educ.*, vol. 39, n.º 8, nov., 2000, pp. 352-359.

SCHIMIDT, T. C. G.; BOTÃO, A. V. R. Arquivos de prontuários e a preservação das informações privadas dos usuários de serviço de saúde. In: KEINERT, T. N. M. et al. (orgs.). *Proteção à privacidade e acesso às informações em saúde: tecnologias, direitos e ética*. São Paulo: Instituto de Saúde, 2015, pp. 441-463.

SILVA, M. J. P. (org.). *Qual o tempo do cuidado? Humanizando os cuidados de Enfermagem*. São Paulo: Loyola, 2004.

SILVA, M. J. P. *Comunicação tem remédio: a comunicação nas relações interpessoais em saúde*. São Paulo: Loyola, 2014.

SOUSA M. F. As teorias de enfermagem e suas influências nos processos cuidativos. In: CIANCIARRULLO, T. I. et al. (org.). *Sistema de Assistência de Enfermagem: evolução e tendências*. São Paulo: Ícone; 2012, pp. 35-45.

VAN WALTRAVEN, C. et al. Information exchange among physicians caring for the same patience in the community. *CMAJ*, vol. 179, nov., 2008, pp.1013-1018.

WHO (World Health Organization). *Patient safety solutions*. 2007. Disponível em: <http://www.who.int/patientsafety/solutions/patientsafety/PS-Solution2.pdf>. Acesso em: 8 dez. 2016.

YEUNG, M. S. et al. Examining nursing vital signs documentation workflow: barriers and opportunities in general internal medicine units. *J. Clin. Nurs.*, vol. 21, n.º 7-8, Apr., 2012, pp. 975-982.

ZAMBON, L. S. A segurança do paciente e o diagnóstico. In: SOUSA, P.; MENDES, W. (orgs.). *Segurança do paciente: conhecendo os riscos nas organizações de saúde*. Rio de Janeiro: EAD; ENSP, 2014, pp. 203-225

Anexo I — Código de Ética dos Profissionais da Enfermagem

Seção I – Das Relações com a pessoa, família e coletividade

Art. 17 – Prestar **adequadas informações** à pessoa, família e coletividade a respeito dos direitos, riscos, benefícios e intercorrências acerca da assistência de enfermagem.

Art. 25 – **Registra**r no prontuário do paciente as informações inerentes e indispensáveis ao processo de cuidar.

Seção II – Das Relações com os trabalhadores de enfermagem, saúde e outros

Art. 41 – Prestar informações, **escritas** e verbais, completas e fidedignas necessárias para assegurar a continuidade da assistência.

Art. 42 – **Assinar** as ações de enfermagem que não executou, bem como permitir que suas ações sejam assinadas por outro profissional.

Art. 54 – **Apor** o número e categoria de inscrição no Conselho Regional de Enfermagem em assinatura, quando no exercício profissional.

Seção IV – Das Relações com as organizações empregadoras

Art. 68 – **Registrar** no prontuário, e em outros documentos próprios da enfermagem, informações referentes ao processo de cuidar da pessoa.

Art. 71 – Incentivar e criar condições para **registrar** as informações inerentes e indispensáveis ao processo de cuidar.

Art. 72 – **Registrar** as informações inerentes e indispensáveis ao processo de cuidar de forma clara, objetiva e completa (grifos nossos).

Anexo II — Portaria MS n. 1.820/2009
Carta dos direitos dos usuários da saúde

SEGUNDO PRINCÍPIO – assegura ao cidadão o tratamento adequado e efetivo para seu problema, visando à melhoria da qualidade dos serviços prestados.

III. **Registro em seu prontuário**, entre outras, das seguintes informações, de modo legível e atualizado:

    a) motivo do atendimento e/ou internação, dados de observação clínica, evolução clínica, prescrição terapêutica, avaliações da equipe multiprofissional, procedimentos e cuidados de enfermagem e, quando for o caso, procedimentos cirúrgicos e anestésicos, odontológicos, resultados de exames complementares laboratoriais e radiológicos;

    b) registro da quantidade de sangue recebida e dados que permitam identificar sua origem, sorologias efetuadas e prazo de validade;

    c) identificação do responsável pelas anotações.

V. O recebimento das receitas e prescrições terapêuticas, que devem conter:

    a) o nome genérico das substâncias prescritas;

    b) clara indicação da posologia e dosagem;

    c) **escrita impressa, datilografadas ou digitadas, ou em caligrafia legível**;

    d) textos sem códigos ou abreviaturas;

    e) **o nome legível do profissional e seu número de registro no órgão de controle e regulamentação da profissão**;

    f) **a assinatura do profissional e data**.

VII. Encaminhamentos para outras unidades de saúde, **observando**:

    a) caligrafia legível ou datilografados/digitados ou por meio eletrônico;

    b) resumo da história clínica, hipóteses diagnósticas, tratamento realizado, evolução e o motivo do encaminhamento;

c) a não utilização de códigos ou abreviaturas;
d) nome legível do profissional e seu número de registro no órgão de controle e regulamentação da profissão, assinado e datado;
e) identificação da unidade de referência e da unidade referenciada

O QUARTO PRINCÍPIO – assegura ao cidadão o atendimento que respeite os valores e direitos do paciente, visando a preservar sua cidadania durante o tratamento

III. Acesso a qualquer momento, do paciente ou terceiro por ele autorizado, a seu prontuário e **aos dados nele registrados**, bem como ter garantido o encaminhamento de cópia a outra unidade de saúde, em caso de transferência. (grifos nossos)

Carla Aparecida Spagnol
Letícia Gonçalves Figueiredo
Caroliny Alves Pessoa
Amália Augusta Nunes
Júlio César Santos

DESAFIOS DO ATENDIMENTO EM SITUAÇÕES DE URGÊNCIA/EMERGÊNCIA NO AMBULATÓRIO DE ESPECIALIDADES

Objetivos do capítulo

:: Compreender os desafios da prestação da assistência, de forma integral e livre de riscos, em situações de urgência/emergência em ambulatório de especialidades.
:: Contribuir para uma reflexão a respeito do acesso de usuários aos serviços de média e alta complexidade e sobre a realidade atual dos ambulatórios de especialidades como fatores determinantes que interferem no processo de trabalho e na assistência prestada aos usuários do Sistema Único de Saúde (SUS).
:: Apontar os principais fatores envolvidos na organização e no planejamento da assistência em urgência/emergência no ambulatório, focando a importância da função gerencial do enfermeiro e sua atuação na assistência ao paciente.

Resumo

Neste capítulo, trazemos à tona a discussão das situações de urgência/emergência que acontecem com frequência em ambulatórios de especialidades, principalmente em serviços vinculados a Hospitais Universitários. Assim, direcionamos as análises e reflexões no intuito de compreender os desafios da prestação da assistência de forma integral e livre de riscos, considerando que os ambulatórios de especialidades têm natureza e característica diferente de unidades e serviços de pronto atendimento, os quais foram organizados e estruturados para esse tipo de assistência.

> A partir das questões problematizadas e da escassez de literatura acerca do tema, esperamos contribuir para uma reflexão quanto à forma hierarquizada em que está organizado o sistema de saúde no Brasil, o acesso dos usuários aos serviços de média e alta complexidade, as características e a realidade atual dos ambulatórios de especialidades, principalmente se estão vinculados aos Hospitais Universitários, entre outros determinantes que interferem no processo de trabalho e consequentemente na assistência prestada aos usuários do SUS. Apontamos os principais fatores que devem ser considerados na organização e no planejamento da assistência nas situações de urgência/emergência no ambulatório, enfocando a importância da função gerencial do enfermeiro e sua atuação na assistência ao paciente.

Introdução

Elaboramos o capítulo a partir de análises, discussões, reflexões e experiências da equipe de enfermagem, demais trabalhadores e docentes acerca do atendimento aos usuários em situações de urgência/emergência que ocorrem num ambulatório de especialidades, vinculado a um Hospital Universitário, localizado na cidade de Belo Horizonte, Minas Gerais.

No referido ambulatório, é comum alguns usuários, atendidos nas instalações, apresentarem intercorrências clínicas que geram estresse e modificações no processo de trabalho. Geralmente os profissionais de enfermagem são os primeiros a ser acionados para fazer uma avaliação prévia e iniciarem o atendimento nas situações de urgência/emergência. Nestas situações, a equipe se depara constantemente com diversas dificuldades que interferem diretamente na assistência prestada, como: infraestrutura inadequada; profissionais com pouca vivência e destreza para o atendimento dessas situações; falta de um médico de referência; falta de garantia de vaga em serviço de Pronto Atendimento (PA), entre outras.

Nesse contexto, a importância do que discutimos neste capítulo reside exatamente no fato de trazer à tona o debate acerca da discussão das situações de urgência/emergência que acontecem com frequência em ambulatórios de especialidades, principalmente em serviços vinculados a Hospitais Universitários. Assim, direcionamos nossas análises e reflexões no intuito de compreender os desafios da prestação da assistência de forma integral e livre de riscos, considerando que os ambulatórios de especialidades têm natureza e característica diferentes das unidades e serviços de pronto atendimento, o quais foram organizados e estruturados para esse tipo de assistência.

A partir das questões levantadas e da escassez de literatura concernente ao tema, esperamos contribuir para uma reflexão quanto à forma hierarquizada em que está organizado o sistema de saúde no Brasil, o acesso dos usuários aos serviços de média e alta complexidade, as características e a realidade atual dos ambulatórios de especialidades, especialmente se estão vinculados aos Hospitais Universitários, entre outros determinantes que interferem no processo de trabalho e consequentemente na assistência prestada aos usuários do SUS.

Além disso, apontamos os principais fatores que devem ser considerados na organização e no planejamento da assistência nas situações de urgência/emergência no ambulatório, enfocando a importância da função gerencial do enfermeiro e sua atuação na assistência ao paciente.

O Ambulatório de Especialidades
na rede de atenção à saúde no SUS

Ao realizar uma breve revisão histórica do sistema de saúde brasileiro, verificamos que um dos marcos importantes se deu no final da década de 1980, por meio do movimento da Reforma Sanitária, o qual reivindicava a universalização da saúde, item que constou na Constituição de 1988, que criou o SUS.

O SUS, ao ser formulado, teve sua lógica pautada na organização e constituição de uma rede de serviços disposta de forma regionalizada e hierarquizada, que deve favorecer a realização de ações de vigilância epidemiológica, sanitária, controle de vetores e educação em saúde, além de ofertar ações de atenção ambulatorial e hospitalar nos vários níveis de complexidade (Solla & Chioro, 2012).

As redes de atenção à saúde (RAS) devem se organizar a partir das vulnerabilidades, agravos ou doenças que acometem as pessoas ou as populações, interconectando e integrando os estabelecimentos e serviços de saúde de determinado território, os quais, por sua vez, devem estar estruturados e organizados para que os diferentes níveis de densidades tecnológicas de atenção à saúde estejam articulados e adequados ao atendimento ao usuário e a prevenção e promoção da saúde. A atenção integral à saúde é uma das suas principais diretrizes que deve articular, então, as ações de promoção, prevenção, curativas, cuidadoras, reabilitadoras e paliativas que funcionam sob a coordenação da atenção primária à saúde (Silva, 2011).

A RAS tem como objetivos melhorar a qualidade da atenção à saúde, a qualidade de vida dos usuários, os resultados sanitários do sistema de saúde, a eficiência na utilização dos recursos, a equidade e o acesso em saúde (Rose & Ham, 2008).

A partir da definição de rede, a concepção de hierarquia deveria ser substituída pela de poliarquia na rede de atenção à saúde. Já o sistema deveria se organizar sob a forma de uma rede horizontal. Assim, não haveria hierarquia entre os diferentes pontos de atenção à saúde, mas sim uma conformação horizontal de diversos serviços de saúde com distintas densidades tecnológicas e seus sistemas de apoio, sem ordem e sem grau de importância entre eles (Oliveira et al., 2004).

A nova conformação de rede de atenção à saúde foi concebida mediante as limitações e pontos de estrangulamento do sistema que dificultavam e até impediam o acesso da população aos níveis superiores da hierarquia. O que não aconteceria se a rede estivesse na forma poliárquica, na qual cada serviço de saúde se liga a vários outros, permitindo percorrer diferentes caminhos nos diversos pontos interconectados (Oliveira et al., 2004).

No entanto, não é essa conformação que se vê na organização e dinâmica de funcionamento dos serviços na rede de atenção à saúde no SUS. O desenho organizacional ainda se apresenta como um sistema hierárquico, piramidal, formatado segundo as complexidades relativas de cada nível de atenção (básica, média e alta complexidade).

Nessa linha de raciocínio, é questionável pensar que a atenção primária à saúde (APS) se mostre menos complexa que os cuidados de média e alta complexidade, visto que é nesse nível de atenção que se concentra 85% dos problemas de saúde. A partir dessa lógica, as Unidades Básicas de Saúde (UBS) é que abrangem:

> [...] a clínica mais ampliada e onde se ofertam, preferencialmente, tecnologias de alta complexidade, como aquelas relativas a mudanças de comportamentos e estilos de vida em relação à saúde: cessação do hábito de fumar, adoção de comportamentos de alimentação saudável e de atividade física, entre outras. Os níveis de atenção secundários e terciários constituem-se de tecnologias de maior densidade tecnológica, mas não de maiores complexidades. Tal visão distorcida de complexidade leva, consciente ou inconscientemente, os políticos, os gestores, os profissionais de saúde e a população, a uma sobrevalorização, seja material, seja simbólica, das práticas que são realizadas nos níveis secundários e terciários de atenção à saúde e, por consequência, a uma banalização da APS (Mendes, 2011).

Apesar dos esforços e investimentos do Ministério da Saúde, de gestores, profissionais de saúde e movimentos sociais a fim de introduzir a Estratégia de Saúde da Família e ampliar os recursos financeiros da atenção básica, tendo em vista o desenvolvimento de ações e políticas de promoção à saúde, no cotidiano dos serviços verificamos que o atendimento aos usuários na maioria das vezes ainda está centrado numa assistência médica curativa e individual.

Dessa forma, a organização da assistência à saúde no SUS ainda se dá por meio de uma rede de serviços de atenção básica, de média e alta complexidade, em que as ações de saúde são realizadas a partir da centralidade nos procedimentos médico-hospitalares que se sobrepõem preponderantemente às ações de promoção à saúde. Esses e outros fatores evidenciam que o modo como têm sido realizadas as práticas de atenção à saúde, de certa forma, levam a um descompasso nos serviços de saúde. Exemplos desse descompasso podem ser vistos nos ambulatórios de média e alta complexidade que recebem pacientes diabéticos, hipertensos, cardíacos e outros clinicamente descompensados, uma vez que essas patologias crônicas deveriam ser controladas e prevenidas com ações desenvolvidas nas UBS.

Na literatura, encontramos diversas denominações que caracterizam os serviços ambulatoriais especializados, tais como: ambulatórios de especialidades médicas, núcleo de especialidades da saúde, centro de referência especializada, entre outras. De modo geral, nesses estabelecimentos são ofertadas as consultas especializadas e os principais serviços de apoio diagnóstico, terapêutico e de reabilitação em regime de não internação (Solla & Chioro, 2012).

As ações desenvolvidas nesse nível de atenção à saúde estão relacionadas aos exames e procedimentos que, na maioria das vezes, são de alto custo, pois fazem parte de tratamentos de patologias crônicas; algumas incomuns ou em estado mais avançado que exigem uma *expertise* profissional rara de se encontrar na atenção básica.

Os ambulatórios de especialidades vinculados aos Hospitais Universitários e de Ensino recebem usuários do próprio hospital e aqueles encaminhados pelas UBS e serviços de diversos municípios ou os que procuram o serviço de forma espontânea naquelas especialidades ainda não reguladas pelo gestor municipal (Barata, Mendes & Bittar, 2010).

Nesse contexto, observamos que, nos ambulatórios escola, a complexidade dos casos aumenta significativamente, visto que para ali são encaminhados os usuários de várias localidades (até de fora do Estado) que possuem doenças raras, síndromes e más formações; além de pacientes com patologias de difíceis diagnósticos e tratamentos, quando comparado aos encaminhamentos para os Centros de Especialidade Médicas

(CEM) e para as Unidades de Referência Secundária da rede municipal.[1]

A maioria desses pacientes possui doenças crônicas avançadas, sendo "adotados" pelo serviço, uma vez que o seu acompanhamento ambulatorial geralmente é prolongado (Barata, Mendes & Bittar, 2010). O que gera aumento expressivo na demanda nesses ambulatórios e dificulta a organização, o fluxo e o acesso à assistência prestada. Se houvesse o diagnóstico estabelecido e o plano terapêutico traçado, parte desses usuários poderia ser acompanhada pelos profissionais da UBS.

No entanto, como a maioria deles não é contrarreferenciada para outros serviços, permanecem nos ambulatórios principalmente aqueles vinculados ao hospital escola, ocasionando a redução das vagas disponíveis, dificultando o acesso de novos usuários que realmente necessitam de consultas e procedimentos de média e alta complexidade (Barata et al., 2010).

Além das questões encontradas na literatura, neste capítulo trazemos à tona a problemática que envolve as situações de urgência/emergência que ocorre num dos ambulatórios de especialidade de um Hospital Universitário, localizado na cidade de Belo Horizonte. Problemática sobre a qual nos debruçamos e apontamos os principais desafios para a organização e intervenção no processo de trabalho em saúde e na enfermagem.

Desafios no atendimento de urgência/emergência no ambulatório de especialidades vinculado ao Hospital Universitário

Desde a municipalização do sistema de saúde na década de 1990, os Hospitais Universitários e de Ensino se tornaram

---

1 Centro de Especialidade Médicas (CEM) e Unidade de Referência Secundária são terminologias utilizadas pela Secretaria Municipal de Saúde de Belo Horizonte (MG) para denominar os ambulatórios de especialidades do município.

instituições prioritárias para complementar a rede de prestação de serviços de saúde do SUS e garantir a cobertura assistencial da população nos diversos níveis de atenção. Assim, a Lei n.º 8.080, de 19 de setembro de 1990, estabeleceu em seu artigo 45:

> [...] os serviços dos Hospitais Universitários e de Ensino integram-se ao Sistema Único de Saúde (SUS), mediante convênio, respeitada sua autonomia administrativa em relação ao patrimônio, aos recursos humanos e financeiros, ensino, pesquisa e extensão, nos limites conferidos pelas instituições a que estejam vinculados (Brasil, 1990).

No município de Belo Horizonte está localizado um Hospital Universitário de grande porte e de referência para o estado de Minas Gerais em diversas áreas da saúde. Dadas as características do hospital, o município, a partir de 1994, celebrou um convênio nos moldes dos contratos de gestão entre a Secretaria Municipal de Saúde e o Hospital, sendo este o segundo principal prestador de serviços de saúde para o SUS, na capital mineira(Carmo, Andrade & Mota, 2007).

Ao longo do tempo estabeleceu-se uma sucessão de parcerias entre essas duas instituições, tendo em vista as necessidades da gestão municipal e do Hospital Universitário, em que foram firmados diversos acordos e iniciativas, dos quais merecem destaque:

:: abertura de um serviço de Pronto Atendimento (PA);

:: disponibilização das agendas dos procedimentos da alta complexidade para as centrais de regulação municipal;

:: regulação municipal das cirurgias eletivas e disponibilização de consultas especializadas para a central de marcação de consultas do município;

:: ampliação de leitos de Unidade de Terapia Intensiva (UTI), Clínica Médica e Pediatria;

:: diagnoses e terapias ambulatoriais, reduzindo a demanda reprimida dos procedimentos de média complexidade;

:: credenciamento do hospital nas redes de alta complexidade, de urgência e emergência, transplantes, triagem neonatal e atenção às gestantes e aos recém-nascidos de alto risco;

:: construção do ambulatório de segunda opinião para avaliação das indicações de cirurgias cardiovasculares, constituindo-se como um dos eixos reguladores do sistema municipal de saúde;

:: parceria no Projeto de Telessaúde, no qual profissionais da atenção básica do município se comunicam *on-line* e *off-line* com especialistas do hospital a fim de discutirem casos e realização de teleconferências (Carmo, Andrade & Mota, 2007).

Apesar dessa iniciativa ter sido pioneira para a gestão municipal e apresentar, de modo geral, aspectos positivos na prestação da assistência aos usuários em Belo Horizonte, verificamos que a demanda, o perfil da clientela e o atendimento realizado no Hospital está cada vez maior e mais complexo, o que pode dificultar o sistema de referência e contrarreferência entre os serviços, principalmente entre o ambulatórios de especialidade e as UBS.

O Hospital possui um complexo ambulatorial composto por: ambulatório geral, ambulatório de cirurgia e oncologia, ambulatório de pediatria, ambulatório de saúde da mulher e do idoso, ambulatório de dermatologia e ambulatório de oftalmologia e otorrinolaringologia, que oferta consultas e procedimentos em diversas especialidades e é referência no sistema municipal e estadual de saúde para o atendimento aos pacientes portadores de patologias de média e alta complexidade.

O ambulatório geral, inaugurado em 1976, oferece atendimento multidisciplinar em diversas especialidades: ortopedia, reumatologia, clínica médica, cardiologia, pneumologia, cirurgia plástica, neurologia, psiquiatria, medicina do adolescente, urologia, andrologia, nefrologia, neurocirurgia, clínica de dor e transplantes.[2]

---

2 No apêndice A (ao final deste capítulo) há uma homenagem poética ao Ambulatório composta pela Técnica de Enfermagem Elce Cristina Silva Gomes e pela professora Carla Aparecida Spagnol .

A clientela atendida no ambulatório é composta por usuários do SUS, egressos do Hospital Universitário, encaminhados por serviços de saúde de Belo Horizonte (UBS e Centros de Especialidades), diversos municípios do interior de Minas Gerais e até de outros estados. Os usuários pertencem aos diferentes níveis socioeconômicos e faixa etária ampla: lactentes, crianças, jovens, adultos e idosos.

Os usuários atendidos no ambulatório de especialidades apresentam comorbidades predominantemente graves e/ou em estágio avançado, por exemplo, pacientes cardíacos e oncológicos; portadores de doenças autoimunes; reabilitação de doenças neurológicas e cardiovasculares; pré e pós-operatório de cirurgias de médio e grande porte; processo de propedêutica e diagnóstico de doenças raras, entre outros.

O perfil nosológico, de comorbidades e condições de saúde dos usuários atendidos no ambulatório propicia o aparecimento de várias situações de urgência/emergência que necessitam de atendimento imediato, perfil de assistência para a qual o serviço não foi concebido, ao contrário das Unidades de Pronto Atendimento (UPA) e dos Prontos Socorros que possuem toda a infraestrutura e recursos humanos para atender adequadamente essas situações.

Para compreender melhor essas situações, é preciso definirmos os termos urgência/emergência. De acordo com a Portaria n.º 354, de 10 de março de 2014, do Ministério da Saúde, uma situação de emergência é considerada "uma constatação médica de condições de agravo a saúde que impliquem sofrimento intenso ou risco iminente de morte, exigindo portanto, tratamento médico imediato"; a situação de urgência, por sua vez, consiste numa "ocorrência imprevista de agravo à saúde com ou sem risco potencial a vida, cujo portador necessita de assistência médica imediata" (Brasil, 2014).

No ambulatório, apesar do atendimento à clientela ser eletivo, com agendamento prévio realizado pela Central de Marcação de Consultas das prefeituras ou pela secretaria do próprio ambulatório, observamos que, nos últimos anos, houve aumento expressivo de atendimentos de urgências/

emergências no setor (gráfico 1; quadro 1). Fato que evidencia a crescente complexidade do usuário atendido, que necessita ser estabilizado no ambulatório e somente após ser transferido para o Pronto Atendimento do Hospital Universitário ou outro serviço (UPA, Centro de Referência em Saúde Mental, PA de outro hospital, entre outros).

Gráfico 1. Número de urgência/emergência atendidas no ambulatório geral do Hospital Universitário (Belo Horizonte, 2017)

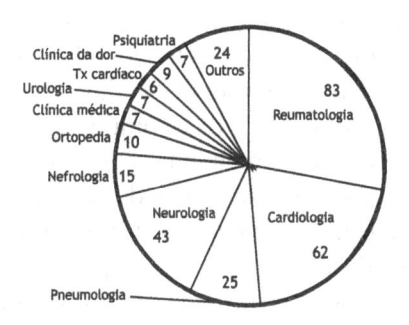

[Gráfico de pizza com os seguintes valores: Psiquiatria 7; Clínica da dor 7; Tx cardíaco 9; Urologia 6; Clínica médica 7; Ortopedia 10; Nefrologia 15; Neurologia 43; Pneumologia 25; Cardiologia 62; Reumatologia 83; Outros 24]

Fonte: Elaborado pelos autores.

Quadro 1. Número de urgência/emergência atendidas no ambulatório geral do Hospital Universitário, no período de 2013 a 2017 (Belo Horizonte, 2017).

Ano	Número de Urgências/Emergências
2013	80
2014	182
2015	315
2016	325
2017	298

Fonte: Elaborado pelos autores.

Computamos o número dos atendimentos/mês realizado por especialidades com base em dados extraídos dos registros diários realizados pela equipe de enfermagem, o que nos permitiu uma análise mais precisa da realidade do ambulatório. Nos dados constavam: data da transferência, dados de identificação do paciente, especialidade, quadro clínico, serviço para onde foi transferido, horário de acionamento e chegada da ambulância.

As ocorrências foram se instalando, paulatinamente, no ambulatório de especialidades do Hospital Universitário. Hoje já se tornaram uma realidade que necessita ser estudada, além de se reestruturar o serviço. O atendimento às urgências/emergências exige recursos de suporte básico e avançado de vida bem como profissionais com habilidades e competências para esse tipo de atendimento, o que descaracteriza a natureza de um ambulatório de especialidades, cujas atribuições consistem em consultas e procedimentos eletivos, além das ações de educação em saúde, que devem ser realizadas de acordo com a necessidade do usuário, sua família e comunidade.

O estudo a partir do levantamento que realizamos no ambulatório mostra que o serviço, apesar de não se caracterizar como um setor de urgência/emergência, no cotidiano, acaba realizando esse tipo de atendimento, o que pressupõe uma (re)organização do fluxo do paciente e da prestação da assistência aos usuários, além de capacitações específicas na área para a equipe de enfermagem e demais profissionais de saúde.

Estruturação do atendimento das urgências/emergências: uma necessidade atual no ambulatório de especialidades

A partir da revisão de literatura e de nossas experiências com as recorrentes situações de urgência/emergência no ambulatório de especialidades em estudo, apresentamos a seguir os pontos principais relacionados a infraestrutura, recursos humanos e operacionais necessários à estruturação desse tipo de atendimento, ressaltando a participação do enfermeiro do serviço nos diversos campos de atuação, desde o planejamento até a assistência prestada aos usuários.

Visando garantir uma assistência de qualidade, segura e livre de riscos, nas situações de urgência/emergência para usuários, profissionais de saúde e para a instituição, torna-se necessário o envolvimento de todos e a efetiva participação da direção do hospital e das principais lideranças do ambulatório na pactuação com os serviços e setores envolvidos, direta e indiretamente, nesse tipo de atendimento: desde a secretaria, portaria, setor de transporte, equipe multiprofissional até os serviços de urgência e emergência disponíveis na rede de atenção à saúde, principalmente o PA do Hospital Universitário.

O primeiro passo a ser dado consiste em estabelecer o fluxo de atendimento dos pacientes nas situações de urgência/emergência que ocorrem no ambulatório. Para isso, podemos utilizar o fluxograma descritor, uma ferramenta de gestão que representa graficamente o processo de trabalho, descrevendo de forma clara e precisa seus fluxos e/ou a sequência dos processos. Na sua construção, os significados dos símbolos são previamente determinados: a elipse representa as entradas e saídas do processo; o losango, as decisões; e o retângulo, as ações (Franco, 2003).

De modo geral, a construção do fluxograma descritor tem os seguintes objetivos: analisar o modelo assistencial praticado num serviço ou por uma equipe de saúde; revelar o processo de trabalho; identificar seus nós críticos; contribuir para o planejamento e reorganização da assistência prestada; propiciar processos de autoanálise da equipe (Franco, 2003).[3]

Nessa reorganização do processo de trabalho há uma discussão importante atinente ao trabalho em equipe de forma interdisciplinar que define claramente o papel e as funções de cada profissional. Ressaltamos aqui a importância da figura de referência do profissional médico para atender situações de urgência/emergência que ocorrem no ambulatório, visto que o setor não dispõe de um médico plantonista específico que realize esse tipo de atendimento.

E, dentro de um Hospital Universitário, essa representa uma pactuação essencial a ser realizada junto aos coordenadores médicos, docentes e preceptores dos residentes

---

3 No Anexo A consta um modelo de fluxograma descritor do atendimento de urgência/emergência no ambulatório de especialidade que pode contribuir para uma análise do processo e (re)organização do serviço diante da realidade atual.

responsáveis pelas especialidades. No ambulatório, elaborou-se uma proposta para que as especialidades que mais encaminham pacientes a PA e UPA tenham escala de profissionais médicos de referência que atenderão o paciente no momento da urgência/emergência.

Outra ressalva reside na presença importante do assistente social na equipe multiprofissional, devido ao perfil da clientela atendida no ambulatório de especialidades vinculado ao Hospital Universitário. Alguns pacientes vêm para uma consulta ou exame sem acompanhante ou acompanhados por pessoas que estão com suas condições de saúde também debilitadas, tornando-se mais um paciente que apresenta intercorrência nesse serviço.

Além disso, são atendidos usuários que vêm sozinhos de diversas cidades do interior e, na maioria das vezes, não têm nenhuma referência familiar para acionamento imediato em casos de urgência/emergência. Nesse contexto, o assistente social necessita contatar os familiares, articular com os demais equipamentos sociais da rede de serviços, como as Casas de Apoio ou transporte de retorno para o domicílio, agilizando a alta ou a transferência do paciente do ambulatório.

Em relação à estrutura física, recursos materiais e normatização do serviços deve-se frisar as normas de biossegurança, espaço físico, equipamentos, medicamentos e materiais médico-hospitalares para que haja local adequado ao atendimento dos pacientes nas situações de urgência/emergência, a fim de prestar o primeiro atendimento e estabilizar o paciente até o momento da sua transferência.

No intuito de garantir essa infraestrutura, deve-se envolver os serviços de controle de infecção hospitalar, segurança do paciente, controle de qualidade, informática, engenharia hospitalar, entre outros, a fim de analisar e verificar a adequação do local, dos equipamentos e materiais necessários ao atendimento seguro nas situações de urgência/emergência.

Assim, outra negociação necessária é com o setor de transporte do próprio hospital, com serviços terceirizados ou do município, como o Serviço de Atendimento Móvel

(Samu-192), possibilitando resposta rápida, atendimento seguro com a presença de médico, enfermeiro e/ou técnico de enfermagem em ambulâncias equipadas conforme o quadro clínico do paciente a ser transportado, de forma a garantir o acesso aos serviços de urgência/emergência da rede.

Além disso, é necessário ter um instrumento que realize o registro de dados importantes para o transporte do paciente, tais como: dados de identificação, avaliação clínica, condutas, recomendações, serviço de destino, horário de acionamento e chegada do transporte no ambulatório. As informações, coletadas antes da transferência, propiciam maior segurança da equipe que está encaminhando para a que fará o transporte e a que receberá o paciente.

A informatização do prontuário do paciente é outro ponto essencial para se pactuar no setor ambulatorial, a fim de viabilizar o acesso rápido ao histórico do paciente e realizar as anotações das intercorrências bem como da evolução do paciente de forma imediata e o mais fidedigna possível.

O levantamento de dados a partir dos registros informatizados e a elaboração de indicadores possibilitam a elaboração de relatórios que contribuem para uma descrição detalhada e análise da realidade atual do ambulatório de especialidade vinculado ao Hospital Universitário, por exemplo: tempo de chegada da ambulância no ambulatório após o acionamento; tempo de liberação de vaga no PA ou outro serviço; número de intercorrências/mês por clínica entre outros. Além de servirem como subsídios para o dimensionamento de recursos físicos, materiais e de pessoal para posteriores readequações.

O dimensionamento de pessoal ainda representa um dificultador, uma vez que a legislação, principalmente na enfermagem, não explicita qual a quantidade exata de profissionais necessária para o atendimento no ambulatório de especialidade, pois não contempla uma legislação específica para a assistência no nível secundário. A Resolução vigente estabelece que se calcule o número de profissionais de enfermagem a partir da determinação de sítios funcionais existentes no serviço e considerando as seguintes variáveis: intervenção/atividade desenvolvida com demanda ou fluxo de atendimento, área operacional ou local da atividade e jornada de trabalho (Brasil, 2016).

Dessa forma, faz-se necessário um levantamento periódico das escalas de trabalho da enfermagem e da demanda dos pacientes atendidos no ambulatório, especificando aqueles transferidos para os serviços de urgências/emergências, a fim de se calcular o dimensionamento para o ambulatório de especialidade que está vinculado ao Hospital Universitário, adequando o quantitativo do corpo de enfermagem a essa nova realidade. Estudar especificamente um dimensionamento adequado de enfermeiros, pois, de acordo com a Lei do Exercício Profissional n.º 7498/86, esse tipo de atendimento é privativo desses profissionais (Brasil, 1986).

Outro ponto fundamental em relação à gestão de pessoas refere-se à capacitação dos profissionais de saúde, especificamente dos profissionais médicos e de enfermagem, para a prática do cuidado com qualidade e segurança nos atendimentos de urgência/emergência. Devem ser realizadas capacitações teóricas e práticas sobre suporte básico e avançado de vida, medidas de biossegurança, trabalho em equipe, entre outros temas importantes relacionados a essas situações.

Atualmente, esses são os diversos desafios que os gestores, profissionais de saúde e lideranças estão enfrentando no ambulatório de especialidade vinculado ao Hospital Universitário. Assim, para superar os principais desafios elencados nesse tópico, os gestores e as equipes de saúde precisam se capacitar e se instrumentalizar com ferramentas de gestão que possibilitem uma análise coletiva e a reorganização do processo de trabalho. É necessário ainda realizar pactuações internas e externas e instituir ações que garantam o acesso e a integralidade da assistência aos usuários do SUS, prestando assistência de qualidade, segura e livre de riscos.

Considerações ou reflexões (in)conclusivas...

Baseando-se nas análises, reflexões e experiências, podemos dizer que um dos grandes desafios reside na articulação do Hospital Universitário com os demais serviços da RAS, apesar de integrar a rede assistencial do SUS. Tal fato se constitui como uma das dificuldades no atendimento e transferência dos casos de urgência e emergência nos ambulatórios de especialidade, os quais não foram estruturados para tal.

Observamos que um dos objetivos dos ambulatórios de especialidade, principalmente os vinculados aos Hospitais Universitários, reside em atender os pacientes de maior complexidade da rede de atenção à saúde. No entanto, o que verificamos no cotidiano dos serviços é que alguns fatores associados levam à mudança na complexidade do perfil dessa clientela, fazendo que os usuários tenham uma morbidade mais agravada, levando a diversas situações de urgência e emergência nesses serviços.

Dentre os fatores, ressaltamos a necessidade de se estruturar melhor a atenção básica e a capacitação dos profissionais para trabalharem, junto à população, a promoção da saúde e a prevenção das doenças bem como o acolhimento das necessidades dos usuários. Além disso, há dificuldade de se contrarreferenciar parte dos usuários atendidos nos ambulatórios de especialidades para que as Unidades Básicas de Saúde deem continuidade ao tratamento, recuperação e/ou reabilitação.

Outro fator que se apresenta como parte desses desafios é que, de modo geral, o modelo assistencial predominante nos ambulatórios de especialidades ainda consiste no modelo biomédico centrado na patologia e na especialidade médica e não dentro das características de linhas de cuidados que contemplam a integralidade da assistência e a centralidade no usuário.

Partindo do princípio de que as urgências e emergências são uma realidade atual nos ambulatórios de especialidades, é necessário diagnosticar, planejar e instituir medidas para (re)adequação e (re)organização da infraestrutura dos processos de trabalho e da capacitação dos profissionais de saúde para contemplar esse novo cenário; atentando-se para a segurança dos usuários e trabalhadores sem, contudo, mudar as características do setor ambulatorial.

Para isso é necessário o envolvimento e integração de todos os profissionais que atuam nos diversos espaços de responsabilidade e tomada de decisão, desde as esferas micro até as esferas macro que evolvem decisões e negociações junto ao gestor municipal, para consolidar as pactuações e articulações dos ambulatórios de especialidades do Hospitais Universitários na RAS.

Fundando-se nas experiências dos profissionais do ambulatório do Hospital Universitário e diante dessa nova realidade, que se apresenta nos ambulatórios de especialidades no SUS, consideramos que o fio condutor das equipes de saúde deve ser o foco nos princípios da universalidade, da equidade, do acesso e da integralidade da assistência prestada aos usuários.

Além disso, os profissionais de saúde devem ser capazes de utilizar tanto equipamentos e materiais necessários nas situações de urgência/emergência quanto as tecnologias que envolvem o conhecimento e as relações interpessoais, como o vínculo, o acolhimento e a escuta no atendimento humanizado.

Questões para reflexão

1) Quais os desafios para o atendimento das urgências e emergências, prestadas de forma integral e livre de riscos, considerando que os ambulatórios de especialidades têm natureza e característica diferentes das unidades e serviços de pronto atendimento?

2) Que fatores são determinantes e contribuem para a mudança na complexidade do perfil da clientela, fazendo que os usuários tenham morbidade mais agravada e levando a diversas situações de urgência e emergência no ambulatório de especialidade?

3) Quais os principais fatores que devem ser considerados na organização e no planejamento da assistência nas situações de urgência/emergência no ambulatório, enfocando a importância da função gerencial do enfermeiro e sua atuação na assistência ao paciente?

Referências

BRASIL. *Conselho Federal de Enfermagem (Cofen). Resolução n.º 0527, de 3 de novembro de 2016. Atualiza e estabelece parâmetros para o Dimensionamento do Quadro de Profissionais de Enfermagem nos serviços/locais em que são realizadas atividades de enfermagem* [Internet]. Brasília (DF): CFE; 2016. Disponível em: <http://www.cofen.gov.br/resolucaocofen-no-05272016_46348.html>. Acesso em: 10 set. 2016.

BRASIL. Conselho Federal de Enfermagem (Cofen). *Lei n.º 7498/86, de 25 de junho de 1986, que dispõe sobre a regulamentação do exercício da enfermagem e dá outras providências.* Disponível em: <http://www.portalcofen.gov.br/node/4161>. Acesso em: 28 maio 2018.

BRASIL. *Lei Orgânica da Saúde n.º 8.080, de 19 de setembro de 1990. Dispõe sobre as condições para a promoção, proteção e recuperação da saúde, a organização e o funcionamento dos serviços correspondentes e dá outras providências.* Diário Oficial da União, 1990. Acesso em: 20 set. 2016.

BRASIL. *Portaria n. 354 de 10 de março de 2014. Publica a proposta de Projeto de Resolução "Boas Práticas para Organização e Funcionamento de Serviços de Urgência e Emergência".* Brasília: Ministério da Saúde; 10 mar. 2014. Disponível em: <bvsms.saude.gov.br/bvs/saudelegis/gm/2014/prt0354_10_03_2014.html>. Acesso em: 28 maio 2018.

BARATA, L. R. B.; MENDES, J. D. V.; BITTAR, O. J. N. V. Hospitais de ensino e o Sistema Único de Saúde. *RAS*, vol. 12, n.º 46, 2010, pp. 07-14.

BARATA, L. R. B. et al. Ambulatórios Médicos de Especialidades (AME) no Estado de São Paulo *RAS*, vol. 12, n.º 48, 2010.

CARMO, M.; ANDRADE, E. I. G.; MOTA, J. A. C. Hospital universitário e gestão do sistema de saúde – uma trajetória positiva de integração. *REME – Rev. Min. Enf.*, vol. 11, n.º 4, out./dez., 2007, pp. 387-394.

FRANCO, T. B. Fluxograma Descritor e Projetos Terapêuticos para Análise de Serviços de Saúde, em apoio ao Planejamento: O caso de Luz – MG. In: MERHY, E. E. et al. *O trabalho em saúde: Olhando e experienciando o SUS no cotidiano*. São Paulo: Hucitec, 2003, pp. 161-198.

MENDES, E. V. *As redes de atenção à saúde*. Brasília: Organização Pan-Americana da Saúde, 2011.

OLIVEIRA, E. X. et al. Territórios do Sistema Único de Saúde: mapeamento das redes de atenção hospitalar. *Cadernos de Saúde Pública*, vol. 20, 2004, pp. 386-402.

ROSEN, R.; HAM, C. Atención integrada: enseñanzas de evidencia y experiencia: informe del Seminario Anual de Salud 2008 Sir Roger Banninster. *Revista de Innovación Sanitaria y Atención integrada*, vol. 1, n.º 2, 2008.

SILVA, S. F. Organização de redes regionalizadas e integradas de atenção à saúde: desafios do Sistema Único de Saúde (Brasil). *Ciênc. saúde coletiva*, Rio de Janeiro, vol. 16, n.º 6, jun., 2011, pp. 2753-2762. Disponível em: <http://www.scielo.br/scielo.php?script=sci_arttext&pid=S1413-81232011000600014&lng=en&nrm=iso>. Acesso em: 10 jul. 2018. http://dx.doi.org/10.1590/S1413-81232011000600014.

SOLLA, J.; CHIORO, A. Atenção ambulatorial especializada. In: GIOVANELLA, L. et al. (org.). *Políticas e sistemas de saúde no Brasil*. 2. ed. Rio de Janeiro: Fiocruz, 2012, pp. 547-576. (cap. 17).

UNIVERSIDADE FEDERAL DE MINAS GERAIS. Hospital das Clínicas. *Carta de Serviços*. 2016. Disponível em: <http://www.ebserh.gov.br/web/hc-ufmg/carta-de-servicos-do-hc>. Acesso em: 16 maio 2018.

Apêndice A — Bias Fortes eternizado: lugar de cuidado especializado

O governador Bias Fortes cedeu seu nome
A um dos ambulatórios do Hospital das Clínicas
Que leva na sua trajetória,
Mais que perpetuar uma memória,
O dever de atender aos pacientes sem necessidade de internação.
Porém, preservando ainda o ensino, a pesquisa e a extensão,
O atendimento no ambulatório gira em torno das especialidades
Distribuídas em seis localidades.
É um prédio vertical organizado em forma cefalocaudal.
No sexto andar, cuida-se do corpo mas sem se esquecer da mente,
Pois a neurologia e a psiquiatria são frequentes,
Há também a clínica da dor sempre presente.
Nesse andar ainda cabe aos transplantados um espaço,
Ao qual os pacientes recorrem em busca de esperança, um sorriso e um abraço.
O quinto andar abriga a cirurgia plástica e torácica, acupuntura, urologia, nefrologia e a pneumologia,
A Clínica médica e a psicologia.
Ali também se faz o exame de espirometria,
De eletrocardiograma no tratamento ambulatorial,
E não podemos esquecer que nesse local tem o expurgo e o arsenal.
O quarto andar é colorido e tem correria da criançada,
Entremeando as responsabilidades, podemos ouvir uma gostosa gargalhada,
Ali a pediatria é uma especialidade atendida com muita maestria,
Mas nesse local os adultos também têm a sua vez,
Pois a clínica médica abre as portas para o freguês.

Além disso, há a sala da equipe de enfermagem,
Que atua diariamente com sua força e coragem.
A equipe está sempre unida para acolher,
Cuidar, tratar, orientar o paciente que precisa se restabelecer.
No terceiro andar bate o coração,
Que é tratado pela cardiologia com muita determinação,
Tem ainda a cirurgia vascular, a clínica médica, a nefrologia, a urologia e a pneumologia infantil.
O atendimento da terapia ocupacional e a presença importante do assistente social.
O segundo andar atende aos pacientes da ortopedia e reumatologia,
Reúnem-se várias subespecialidades: coluna, mão, braço, pé e joelho,
Os pacientes vêm aqui em busca de tratamento e conselho.
Mas no prédio vertical, que é cefalocaudal,
Tem ainda o sétimo andar, a sede do administrativo,
Que coordena o trabalho realizado,
O que deixa o atendimento bem gerenciado,
E traz confiabilidade ao cidadão.
Deste local também faz parte o SAST,
Que presta assistência a todos os servidores da instituição.
O Bias Fortes, eternizado como um lugar de cuidado especializado,
Reúne professores, preceptores, médicos, residentes e estagiários,
Servidores, terceirizados, secretários
Enfermagem,
Equipe multidisciplinar,
Todos lotados nesse mesmo lugar
Das sete às dezenove horas,
De segunda à sexta aqui se encontram,

Para levar aos pacientes a esperança de cura e o lenitivo para sua dor,
A resposta para suas dúvidas e o amparo quando necessário for.
Mas nós profissionais somos cientes de nossas fragilidades,
Quando a fila observamos, vemos no outro nosso próprio retrato,
E sentimos a responsabilidade pesar em nosso teto,
Teto que abriga esse ambulatório-escola,
Que une saúde e educação,
E na argamassa guarda ainda na memória,
O suor do trabalho, fruto de estudo, pesquisa e extensão.

— Elce Cristina Gomes
— Carla Aparecida Spagnol

Anexo
Fluxograma para o atendimento de urgência e emergência

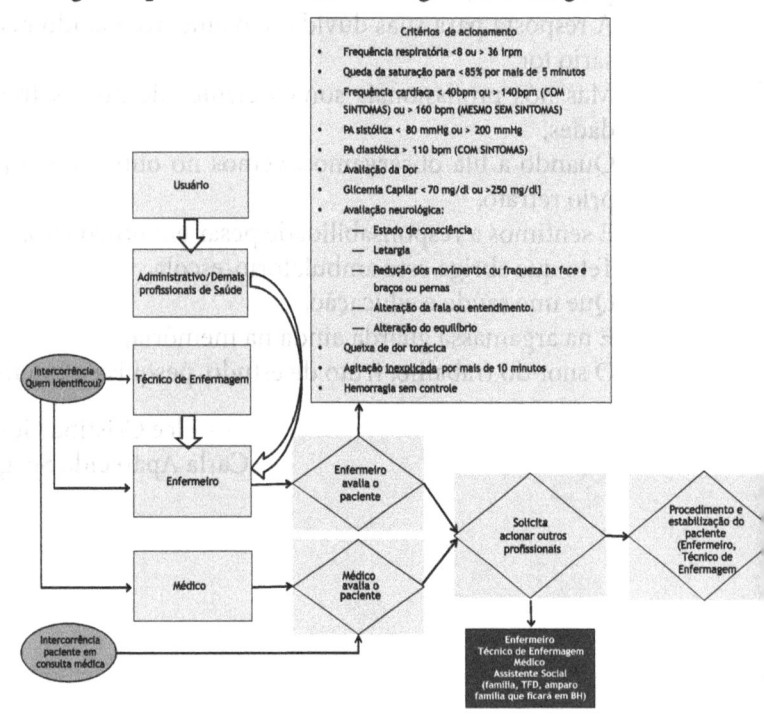

Critérios de acionamento
- Frequência respiratória <8 ou > 36 irpm
- Queda da saturação para <85% por mais de 5 minutos
- Frequência cardíaca < 40bpm ou > 140bpm (COM SINTOMAS) ou > 160 bpm (MESMO SEM SINTOMAS)
- PA sistólica < 80 mmHg ou > 200 mmHg
- PA diastólica > 110 bpm (COM SINTOMAS)
- Avaliação da Dor
- Glicemia Capilar < 70 mg/dl ou >250 mg/dl]
- Avaliação neurológica:
  — Estado de consciência
  — Letargia
  — Redução dos movimentos ou fraqueza na face e braços ou pernas
  — Alteração da fala ou entendimento.
  — Alteração do equilíbrio
- Queixa de dor torácica
- Agitação inexplicada por mais de 10 minutos
- Hemorragia sem controle

Fluxo:
- Usuário → Administrativo/Demais profissionais de Saúde → Técnico de Enfermagem → Enfermeiro → Enfermeiro avalia o paciente
- Médico → Médico avalia o paciente
- Intercorrência Quem identificou? → Técnico de Enfermagem
- Intercorrência paciente em consulta médica → Médico avalia o paciente
- Solicita acionar outros profissionais → Procedimento e estabilização do paciente (Enfermeiro, Técnico de Enfermagem)
- Enfermeiro, Técnico de Enfermagem, Médico, Assistente Social (família, TFD, amparo família que ficará em BH)

LEGENDA:
- Início/Fim (elipse)
- Atividade (retângulo)
- Decisão (losango)
- Assistente Social

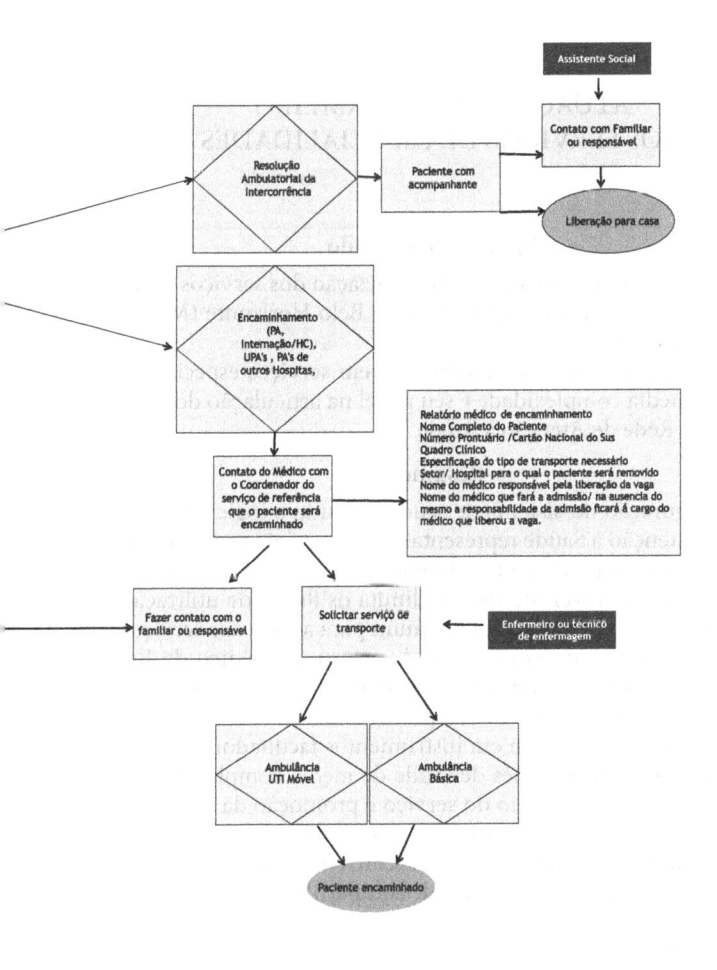

```
                                                    ┌─────────────────┐
                                                    │ Assistente Social│
                                                    └────────┬────────┘
                                                             ↓
                            ┌──────────────┐         ┌─────────────────┐
                            │  Resolução   │         │ Contato com Familiar│
             ───────────→   │ Ambulatorial │ → Paciente com → │  ou responsável │
                            │ da           │   acompanhante   └────────┬────────┘
                            │ Intercorrência│                          ↓
                            └──────────────┘                  ┌─────────────────┐
                                                              │ Liberação para casa│
                                                              └─────────────────┘

                            ┌──────────────┐
                            │Encaminhamento│
                            │    (PA,      │
             ───────────→   │Internação/HC),│
                            │UPA's, PA's de│
                            │outros Hospitais│
                            └──────┬───────┘
                                   ↓
                          ┌────────────────────┐    ┌─────────────────────────────────────────────────┐
                          │ Contato do Médico com│   │ Relatório médico de encaminhamento              │
                          │ o Coordenador do     │→  │ Nome Completo do Paciente                       │
                          │ serviço de referência│   │ Número Prontuário /Cartão Nacional do Sus       │
                          │ que o paciente será  │   │ Quadro Clínico                                  │
                          │ encaminhado          │   │ Especificação do tipo de transporte necessário  │
                          └──────┬───────┬─────┘    │ Setor/ Hospital para o qual o paciente será removido│
                                 ↓       ↓          │ Nome do médico responsável pela liberação da vaga│
                                                    │ Nome do médico que fará a admissão/ na ausência do│
            ┌─────────────────┐  ┌──────────────┐   │ mesmo a responsabilidade da admissão ficará à cargo do│
            │Fazer contato com o│  │Solicitar serviço│ │ médico que liberou a vaga                       │
            │familiar ou responsável│ │ de transporte│←  └─────────────────────────────────────────────┘
            └─────────────────┘  └──────┬───────┘      ┌─────────────────┐
                                        │              │Enfermeiro ou técnico│
                                        │              │  de enfermagem   │
                                        │              └─────────────────┘
                                   ↙         ↘
                        ┌──────────────┐  ┌──────────────┐
                        │  Ambulância  │  │  Ambulância  │
                        │  UTI Móvel   │  │    Básica    │
                        └──────┬───────┘  └──────┬───────┘
                               └─────────┬───────┘
                                         ↓
                               ┌──────────────────┐
                               │Paciente encaminhado│
                               └──────────────────┘
```

Gabriela Marcellino de Melo Lanzoni
Cintia Koerich
Caroline Cechinel Peiter
Sonia Padilha Costa
Eliana Aparecida Villa
Meiriele Tavares Araujo

ATUAÇÃO DO ENFERMEIRO NOS SERVIÇOS DE ESPECIALIDADES

Objetivos do capítulo

:: Descrever o funcionamento e organização dos serviços especializados de média complexidade de Belo Horizonte (MG) e Florianópolis (SC).

:: Descrever a atuação do enfermeiro em serviços especializados de média complexidade e seu papel na articulação dos serviços na Rede de Atenção à Saúde.

Resumo

A configuração do sistema de saúde segundo a lógica das Redes de Atenção à Saúde representa uma estratégia para superar do modelo fragmentado hegemônico de saúde, no qual a verticalização nos níveis de atenção limita os fluxos de utilização dos serviços. O percurso mais comum para acesso aos serviços especializados se dá por encaminhamento do médico da Estratégia de Saúde da Família. Por isso, ferramentas como sistemas de informação eficientes, o prontuário eletrônico e agenda informatizada consistem em instrumentos facilitadores para o desenvolvimento de ações de saúde de média complexidade e a consequente otimização do serviço e promoção da integralidade. As cidades de Belo Horizonte (MG) e Florianópolis (SC) são exemplos de municípios que há cerca de uma década instituíram sistemas informatizados de compartilhamento de informação entre os pontos da rede. A instituição desses sistemas representa importante estratégia para integração dos serviços de média complexidade aos demais pontos de atenção bem como guia a priorizar a regulação do acesso a ações e serviços especializados. O matriciamento também se configura como outra estratégia de promoção da integralidade, por meio da aproximação dos profissionais especialistas com a atenção primária, promovendo maior qualificação da assistência e aprimorando a resolutividade deste ponto da rede, o que evita referências desnecessárias aos serviços de média complexidade. A atuação do enfermeiro tem ocorrido no acompanhamento regular e de orientação a respeito da doença; quanto aos cuidados; a forma correta de manipulação e uso dos medicamentos; cuidados ambientais e demais fatores de risco para as afecções. Tem-se, ainda, a participação do enfermeiro no plano terapêutico da equipe de saúde, no planejamento, avaliação e acompanhamento, além da criação de vínculo, fator importante para a adesão ao tratamento. A consulta de enfermagem é considerada importante instrumento no sentido de promover o vínculo entre o usuário e a rede de saúde. Contudo, a incipiência na definição das atribuições do enfermeiro no atendimento especializado apresenta-se como uma problemática importante, que faz que as atividades por ele realizadas não sejam facilmente identificadas, podendo levar à subutilização desse profissional. Consideramos que a expansão do escopo da prática profissional do enfermeiro pode representar uma maneira eficaz de qualificação do acesso bem como satisfação de usuários e profissionais. Na média complexidade, há espaço para ampliar as atribuições do enfermeiro, o que acarretaria aumento da relação custo-benefício para o sistema, por meio do aproveitamento deste profissional.

Introdução

A definição de limites e objetivos de um sistema de saúde varia de país a país, seguindo princípios e valores de acordo com sua cultura e disponibilidade de recursos (Erdmann et al., 2013). No Brasil, a média complexidade inclui ações e serviços de saúde de densidade tecnológica intermediária que abrange serviços ambulatoriais e hospitalares, incluindo atendimentos especializados, assistência de urgência e emergência e serviços de apoio diagnóstico e terapêutico, configurando diferentes pontos da Rede de Atenção à Saúde (RAS) (Brasil, 2016).

As RAS são arranjos organizacionais dos diferentes pontos de atenção à saúde e compreendem diversos níveis de complexidade tecnológica, ordenados pela Atenção Primária à Saúde (APS), os quais, organizados de acordo com as diferentes populações e suas demandas específicas, são distribuídos geograficamente de forma tal que proporcionem maior dispersão dos serviços de menor densidade e maior concentração daqueles de maior complexidade (Mendes, 2011; Silvia, 2011).

Desse modo, os pontos de atenção à saúde se intercomunicam em busca da integralidade da assistência, com o objetivo de prestar a atenção certa, no lugar certo, com o custo certo e no tempo certo (Mendes, 2014; Silva, 2011). A configuração do sistema de saúde segundo a lógica das RAS representa uma estratégia de superação do modelo fragmentado hegemônico de saúde, no qual a verticalização nos níveis de atenção limita os fluxos de utilização dos serviços (Mendes, 2014; Erdmann et al., 2013).

Segundo a Portaria 4.279/2010, que estabelece diretrizes para organização das RAS no âmbito do Sistema Único de Saúde (SUS), os pontos de atenção de média complexidade são apresentados, juntamente com os de alta complexidade, como componentes estruturantes. Desse modo, o componente 'Média e Alta Complexidade' engloba pontos de diferentes densidades tecnológicas para ações especializadas, na justificativa de complementar e apoiar os serviços de Atenção primária à Saúde (APS), uma vez que a APS sozinha não se mostra suficiente quanto às necessidades da população. Nesse contexto, as ações de saúde de média complexidade interagem, por meio de sistemas de apoio técnico, logístico e de gestão, com os demais pontos das RAS, objetivando primordialmente a integralidade do cuidado (Brasil, 2010).

No entanto, a desarticulação de políticas que normatizam ações de média complexidade, por parte do Ministério da

Saúde, pouca estrutura nos processos de regulação do acesso e insuficiente formalização de fluxos de comunicação entre os serviços de média complexidade e os demais pontos da rede constituem entraves à promoção da assistência integral (Erdmann et al., 2013; Almeida et al., 2013).

As lacunas na integração entre os pontos da rede assistencial interferem no acesso aos serviços de média complexidade, o que contribui para que a rede represente um dos grandes gargalos do SUS, refletindo-se negativamente na promoção do princípio da integralidade (Spedo, Pinto & Tanaka, 2010). Nessa conjuntura, ressaltamos a relevância da atuação do enfermeiro na promoção de uma assistência integral e qualificada no intuito de garantir a integração entre os pontos de atenção na rede (Andrade et al., 2013).

Os serviços de especialidades no Brasil

No Brasil, o percurso mais comum no acesso do paciente aos serviços especializados se dá por meio de encaminhamento do médico da Estratégia de Saúde da Família (ESF) (Almeida et al., 2013). No entanto, segundo Pires e colaboradores (2013), apenas 16% das pessoas encaminhadas corresponde à indicação ou encaminhamento formal da APS, o que indica incipiência na comunicação e articulação entre os pontos de atenção da RAS, resultando na carência de referência ou em encaminhamentos desnecessários de casos que poderiam ser resolvidos na APS (Almeida et al., 2013).

Por isso, ferramentas como sistemas de informação eficientes, o prontuário eletrônico e agenda informatizada consistem em instrumentos facilitadores para o desenvolvimento de ações de saúde de média complexidade e consequente otimização do serviço e promoção da integralidade (Erdmann et al., 2013).

Belo Horizonte e Florianópolis são exemplos de municípios que há cerca de uma década instituíram sistemas informatizados de compartilhamento de informação entre os pontos da rede (Almeida et al., 2013; Erdmann et al., 2013). A consolidação de sistemas de informação competentes representa importante estratégia na integração dos serviços de média complexidade aos demais pontos de atenção, em especial com a APS. Constituem-se em ferramentas que permitem aos gestores o conhecimento e acompanhamento da demanda, o que possibilita a definição de prioridades clínicas e elaboração de estratégias para qualificação da atenção (Almeida et al., 2013).

Dentre outras ferramentas na qualificação da assistência de média complexidade, destacamos a incorporação de protocolos clínicos e definição dos fluxos de regionalização e apoio matricial. Os municípios de Florianópolis e Belo Horizonte passaram por processos de elaboração de protocolos clínicos que orientam as atividades de regulação do acesso em nível central e por meio de participação de diversos profissionais. Além de guiar a priorização na regulação do acesso às ações e serviços especializados, a construção permitiu, ao longo de seu processo de elaboração, a articulação entre os diferentes níveis de complexidade e assistência em saúde (Almeida et al., 2013).

O apoio matricial é configurado pelo suporte dado por profissionais especializados de diferentes áreas de atuação a uma equipe de ESF, processos de construção compartilhada, atingindo dimensões pedagógicas e técnico-assistenciais, com o objetivo de promover o cuidado integral e qualificar a assistência prestada (Oliveira et al., 2016). Assim, o matriciamento configura outra estratégia de promoção da integralidade do usuário, por aproximar os profissionais especialistas com a APS, para que, por meio da qualificação da assistência (esta como ordenadora do fluxo de pessoas no sistema), se torne possível aprimorar a resolutividade deste ponto da rede, evitando referências desnecessárias aos serviços de média complexidade (Almeida et al., 2013).

A exemplo dos municípios de Florianópolis e Belo Horizonte, que dispõem de fluxos de regionalização bem estruturados, a adoção de estratégias de definição de referências territoriais de serviços de saúde municipais especializados para a APS oportuniza o contato entre os profissionais da média complexidade e os demais pontos da rede. Definições que permitem que os serviços especializados se orientem por territórios de abrangência, o que facilita o acesso e o fluxo do usuário na rede (Almeida et al., 2013).

No Brasil, persistem importantes diferenças no acesso às ações e serviços de saúde entre municípios, estados e regiões, embora regionalizados em várias partes do país. Em especial, a distribuição dos serviços ambulatoriais não acontece de forma uniforme entre os estados brasileiros. Tais iniquidades são evidenciadas no comparativo em que a Região Sudeste apresenta produção de média complexidade 2,2 vezes maior que a Região Nordeste (Assis & Jesus, 2012).

Desde a criação do SUS, apesar dos avanços no aumento da cobertura populacional, organização descentralizada e fortalecimento dos sistemas municipais e estaduais de saúde, ainda há limitação dos recursos financeiros, incipientes incorporação tecnológica e capacitação dos profissionais para atuação nesse ponto da RAS (Erdmann et al., 2013; Jorge et al., 2014). Aspectos que se configuram como elementos de enfrentamento na gestão do SUS para qualificação da média complexidade e promoção de melhores práticas em saúde (Erdmann et al., 2013).

Estrutura da rede de saúde de Florianópolis: em pauta as policlínicas

O município de Florianópolis, a partir da adesão ao pacto pela saúde, em 2007, passou a assumir gradativamente serviços de média e alta complexidade em pactuação com a Secretaria do Estado da Saúde de Santa Catarina. Inaugurou naquele ano a Policlínica Municipal do Centro e, no ano seguinte, outras três policlínicas — continente, sul e norte — objetivando organizar o fluxo entre os níveis de atenção na rede, definindo normas de acesso e visando o cuidado multiprofissional e a assistência contínua (Florianópolis, 2012).

Integram os serviços de média complexidade oferecidos pelo município de Florianópolis o Centro de Atenção Psicossocial (Caps), as Unidades de Pronto Atendimento (UPA) e as Policlínicas. O Caps no município funciona como um serviço ambulatorial de atendimento adulto, infantil, referência para indivíduos com transtornos mentais graves ou usuários de álcool e outras drogas que ultrapassem as possibilidades de intervenção da ESF e do Núcleo de Apoio à Saúde da Família (Nasf) responsável pelo matriciamento no município. Dessa forma, os encaminhamentos para o Caps se dão por meio da equipe do Nasf ou por demanda espontânea (Florianópolis, 2012).

As UPAs fazem parte do componente pré-hospitalar fixo, ambulatórios especializados, serviços de diagnóstico e terapia e unidades não hospitalares de atendimento às urgências. São consideradas unidades de cuidados intermediários entre as UBS e os hospitais estaduais. As equipes das UPAs compõem-se de médicos, dentista e enfermeiros, além de profissionais de nível médio (Florianópolis, 2012).

O atendimento nas Policlínicas se dá a partir do encaminhamento das UBS por meio do Sistema de Regulação (Sisreg). As policlínicas oferecem consultas, exames e procedimentos por meio de especialistas, além de especialistas da área da medicina, o serviço dispõe de profissionais fisioterapeutas, odontólogos, fonoaudiólogos, farmacêuticos e enfermeiros. No entanto, observamos o registro das consultas e procedimentos médicos e odontológicos e uma subnotificação da produção dos demais profissionais de saúde atuantes no cenário.

Nas policlínicas se concentra a maior parte dos serviços especializados do município. Além das especialidades médicas e atendimento multidisciplinar em saúde, oferecem acupuntura, Testagem e Aconselhamento DST/HIV/Aids, atendimento em ostomias e exames de alto custo e pequenas cirurgias (Florianópolis, 2013).

A ausência de políticas para a atenção de média complexidade em saúde por parte do Ministério da Saúde é apontada como uma grande dificuldade nas estratégias de coordenação de cuidados e garantia de acesso à atenção especializada no SUS. Estudo realizado no município de Florianópolis revelou que os profissionais médicos e enfermeiros avaliaram a garantia de atendimento em serviços especializados como insatisfatórias (58%) e muito insatisfatórias (43%). Dos médicos, 72% estimaram um tempo de espera de mais de três meses entre o encaminhamento e a realização da consulta especializada (Sisson et al., 2011).

Nesse sentido, podemos afirmar que a construção das policlínicas possibilitou melhoria no acesso aos serviços especializados no município, assim como a atuação das equipes de apoio matricial, configurando-se com mecanismos para qualificação da APS e integração com a atenção especializada. No entanto, alguns aspectos interferem no acesso e resolutividade deste ponto da rede de atenção, como a necessidade de contratação e fixação de especialistas, a ampliação dos serviços e a presença de cotas físicas de serviços especializados, que restringem o acesso (Sisson et al., 2011).

Assim, vem se estabelecendo um consenso gradativo de que a organização dos sistemas de saúde sob a forma de redes integradas é a melhor estratégia para garantir atenção integral, efetiva e eficaz às populações assistidas, com a possibilidade de construção de vínculos de cooperação e solidariedade entre as equipes e os níveis de gestão do sistema de saúde (Oliveira, 2015).

Estrutura da rede de saúde de Belo Horizonte: em pauta os serviços de especialidades

O município de Belo Horizonte está dividido em nove regionais, áreas administrativas da prefeitura, objetivando obter um planejamento condizente com a diversidade do território, suas semelhanças e diferenças. A área de cada regional coincide com o território de cada Distrito Sanitário. O ponto de partida para a formação do Distrito é a base territorial/populacional, com enfoque de risco epidemiológico. São selecionados os problemas de saúde prioritários e, por meio de um planejamento local, criam-se os meios e as ações capazes de enfrentá--los (Belo Horizonte, 2014).

A RAS em Belo Horizonte segue a lógica da organização hierarquizada e regionalizada de acordo com os nove Distritos Sanitários. A rede de saúde se divide em Atenção Básica, Atenção Especializada, Urgência e Emergência, Regulação da Atenção Hospitalar, Regulação da Alta Complexidade e Vigilância à Saúde. Há mais de cento e oitenta unidades distribuídas por toda a cidade (Belo Horizonte, 2014).

Quanto à estrutura de atenção especializada, existem nove Centros de Especialidades Médicas (CEM), cinco Unidades de Referência Secundária (URS), uma policlínica, um Núcleo de Cirurgia Ambulatorial, um Centro Municipal Oftalmológico, um Centro Municipal de Imagem e oito ambulatórios conveniados que prestam serviços ao SUS-BH em mais de vinte especialidades, como ginecologia, pneumologia, reumatologia, ortopedia entre outras (Belo Horizonte, 2014).

Os CEM funcionam de acordo com o sistema tradicional da programação pactuada e integrada que opera o planejamento da oferta. Esses centros de especialidades, articulados no âmbito da dinâmica do SUS e sob a égide da regionalização do sistema, constituem-se numa ferramenta eficaz para a efetividade das propostas da rede, no que se refere à atenção especializada das demandas que não são próprias à atenção primária nas Unidades Básicas de Saúde. Cada distrito sanitário tem um CEM de referência para as consultas especializadas (Belo Horizonte, 2014).

As Unidades de Referência Secundária (URS) realizam consultas médicas e exames especializados de pacientes acompanhados nos cento e cinquenta centros de saúde de Belo Horizonte, sem regionalização, e atende alguns casos encaminhados de cidades circunvizinhas. As URS têm maior infraestrutura do que os CEM e respondem por algumas especialidades em particular, seja pelo custo, seja por suas especificidades e equipamentos, por exemplo, as cirurgias ambulatoriais que demandam área física distinta das demais estruturas de atenção à saúde.

Tanto os CEM quanto as URS não atendem à demanda espontânea. As consultas, exames e procedimentos executados são previamente agendados, o que favorece a fluidez dos atendimentos e a organização bem estruturada das atividades. O usuário assistido na Estratégia Saúde da Família (ESF), quando necessita do atendimento secundário, é inserido no sistema de agendamento de acordo com sua classificação de prioridade.

Tem-se claro que a primeira instância do atendimento é o Centro de Saúde, uma vez que, num contexto de recursos limitados, o profissional da atenção básica deve seguir critérios de prioridades. Para tanto, os profissionais são orientados por protocolos que respeitam prioridades, critérios clínicos de necessidade e disponibilidade de oferta, visando garantir a integralidade e equidade do atendimento à saúde (Almeida, 2013).

De modo a organizar o processo de trabalho da regulação, foi criado um sistema informatizado: o Sistema Nacional de Regulação (Sisreg), cuja versão mais atual é o Sisreg *on-line*, que visa agilizar e garantir qualidade ao processo de regulação nacional (Brasil, 2006a). Outro sistema *on-line* envolvido no processo de regulação é o Sistema de Informação Saúde em Rede (Sisrede), da Prefeitura de Belo Horizonte, criado em 2002. O Sisrede armazena todo o prontuário de atendimento do cidadão, como consultas, exames e entrega de medicamentos e funciona de acordo com as práticas de informatização da atenção à saúde estabelecidas pelo SUS (Belo Horizonte, 2011).

Dessa forma, em Belo Horizonte a marcação de consulta especializada para usuários da RAS ocorre por meio da integração entre Sisrede e Sisreg ou, em alguns casos, pelo agendamento via recepção do Centro de Saúde. Contudo, o acesso a essas consultas da atenção especializada é apontado como um dos entraves na efetivação da integralidade no SUS, uma vez que muitos usuários ficam estacionados na fila de espera para a consulta e sem continuidade de seu atendimento, o que pode diminuir a resolutividade de seu problema de saúde. Esse nível de atenção é caracterizado como o "gargalo" na efetivação da RAS, visto que o aumento da resolubilidade na atenção primária depende do acesso a consultas (Erdmann et al., 2013).

Atuação do enfermeiro nos serviços de especialidades de Florianópolis (SC) e de Belo Horizonte (MG)

Por se tratar em sua maior parte de consultas, os serviços oferecidos na rede de atenção especializada consistem, na maioria das vezes, em médico centrados, porém a ação da enfermagem é essencial. Nesse cenário, o enfermeiro desenvolve variadas atividades e tem atribuições voltadas a uma população mais específica, que necessita de um acompanhamento peculiar, e dá continuidade ao atendimento realizado na APS. Exemplo são as consultas de enfermagem em que profissional é capaz de fornecer orientações essenciais ao tratamento do paciente e família, além de realizar a contrarreferência para a UBS, quando for o caso.

Desse modo, o profissional tem papel essencial como gestor do fluxo de pacientes na RAS, encaminhando-os à APS após atendimento especializado, o que contribui para desafogar o sistema. Considera-se que esse ponto da rede se caracteriza como o "gargalo" da RAS por falta de profissionais/vagas e pela retenção de pacientes que continuam o atendimento apenas com o especialista e não retornam à APS (Spedo, Pinto & Tanaka et al., 2010).

Ressaltamos ainda que a consulta com profissionais de enfermagem mostra-se um importante instrumento a fim de promover o vínculo entre o usuário e a rede de saúde. Ao se aproximar do paciente, o profissional enfermeiro pode identificar suas necessidades em saúde e elaborar intervenções adequadas (Barboza, Barreto & Marcon, 2012). Contudo, a incipiência na definição das atribuições do enfermeiro no atendimento especializado apresenta-se como uma problemática importante, o que faz que as atividades por ele realizadas não sejam facilmente identificadas, podendo levar a sua subutilização como profissional (Buchan et al., 2013).

Em Florianópolis, como exemplo da ação do enfermeiro há o serviço de curativos e ostomias, que funciona lado a lado com a especialidade de dermatologia. A atribuição do enfermeiro, além da gestão de materiais recebidos da Secretaria de Estado da Saúde, centra-se no atendimento às pessoas, desde o suporte psicossocial ao incentivo ao autocuidado e educação em saúde. O atendimento visa os casos de complicações com a ostomia ou feridas acima do grau II, dificuldades no manejo, seleção de equipamentos bem como atividades de apoio às equipes de ESF (Tramontina, 2015).

Em Belo Horizonte, podemos citar o serviço de atenção a criança asmática e portadoras de doenças pulmonares iniciado em um serviço de atenção especializada e hoje estendido a toda rede básica de atenção. O projeto de reorganização da assistência pública às doenças respiratórias no município começou a ser desenvolvido em 1996, numa parceria entre a Secretaria Municipal de Saúde e a Faculdade de Medicina da Universidade Federal de Minas Gerais, no distrito Oeste, por causa do alto número de internações e procura pelo serviço de urgência entre as crianças asmáticas.

Desde que foi instituído em Belo Horizonte, o Programa já conseguiu reduzir o número de internações por asma em mais de sessenta por cento (Belo Horizonte, 2013). Hoje, a população-alvo, crianças até catorze anos de idade e residentes em Belo Horizonte, é captada em consultas nas unidades básicas de saúde e, quando necessário, encaminhadas à unidade secundária de atenção à saúde.

Na atenção especializada, a atuação do enfermeiro se mostra essencial pois desenvolve trabalho de acompanhamento regular e de orientação das mães e da criança a respeito da doença, quanto aos cuidados, a forma correta de manipulação e uso dos medicamentos, cuidados ambientais e demais fatores de risco para as afecções. O enfermeiro participa no plano terapêutico da equipe de saúde, planejamento, avaliação e acompanhamento, além da criação de vínculo entre mãe e criança, fator importante na adesão ao tratamento. Contudo, a não uniformidade na prestação da assistência de enfermagem nos serviços de atenção secundária à saúde acaba refletindo no registro da produção do profissional, visto que a produtividade pode ser gerada nas unidades onde existem serviços estruturados e o enfermeiro tem agenda de atendimento, ao contrário das unidades que não dispõem de oferta e estruturação.

Assim, torna-se evidente que a atuação do enfermeiro junto às especialidades é incipiente, pois não há organização de um serviço específico de enfermagem. Vemos, de modo geral, o desempenho de atividades gerenciais pelo profissional nessas unidades, a organização do serviço e a supervisão da equipe de enfermagem.

Consideramos que a expansão do escopo da prática profissional do enfermeiro pode ser uma maneira eficaz de qualificação do acesso e da satisfação de usuários e profissionais. Na média complexidade há espaço para a ampliação das atribuições do enfermeiro, o que resultaria em aumento da relação custo-benefício para o sistema, por meio do aproveitamento deste profissional (Buchan et al., 2013).

Nesse sentido, várias ações podem ser desenvolvidas pelo profissional considerando-se a lacuna observada neste ponto da RAS em relação à dificuldade de acesso e à disponibilidade de espaço para atuação multiprofissional. O enfermeiro, além das consultas de enfermagem, objetivando acompanhamento de pacientes com necessidade de atendimento especializado, pode realizar procedimentos diagnósticos e terapêuticos, supervisão e gestão da educação permanente para a equipe de enfermagem e fundamentalmente orientação à saúde da clientela atendida.

Para essa atuação, é importante e essencial que o município estabeleça protocolos que definam os limites de atuação da equipe multiprofissional, no sentido de descentralizar as ações de saúde, porém respeitando a delimitação de atuação de cada profissão e a fim de ampliar a oferta de serviços e o acesso nesse ponto da atenção à saúde.

Considerações

Os serviços de especialidade de média complexidade são importantes pontos das RAS e consistem em serviços que cumprem importante contribuição para a população e, por meio da oferta de atendimento especializado incluindo o de enfermagem, pode ampliar sua atuação, trazendo maior resolutividade às demandas em saúde e atribuir mais valor e visibilidade a atuação do enfermeiro.

A discussão que aqui apresentamos mostra-se relevante na medida em que pode auxiliar no incremento da temática, doando maior clareza acerca dos serviços de atenção especializada, sua contextualização na RAS e, notadamente, a fim de colaborar com a instrumentalização dos enfermeiros para a atuação específica nesse nível de atenção. Citamos no decorrer deste capítulo algumas atividades que são relevantes na atuação do enfermeiro na atenção especializada, pois sistematizam a assistência de enfermagem e repercutem positivamente para a saúde dos usuários e a organização da oferta de serviços e do fluxo na RAS.

Reiteramos algumas dessas atividades: a consulta de enfermagem, o atendimento clínico individual, a realização de procedimentos diagnósticos e terapêuticos, a educação em saúde, dentre outros, ressaltando que, apesar das especificidades da atuação do enfermeiro se basearem na lei do exercício profissional, elas podem ser ampliadas com base em protocolos institucionais cujo objetivo respalde legalmente determinadas ações, quando de interesse organizacional.

Nesse sentido, concluímos que a atenção especializada representa um ponto da rede ainda a ser explorado pelo enfermeiro. A atuação do enfermeiro carece, além de quantitativo maior de profissionais, de regulamentação em relação à definição das atribuições a ser desenvolvidas no intuito de guiar as ações de maneira sistematizada e uniforme, objetivando ampliar a oferta de serviços especializados na RAS e consequentemente melhorar o acesso dos usuários e os indicadores de saúde regionais.

> **Questões para reflexão:**
> 1) Como se organiza a atenção especializada de forma a buscar a integralidade do cuidado ao usuário do Sistema Único de Saúde?
> 2) Considerando as dimensões cuidar, pesquisar, gerenciar e ensinar do processo de trabalho da enfermagem, como o enfermeiro poderia estruturar mais eficazmente a sua atuação nos serviços de atenção especializada?
> 3) Como a atuação do enfermeiro poderá modificar a eficiência e eficácia do processo de contrarreferência dos usuários atendidos nos serviços de atenção especializada?

Referências

ALMEIDA, P. F. et al. Estratégias de integração entre atenção primária à saúde e atenção especializada: paralelos entre Brasil e Espanha. *Saúde em Debate,* Rio de Janeiro, vol. 37, n.º 98, 2013, pp. 400-15.

ALMEIDA, P. F. et al. Desafios à coordenação dos cuidados em saúde: estratégias de integração entre níveis assistenciais em grandes centros urbanos. *Cad. Saúde Pública,* Rio de Janeiro, vol. 26, n.º 2, 2010, pp. 286-298.

ANDRADE, R. D. et al. Integralidade das ações entre profissionais e serviços: prerrogativa ao direito à saúde da criança. Escola Anna Nery. *Revista de Enfermagem,* Rio de Janeiro, vol. 17, n.º 4, 2013, pp. 772-80.

ASSIS, M. M. A.; JESUS, W. L. A. Acesso aos serviços de saúde: abordagens, conceitos, políticas e modelo de análise.

Ciência & Saúde Coletiva, Rio de Janeiro, vol. 17, n.º 11, 2012, pp. 2865-875.

BARBOSA, C. L.; BARRETO, M. S.; MARCON, S. S. Childcare records in primary care: a descriptive study. *Online Brazilian Journal of Nursing*. Brasília, vol. 11, n.º 2, 2012, pp. 359-75.

BELO HORIZONTE. Secretaria Municipal de Saúde. Sistema de Informação em Saúde de Belo Horizonte é referência para o país. *Portal de Notícias*. 11/3/2011. Disponível em: <http://portalpbh.pbh.gov.br/pbh/ecp/noticia.do?evento=portlet&pAc=not&idConteudo=45069&pIdPlc=&app=salanoticias>. Acesso em: 5 out. 2016.

BELO HORIZONTE. Secretaria Municipal de Saúde de Belo Horizonte. *Atenção Secundária*. 2014. Disponível em: <http://portalpbh.pbh.gov.br/pbh/ecp/comunidade.do?evento=portlet&pIdPlc=ecpTaxonomiaMenuPortal&app=saude&lang=pt_BR&pg=5571&tax=15380>. Acesso em: 10 out. 2018.

BELO HORIZONTE. *Programa Criança que Chia: Orientações para a classificação e o manejo da criança e do adolescente com asma*. Belo Horizonte, 2013. Disponível em: <https://ecp.pbh.gov.br/pbh/ecp/files.do?evento=download&urlArqPlc=protocolo_criancachia.pdf>. Acesso em: 10 out. 2018.

BRASIL. Ministério da Saúde. *Portaria n. 4.279, de 30 de dezembro de 2010. Estabelece diretrizes para a organização da Rede de Atenção à Saúde no âmbito do Sistema Único de Saúde (SUS)*.

BRASIL. Ministério da Saúde. *Decreto n.º 7.508, de 28 de junho de 2011. Regulamenta a Lei no 8.080, de 19 de setembro de 1990, para dispor sobre a organização do Sistema Único de Saúde - SUS, o planejamento da saúde, a assistência à saúde e a articulação interfederativa, e dá outras providências*. Disponível em: <http://www.planalto.gov.br/ccivil_03/_Ato2011-2014/2011/Decreto/D7508.htm>. Acesso em: 22 out. 2016.

BRASIL. *Sistema Único de Saúde: entenda o SUS porque ele também é seu*. 2016. Disponível em: <http://www.saude.mg.gov.br/sus>. Acesso em: 27 nov. 2016

BUCHAN, J. et al. Enfermeiros em funções avançadas: uma análise da aceitação em Portugal. *Revista Latino-Americana de Enfermagem*, São Paulo, vol. 21, número especial, 2013, pp. 38-46.

CABRITA, B. A. C. et al. A busca do cuidado pela gestante de alto risco e a relação integralidade em saúde. *Ciência, Cuidado & Saúde*, vol. 14, n.º 2, 2015, pp. 1139-1148.

ERDMANN, A. L. et al. A atenção secundária em saúde: melhores práticas na rede de serviços. *Revista Latino Americana de Enfermagem*. São Paulo, vol. 21, número especial, 2013. Disponível em: <http://www.revistas.usp.br/rlae/article/view/52935/56928>. Acesso em: 27 nov. 2016.

FLORIANÓPOLIS. Divisão dos Distritos Sanitários por Centros de Saúde no Município de Florianópolis. 2013. Disponível em: <http://www.pmf.sc.gov.br/sistemas/saude/secretaria/css.php#>. Acesso em: 27 nov. 2016.

JORGE, A. O. et al. Entendendo os desafios para a implementação da Rede de Atenção às Urgências e Emergências no Brasil: uma análise crítica. *Divulgação em Saúde para Debate*, Rio de Janeiro, vol. 52, 2014, pp. 125-45.

MENDES, E. V. *As redes de atenção à saúde*. Brasília: Organização Pan-Americana da Saúde, 2011.

MENDES, E. V. Comentários sobre as Redes de Atenção à Saúde no SUS. *Divulgação em Saúde para Debate*, Rio de Janeiro, vol. 52, 2014, pp. 38-49.

OLIVEIRA, R. C. C. et al. Discursos de gestores sobre informação e conhecimento relacionado ao tratamento diretamente observado da tuberculose. *Texto & Contexto Enfermagem*, Florianópolis, vol. 25, n.º 2 e .3210015, 2016.

OLIVEIRA, N. R. C. *Redes de atenção à saúde: a atenção à saúde organizada em redes*. São Luís: UNA-SUS; UFMA, 2015.

PIRES, M. R. et al. A Utilização dos Serviços de Atenção Básica e de Urgência no SUS de Belo Horizonte: problema de saúde, procedimentos e escolha dos serviços. *Saúde e Sociedade*, São Paulo, vol. 22, n.º 1, 2013, pp. 211-22.

PREFEITURA MUNICIPAL DE FLORIANÓPOLIS. Secretaria Municipal de Saúde de Florianópolis. *Memória Institucional 2005 a 2012*. 2012. Disponível em: <http://www.pmf.sc.gov.br/>. Acesso em: 15 nov. 2016.

SILVA, S. F. Organização de redes regionalizadas e integradas de atenção à saúde: desafios do Sistema Único de Saúde (Brasil). *Ciência & Saúde coletiva*, Rio de Janeiro, vol. 16, n.º 6, 2011, pp. 2753-62.

SISSON, M. C. et al. Estratégia de Saúde da Família em Florianópolis: integração, coordenação e posição na rede assistencial. *Saúde e sociedade*, vol. 20, n.º 4, 2011, pp. 991-1004.

SPEDO, S. M.; PINTO, N. R. S.; TANAKA, O. Y. O difícil acesso a serviços de média complexidade do SUS: o caso da cidade de São Paulo, Brasil. *Physis*, vol. 20, n.º 3, 2010, pp. 953-972.

TRAMONTINA, P. C. *Gestão do Cuidado à pessoa com estomia sob a perspectiva da Rede de Atenção à Saúde centrada no profissional enfermeiro*. Mestrado — Programa de Pós-Graduação em Enfermagem UFSC. Florianópolis, 2015.

Maria de Fátima Seixas de Souza e Silva
Elizabeth Soares Figueiredo
Márcia dos Santos Pereira

ASPECTOS DA ATENÇÃO À SAÚDE DA MULHER NO SETOR DE MASTOLOGIA DO AMBULATÓRIO DE UM HOSPITAL UNIVERSITÁRIO DO MUNICÍPIO DE BELO HORIZONTE

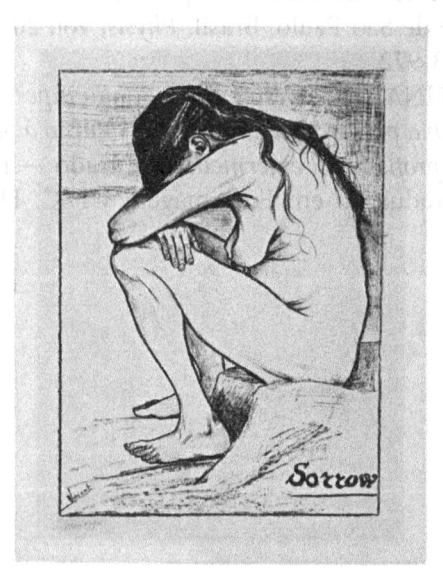

Tristeza
(Vincent van Gogh, Sorrow/Drawing/1882)
Fonte: Disponível em: <https://www.copia-di-arte.com/a/vincent-van-gogh/vvangoghsorrowdrawing1882.html>.

> **Objetivos do capítulo**
> :: Ao final da leitura deste capítulo objetivamos que o leitor:
> :: Compreenda a importância da inserção do enfermeiro no atendimento às mulheres com diagnóstico de câncer de mama na atenção secundária.
> :: Identifique possíveis ações de enfermagem no caminho percorrido pelas mulheres com câncer de mama na atenção secundária e terciária.
>
> **Resumo**
> Neste capítulo, refletimos acerca da importância da inserção do enfermeiro no atendimento às mulheres com diagnóstico de câncer de mama na atenção secundária do setor de Mastologia do Ambulatório de um Hospital Universitário de Belo Horizonte. Nessa direção, ancoramo-nos principalmente na experiência das autoras na atenção à saúde da mulher, nas publicações do Instituto Nacional do Câncer e outros estudos de referência no enfrentamento contra o câncer de mama no Brasil. Entre outras considerações, concluímos que, diante do grande número de mulheres com diagnóstico de câncer de mama no Brasil, é importante que os profissionais de saúde e especialmente os enfermeiros trabalhem no sentido de programar ações que garantam um cuidado integral e humanizado às mulheres com câncer de mama, uma doença estigmatizante e traumatizante.

Introdução

Os avanços da medicina no campo da oncologia são inegáveis e se intensificaram nas últimas décadas do século passado, causando impacto na perspectiva de prevenção, diagnóstico, proposta terapêutica e cuidados paliativos. Ainda assim, o câncer continua sendo um problema de saúde pública tanto nos países desenvolvidos quanto naqueles em desenvolvimento. De acordo com a Agência Internacional para a Pesquisa em Câncer (Iarc) da Organização Mundial de Saúde (OMS), o câncer, em 2030, deverá superar as doenças cardiovasculares e como a primeira causa de mortalidade no mundo (Iarc, 2012).

Em países de maior renda, predominam os cânceres de pulmão, mama, próstata e cólon; nos países de baixa e média renda há mais câncer de estômago, fígado, cavidade oral e colo do útero. No entanto, o padrão está mudando rapidamente e há um aumento progressivo de casos de câncer de pulmão, mama e cólon nos países mais pobres, casos que historicamente não apresentavam tal magnitude (Inca, 2014).

O termo câncer (ou neoplasias/neoplasias malignas) é utilizado genericamente para representar um conjunto de mais de cem doenças, que incluem tumores malignos de diferentes localizações. São células que tendem a ser agressivas e incontroláveis e podem se espalhar a outros locais do corpo, por meio de metástases. O câncer pode afetar pessoas de todas as idades, contudo há associação entre envelhecimento e a maioria dos tipos de câncer. Os cânceres têm comportamentos diferentes e exigem tratamentos distintos, mesmo quando se trata de câncer do mesmo órgão (Inca, 2014).

São raros os casos de câncer que se devem exclusivamente a fatores hereditários, familiares e étnicos, ainda que o fator genético exerça um importante papel. A maioria dos casos está relacionada ao meio ambiente, compreendido como o meio em geral (água, terra e ar), o ambiente ocupacional (indústrias químicas e afins), o ambiente de consumo (alimentos, medicamentos) e o ambiente social e cultural (estilo e hábitos de vida) (Kuschnir & Silva, 2014).

Outros fatores de risco incluem ingestão regular de bebida alcoólica, obesidade, principalmente quando o aumento de peso se dá após a menopausa, e o sedentarismo. A prática de atividade física e o aleitamento materno exclusivo são considerados fatores protetores (Inca, 2014).

O câncer de mama é, de longe, o mais frequente entre as mulheres (Iarc, 2012). É pouco comum antes dos trinta e cinco anos, todavia a partir desta idade a incidência tende ser progressiva. Os principais fatores de risco estão ligados a: idade, aspectos endócrinos — duração da idade fértil, gestações, terapia de reposição hormonal — e genéticos. No caso da genética, constituem-se um grupo populacional de risco mulheres com história familiar de parentes de primeiro grau — mãe, irmã, filha — com diagnóstico de câncer de mama antes dos cinquenta anos; câncer bilateral de mama ou de ovário, em qualquer idade. O câncer de mama relacionado à predisposição genética corresponde de cinco a dez por cento do total de casos (Inca, 2014).

Nas regiões sudeste, sul, centro-oeste e nordeste o câncer de mama é o mais incidente entre as mulheres, com um risco estimado de 68,08; 74,30; 55,87 e 38,74 casos novos por cem mil habitantes, respectivamente. Na região norte é o segundo tumor mais incidente (22,26/100.000), ficando atrás somente do câncer de colo uterino. Apenas no estado de Minas Gerais estima-se que, para cada cem mil mulheres existam 48,19 casos de câncer, colocando o estado em décimo primeiro lugar no país com relação ao câncer de mama (Inca, 2015).

A taxa de mortalidade por câncer de mama apresenta curva ascendente e representa a primeira causa de morte por câncer na população feminina brasileira, com taxa de mortalidade específica de 13,5/100.000, em 2011 (IDB; Datasus; Ripsa, 2012).

O câncer de mama pode ser definido como uma doença causada pelo crescimento anormal e desordenado das células que compõem os tecidos da mama, considerado uma patologia temida pela maioria da população feminina por causa da associação com a mutilação física e a alterações no estilo de vida da mulher (Kucharsk, 2003). Trata-se de um grupo heterogêneo de doenças e de comportamentos distintos tanto em relação às manifestações clínicas quanto à resposta ao tratamento (Kuschnir & Silva, 2014).

O sintoma mais comum é o aparecimento de nódulo palpável e outros sinais podem ser alterações da pele ou do mamilo. No entanto, desde o início da formação do câncer até a fase em que pode ser descoberto pelo exame físico — a partir de um centímetro — passam-se em média dez anos e estima-se que o tumor duplique de tamanho a cada três e/ou quatro meses. Em geral, os sinais e sintomas do câncer de mama são tardios e observados somente em pacientes com a doença em estágios mais avançados, quando os nódulos já são palpáveis (Rezende, 2008).

Considera-se como fator de risco elevado a mulher que tem um diagnóstico histopatológico de lesão mamária proliferativa com atipia ou neoplasia lobular *in situ* e, nesses casos, recomenda-se o exame clínico de mama e mamografia, que deve ser realizado anualmente e a partir dos trinta e cinco anos (Inca, 2014).

Prevenção, diagnóstico e proposta terapêutica para o câncer de mama

As principais estratégias para o controle do câncer consistem em: prevenção, detecção, diagnóstico e tratamento precoces, reabilitação e cuidados paliativos, por meio de ações e intervenções que dependem do tipo de câncer e se caracterizam pela necessidade de abordagem intersetorial e multidisciplinar. Da mesma forma que em todas as condições crônicas, é essencial para a garantia do cuidado integral, no que se refere à organização da atenção, a instituição de redes com definição clara de perfis e funções de cada nível e mecanismos de coordenação muito bem articulados (Kuschnir & Silva, 2014, p. 80).

A prevenção primária do câncer de mama está relacionada ao controle dos fatores de risco reconhecidos. Os fatores hereditários e os associados ao ciclo reprodutivo da mulher não são, em princípio, passíveis de mudança. No entanto, pode-se alterar fatores relacionados ao estilo de vida, por exemplo, obesidade pós-menopausa, sedentarismo, consumo excessivo de álcool e terapia de reposição hormonal. Estima-se que, por meio da alimentação, nutrição e atividade física, é possível reduzir-se em até vinte e oito por cento o risco de a mulher desenvolver câncer de mama (Inca, 2014).

Kuschnir & Silva (2014, p. 111), apresentam de forma sintética e bem elaborada algumas estratégias fundamentais ao controle do câncer de mama:

:: **Detecção Precoce:** refere-se à conscientização da mulher para que reconheça os sinais e sintomas do câncer de mama; orientar a mulher a realizar a autopalpação das mamas, valorizando-se a descoberta casual de pequenas alterações mamárias; dessa forma, é necessário que a mulher seja estimulada a procurar esclarecimento médico sempre que houver dúvida em relação aos achados; e as unidades de saúde devem estar preparadas e adequadas para acolher, informar e realizar os exames diagnósticos pertinentes, respondendo à demanda estimulada.

:: **Diretrizes do Rastreamento:** direcionado às mulheres assintomáticas; no caso brasileiro, recomenda-se o rastreamento por exame clínico anual da mama para todas as mulheres a partir de quarenta anos de idade e o rastreamento por mamografia e exame clínico em mulheres com idade entre cinquenta e sessenta e nove anos; o rastreamento consiste em identificar o câncer em seus estágios iniciais em populações assintomáticas e, com isso, possibilitar a mudança de prognóstico. Para as mulheres do grupo de risco relacionado à história familiar, recomenda-se exame clínico e mamografia anual a partir dos trinta e cinco anos de idade.

:: **O Exame Clínico da Mama:** procedimento que requer treinamento e experiência, é parte fundamental da estratégia de controle do câncer e deve ser realizado como parte do exame físico e ginecológico em todas as faixas etárias, constituindo-se na base para a solicitação de exames complementares; quando encontradas anormalidades no exame clínico, deve-se investigar e avaliar as lesões palpáveis; para mulheres com menos de trinta e cinco anos, recomenda-se a ultrassonografia, às mulheres acima dos trinta e cinco anos o método recomendado é a mamografia, que pode também ser complementada pela ultrassonografia.

:: **Punção Aspirativa por Agulha Fina (Paaf):** no caso de os exames de imagem apontarem lesões suspeitas deve-se realizar o quanto antes a investigação diagnóstica por meio de exame anatomopatológico da lesão, que pode ser citológico — punção aspirativa por agulha fina (Paaf) —, que identifica a presença ou não de malignidade e seu padrão — ou histopatológico, que contém todos os elementos necessários para avaliação prognóstica e orientação do tratamento, incluindo o estudo de imuno-histoquímica para a avaliação de marcadores.

:: **Punção por Agulha Grossa (PAG):** para o exame histopatológico, o material é obtido pela punção por agulha grossa (PAG) ou de biópsia cirúrgica convencional. A Paaf e PAG são procedimentos ambulatoriais considerados de baixo custo e de fácil execução, que usam anestesista local e raramente apresentam complicações.

Por meio desses procedimentos realiza-se diagnóstico prévio à intervenção cirúrgica, o que reduz o estresse da mulher, permite o planejamento da intervenção e apresenta custos menores do que a biópsia convencional, que é realizada em centro cirúrgico. De acordo com as características do tumor e seu estadiamento é definido o tratamento. A cirurgia, a quimioterapia e a radioterapia consistem nos principais tratamentos de combate e controle do câncer (Kuschnir & Silva, 2014, pp. 110-114).

As características do tumor e seu estadiamento, ou seja, a avaliação da extensão do processo define o tratamento. É importante ressaltarmos que, além do exame citológico inicial — o qual identifica a presença de malignidade —, o diagnóstico é fechado pelo estudo histopatológico, com os resultados dos marcadores avaliados por imuno-histoquímica, que definem o manejo clínico e as opções terapêuticas, como a utilização de hormonioterapia (Kuschnir & Silva, 2014).

Para o tratamento do câncer de mama existem alternativas clínicas e cirúrgicas. Os tratamentos clínicos incluem quimioterapia, radioterapia, hormonioterapia e anticorpos monoclonais. O tratamento cirúrgico consiste nas cirurgias conservadoras (tumorectomia, quadrandectomia) e nas cirurgias não conservadoras (Inca, 2004).

Por ser considerado uma doença sistêmica, o câncer de mama tem cada vez mais indicação de quimioterapia antineoplásica a fim de minimizar as possibilidades de metástases, independentemente do comprometimento de linfonodos axilares, em alguns casos, quando identificado precocemente, o tratamento pode levar à cura (Jesus & Lopes, 2003). A quimioterapia pode ocasionar interferências negativas em todos os sistemas orgânicos, contribuindo para a diminuição da qualidade de vida relacionada à saúde, além de comprometer o tempo total do tratamento (Lotti et al., 2008).

Os efeitos adversos da quimioterapia geram desequilíbrios que dificultam o cumprimento do regime terapêutico e, como consequência direta, existe a possibilidade de que se diminua a efetividade do tratamento, gerando ainda ansiedade e maior desgaste físico e psicológico nas pacientes e familiares. A pessoa que recebe e adere às orientações tem maiores chances de diminuir os efeitos colaterais, reações adversas e comprometimento dos diversos sistemas e terá maiores possibilidades de cumprir os prazos e intervalos do regime terapêutico estabelecido. A radioterapia figura como uma opção terapêutica adjuvante em pacientes portadoras de tumor de mama submetidas a tratamento cirúrgico, com o objetivo de diminuir a recidiva loco-regional e favorecer a sobrevida (Pires, Segreto & Segreto, 2008).

A hormonioterapia é um tipo de tratamento cuja finalidade consiste em impedir que as células malignas continuem a receber o hormônio que estimula o seu crescimento. É um tratamento utilizado sempre que o tumor expressa positividade para receptores hormonais de estrogênio, independentemente da idade, do estadiamento da doença e da mulher ser pré ou pós-menopáusica. Como a quimioterapia, a terapia hormonal tem ação sistêmica, o que significa que age em todas as partes do organismo, entretanto seus efeitos colaterais são menos intensos. Antes de iniciar a hormonioterapia é necessário que a paciente faça um teste de receptores de estrogênio e progesterona para que se possa comprovar a sensibilidade ao medicamento e avaliar a utilidade da terapia em cada caso. Em mais da metade das pacientes em que é solicitado o exame, a indicação do uso de hormonioterapia é positiva (Instituto Oncoguia, 2011).

A terapia hormonal associada a anticorpos monoclonais tem tido grande aceitação pela comunidade científica. Um anticorpo monoclonal é uma proteína sintética projetada para atingir células de câncer específicas no organismo e funcionam como alvos para estas moléculas. Além disso, como a terapia com anticorpos monoclonais visa apenas as células do câncer, não prejudicando as células sadias, os efeitos colaterais, como febre e calafrios, são menos intensos e, geralmente, ocorrem com a primeira administração do fármaco. Acredita-se que os anticorpos monoclonais podem estimular o sistema imunológico a destruir as células do câncer (American Cancer Society, 2011).

As cirurgias não conservadoras são a adenomastectomia subcutânea ou mastectomia subcutânea. Na mastectomia, simples ou total, ocorre a retirada da mama com pele e complexo aréolo papilar. A mastectomia radical modificada preserva um ou dois músculos peitorais com linfadenectomia axilar (Inca, 2004).

O diagnóstico de câncer de mama e a possibilidade de mastectomia geram na mulher muitas incertezas, medos e ansiedades. O câncer de mama é provavelmente o mais temido em decorrência da alta frequência, sobretudo pelos efeitos psicológicos. A mastectomia é um dos tratamentos prováveis para a maioria das mulheres com câncer de mama. Dessa forma, a cirurgia e sua associação a outros tratamentos para o câncer pode interromper os hábitos de vida diários da mulher, provocando alterações em suas relações familiares e sociais. Mudanças que decorrem, na maioria das vezes, de sentimento de impotência e frustração sobre algo que foge ao seu controle, como o temor pela doença (Pereira et al., 2006).

Resumindo, podemos dizer que as modalidades de tratamento para o câncer de mama consistem em: cirurgia, que pode ser conservadora, quando se realiza a ressecção de um segmento da mama, ou não conservadora (mastectomia); radioterapia; quimioterapia e hormonioterapia. O seguimento da paciente com câncer de mama é realizado semestralmente durante os primeiros cinco anos, após esse período será anual (Kuschnir & Silva, 2014).

O setor de Mastologia do Ambulatório de um Hospital Universitário do município de Belo Horizonte

De acordo com as Diretrizes Brasileiras para o rastreamento do câncer de mama (Inca, 2014), as atribuições dos serviços na constituição das redes de atenção à saúde da mulher devem ser organizadas da seguinte forma:

:: **Unidades Básicas ou Atenção Primária:** educação e conscientização; realização do exame clínico da mama; busca ativa da população-alvo para realização de exames e seguimento.

:: **Unidades Secundárias ou Atenção de Média Complexidade:** investigação diagnóstica de casos suspeitos, realização de mamografia; punção por agulha fina (Paaf), punção e biópsia por agulha grossa (PAG), tratamento de lesões benignas.

:: **Unidade Terciária ou Atenção de Alta Complexidade:** cirurgia; radioterapia; quimioterapia; acompanhamento e seguimento.

Em 22 de novembro de 2012, sancionou-se a Lei n.º 12.732, que dispõe sobre o primeiro tratamento de paciente com neoplasia maligna comprovada, estabelecendo prazo máximo de sessenta dias para que casos diagnosticados de câncer iniciem tratamento no SUS. Assim, no máximo ao final desse período, contado a partir da assinatura do laudo anatomopatológico que confirma o diagnóstico, deve ser realizada cirurgia ou iniciada quimioterapia e/ou radioterapia, de acordo com a indicação (Brasil, 2013).

A portaria n.º 140 do Ministério da Saúde, de 27 de fevereiro de 2014, que redefiniu os critérios e parâmetros para organização, planejamento, monitoramento, controle e avaliação dos estabelecimentos de saúde habilitados na atenção especializada em oncologia e definiu as condições estruturais, de funcionamento e de recursos humanos para a habilitação destes estabelecimentos no âmbito do Sistema Único de Saúde (SUS), classificou os hospitais universitários, como Unidades de Assistência de Alta Complexidade em Oncologia (Brasil, 2014).

O setor de Mastologia do ambulatório de um Hospital Universitário do município de Belo Horizonte, referência para nosso estudo, foi criado oficialmente em 1990. O serviço oferece atendimento ambulatorial especializado às mulheres com disfunções nas mamas, principalmente neoplasias, e outras patologias da glândula mamária que demandem diagnósticos e tratamentos mais complexos. Sua missão é realizar a assistência, ensino, pesquisa e extensão e servir de referência terciária e quaternária às unidades de saúde de Minas Gerais e demais regiões, para esclarecimento diagnóstico de doença mamária, em especial o câncer de mama.

O setor tem o apoio de todos os recursos diagnósticos de patologias mamárias: mamografia, ultrassonografia, punção mamária, biópsia de mama, agulhamento de nódulos mamários, linfocintilografia da mama, anatomia patológica e ainda dispõe de serviços de cirurgia, cirurgia ambulatorial, quimioterapia e hormonioterapia.

O atendimento ambulatorial funciona num dos prédios anexos ao Hospital Universitário e acontece de segunda à sexta-feira das sete às dezenove horas. Em 2016, o setor atendeu cento e oitenta e oito novos casos de Câncer de mama, realizou cinco mil e seiscentas consultas (Média = 97,3/semana), duzentas e quarenta e sete cirurgias de médio e grande porte (Média = 4,75/semana) e cento e quarenta e quatro cirurgias ambulatoriais. O setor dispõe de uma estrutura de três consultórios e uma sala de procedimentos, além de uma secretaria, uma sala de reuniões e um auditório. Os procedimentos cirúrgicos de médio e grande porte são realizados no Centro Cirúrgico, localizado no Hospital Universitário, e os procedimentos cirúrgicos de pequeno porte são realizados às quartas-feiras, das sete às treze horas, num dos ambulatórios onde funciona a Cirurgia Ambulatorial.

A Mastologia conta com uma equipe médica formada por cinco preceptores, escalados nos turnos da manhã e tarde durante a semana, um deles é o coordenador-médico do setor de Mastologia e um supervisor do Programa de Residência Médica. No intuito de cumprir as normas de excelência padronizadas pela Comissão Nacional de Residência Médica, o setor de Mastologia é credenciado para a instrução e formação de especialistas em Mastologia. Atualmente há quatro residentes que atuam no setor: dois médicos residentes do primeiro ano e dois médicos residentes do segundo ano.

A equipe de enfermagem no setor de Mastologia é composta por uma enfermeira e uma técnica em enfermagem no turno da manhã e uma enfermeira e uma técnica em enfermagem no turno da tarde. Em 2016, as enfermeiras realizaram cento e cinquenta avaliações iniciais do enfermeiro, duzentas e dez consultas de enfermagem em pacientes que se submeteram a tratamento cirúrgico da mama, cento e oitenta consultas de enfermagem em pacientes que se submeteram a tratamento quimioterápico e cento e sessenta e quatro consultas de enfermagem para pacientes que se submeteram a tratamento radioterápico, além de quinhentos e dezoito curativos.

Especificidade da atuação dos enfermeiros na atenção à saúde da mulher no setor de Mastologia

Considerando a complexidade do tratamento a que se submetem as mulheres com diagnóstico de câncer de mama, a atuação de uma equipe interdisciplinar torna-se indispensável nos serviços de alta complexidade de forma que as pacientes recebam tratamentos mais personalizados e humanizados.

Segundo as diretrizes do Inca, as ações interdisciplinares na atenção às mulheres com câncer de mama devem ser iniciadas a partir do diagnóstico e integrar a atuação conjunta entre todos os profissionais de saúde junto aos pacientes e familiares e devem ser realizadas ações em todas as fases: diagnóstico, durante e após o tratamento, na recorrência da doença e nos cuidados paliativos. Em cada uma dessas fases é necessário conhecer e identificar as necessidades da mulher, os sintomas e suas causas e o impacto em seu cotidiano (Inca, 2004).

Nas equipes interdisciplinares ressalta-se a atuação do enfermeiro como educador de saúde trabalhando continuamente com os pacientes e suas famílias e realizando ações integradas com outros profissionais. Sua atuação se dará tanto no tratamento ambulatorial quanto na internação, identificando problemas e propondo soluções. O enfermeiro deve contribuir com a equipe interdisciplinar, pois seu papel é fundamental para a reabilitação da mulher, cujo comprometimento da autoimagem pode trazer traumas de ordem física, emocional e social que influenciarão negativamente na evolução do tratamento e na dinâmica familiar (Barreto et al., 2008).

Portanto, diante do grande número de mulheres com diagnóstico de câncer de mama é importante que os profissionais de saúde, dentre eles os enfermeiros, valorizem essa problemática e trabalhem no sentido de programar ações que garantam um cuidado integral e humanizado às mulheres. Desse modo, no setor de Mastologia do Ambulatório de um Hospital Universitário do Município de Belo Horizonte, tão logo seja definido ou confirmado o diagnóstico de câncer de mama e após ser estabelecido o tratamento pela equipe médica, a paciente é encaminhada para a consulta de enfermagem, que será realizada por ocasião da internação e antes de cada modalidade terapêutica definida.

Considerando a alta complexidade do Hospital Universitário em questão, a maioria das pacientes que chega ao setor de Mastologia provém da Comissão Municipal de Oncologia (CMO), portanto já tem o diagnóstico de Câncer de Mama estabelecido.

O atendimento às mulheres no setor de Mastologia, do Hospital Universitário em questão, é prestado por uma equipe interdisciplinar cujos principais objetivos residem em: diagnosticar, tratar, reabilitar e reintegrar à sociedade as mulheres com diagnóstico de câncer de mama, numa perspectiva de acompanhá-las de forma individualizada, integrada e humanizada. Os vários profissionais coparticipam de todo o trabalho e de um fluxograma com funções definidas e delimitadas para cada integrante da equipe, visando a excelência do atendimento e o êxito do tratamento. As condutas adotadas pelo grupo resultam de uma longa vivência profissional de seus inúmeros colaboradores (Silva, 2012).

No referido ambulatório, desde julho de 1990 os enfermeiros desempenham suas funções específicas nas diversas especialidades, atendimento e orientação sistematizados às clientes encaminhadas ao setor de Mastologia, numa abordagem interdisciplinar em que o fluxo foi definido com ênfase nas avaliações iniciais dos pacientes realizadas pelo enfermeiro (Pereira & Silva, 1996).

A Avaliação Inicial realizada pelo enfermeiro faz parte do Plano de Cuidados e deve considerar o acolhimento da paciente, de forma a integrá-la como protagonista no seu processo terapêutico, considerando sua cultura e seus saberes. A paciente e sua família são recebidas no consultório de enfermagem onde inicialmente recebem orientações gerais sobre a instituição e posteriormente são avaliados e registrados em protocolo os seguintes aspectos: queixa principal; hábitos de vida; história da doença atual; história de saúde; história obstétrica; história menstrual e sexual; história familiar; história prévia de cirurgias nas mamas; alergoses; medicamentos em uso, risco de queda, exames de imagem, laboratoriais, citológicos, histológicos e complementares; parâmetros vitais e antropométricos.

Independentemente do diagnóstico, visa-se principalmente sensibilizar a mulher acerca da importância da sua participação na prevenção do câncer de mama e cérvico uterino e como ela pode ser facilitadora do diagnóstico precoce; a mulher é informada a respeito dos exames propedêuticos que possam ser realizados; inicia-se uma discussão sobre o câncer a fim de elaborar com as clientes conceitos não estigmatizantes da doença e as possibilidades de cura (Pereira & Silva, 1996).

No pré-operatório são realizadas orientações relativas a exames laboratoriais e radiológicos, alimentação, hidratação, Termo de Consentimento Livre e Esclarecido (TCLE), o que levar para o hospital (documentos e pertences pessoais), jejum, preparo da pele do local a ser operado, rotinas gerais e específicas da unidade de internação, rotinas do centro cirúrgico, recepção e acolhida no centro cirúrgico e sala de cirurgia, anestesia, sala de recuperação anestésica.

Um tempo especial é dedicado a orientações sobre os cuidados de enfermagem no pós-operatório: soroterapia, dreno de *portovac*, curativo cirúrgico, uso de sutiã adequado, repouso no leito, movimentação dos membros superiores e inferiores, liberação da dieta, exercícios respiratórios, verificação dos sinais vitais, tempo de internação, visitas, alta hospitalar, liberação da dieta, esforços, situações em que deverá procurar o hospital antes do retorno ao ambulatório na data definida pelo médico responsável.

Antes das cirurgias de linfadenectomia e de se instalar o dreno de sucção, as pacientes passam por consulta de enfermagem na qual o enfermeiro as orienta quanto ao que é linfadenectomia, como e por que se realiza a cirurgia, quais cuidados com o membro superior homolateral e na manipulação, mensuração e anotação correta do volume drenado pelo dreno.

No pós-operatório deve-se avaliar a ferida operatória e fornecer orientações para a alta, direcionando a mulher ao autocuidado (cuidados com o sítio cirúrgico, dreno, além do membro homolateral) e encaminhando-a a grupos de apoio interdisciplinar que discutam aspectos educativos, sociais e emocionais, visando a sua reintegração a vida cotidiana. O enfermeiro deve realizar o seguimento ambulatorial da ferida operatória, avaliar e realizar os curativos e acompanhar a mulher durante todo o período de cicatrização (Brasil, 2004).

Atualmente, na prática da enfermagem, evidencia--se a preocupação com a qualidade do cuidado prestado às pacientes. Nesse sentido, são criadas e adotadas práticas educativas por meio da utilização de livros, cartilhas, manuais e folhetos adequados ao público, com a finalidade de disseminar e ampliar o conhecimento sobre a enfermidade, o que propicia uma base para o seu enfrentamento e o exercício do autocuidado.

As reuniões clínicas semanais contam com a presença de profissionais da área de anatomia patológica, cirurgia plástica, radiologia, radioterapia, quimioterapia, enfermagem, fisioterapia, psicologia e serviço social. Nas reuniões, discutem-se todos os casos oncológicos do ambulatório, além de outros cuja complexidade merece reflexão acerca da propedêutica e terapêutica.

A assistência de enfermagem à mulher com diagnóstico de câncer de mama se constitui num processo contínuo, que se inicia no primeiro contato da paciente com a instituição e abrange os estágios pré, per e pós-operatório. As pacientes são orientadas pela enfermeira quanto às diversas etapas da propedêutica, o que permite desmistificar temores e estimular um processo ativo de participação. Dessa forma, o enfermeiro tem o privilégio de poder centrar sua prática assistencial em aspectos educativos tanto em nível individual quanto grupal independentemente da natureza do atendimento: preventivo, curativo ou de reabilitação (Pereira & Silva, 1996).

Todos os dados levantados e as questões abordadas anteriormente levaram os enfermeiros do setor a refletir quanto ao fluxo das clientes com diagnóstico de câncer de mama e instituir a consulta de enfermagem a clientes que se submeterão a tratamento cirúrgico, quimioterápico e radioterápico, com a finalidade básica de diagnosticar e prever as limitações produzidas pela doença e pelo tratamento, encaminhar adequadamente a cliente e cooperar integralmente com todos os profissionais envolvidos e contribuir para melhorar a qualidade de vida da cliente.

O câncer de mama se apresenta como uma doença crônica degenerativa, de evolução lenta, prolongada e progressiva, que envolve múltiplos aspectos além do físico, por isso requer, por parte da equipe interdisciplinar, uma visão holística do ser humano a conduzir os profissionais a atender à cliente numa abordagem humanizada (Pereira & Silva, 1996).

Todos os cuidados de enfermagem realizados em quaisquer fases, aliados ao apoio psicológico, a preocupação com a sobrevivência da paciente e seu retorno ao convívio social, familiar e de trabalho, as orientações para o autocuidado e a autonomia de suas ações podem se resumir numa única palavra: reabilitação. O trabalho interdisciplinar e a abrangência do termo reabilitação vão conduzir — ou não — ao sucesso real do tratamento do câncer de mama, o que significa devolver à mulher condições necessárias para que se sinta útil e importante para si e para os outros. Entretanto, na realidade, em maior ou menor intensidade, observamos atrasos e fragmentação no cuidado às mulheres com alterações nas mamas que procuram os serviços de saúde no Brasil.

Reflexões no tocante à qualidade da atenção à saúde das mulheres com câncer de mama, como a realizada por Kuschnir (2014), aponta a fragmentação, em suas várias dimensões, como um dos grandes desafios, em diferentes graus, dos sistemas de saúde:

> No âmbito da provisão de serviços e do cuidado, a fragmentação gera dificuldades de acesso aos serviços e a cuidados oportunos, falta de qualidade técnica na provisão do cuidado, uso irracional e ineficiente dos recursos existentes e descompasso entre a oferta e as necessidades e expectativas da população (Kuschnir, 2014, p. 132).

Os reflexos da fragmentação são muitos e incidem em diferentes níveis do sistema. A falta de acesso se manifesta tanto pela demanda reprimida daquela mulher que não consegue entrar no sistema quanto pelos atrasos na prestação do cuidado. A falta de cuidados oportunos aparece nas longas filas de espera, nas referências tardias ou em cuidados prestados com enfoque reduzido, por exemplo, por programas verticais (Opas, 2008).

A falta de continuidade assistencial se reflete na necessidade de ir a múltiplos serviços/unidades de saúde a fim de resolver um único episódio de doença e/ou na ausência de uma fonte regular de cuidado, ou seja, falta de equipe de atenção primária ou Atenção Primária que não cumpra esse papel. Ou, ainda, pela descontinuidade na atenção a condições crônicas, pela ausência de informações clínicas que acompanhem os processos e pelas repetições desnecessárias de coleta de histórias clínicas e de exames diagnósticos (Opas, 2008).

Uma vez realizado o exame, outra série de questões diz respeito à garantia da confirmação diagnóstica e encaminhamento ao tratamento no menor tempo possível. Há consenso de que um dos principais determinantes do diagnóstico inicial de câncer já em estágio avançado é o atraso para investigação de lesões mamárias suspeitas, comprometendo de maneira importante o prognóstico das pacientes. Em ordem de importância clínica, destacam-se: o tempo entre a mamografia e a biópsia; o resultado da biópsia e a cirurgia; o resultado do exame histopatológico e o início do tratamento (Rezende, 2008).

Há diversos estudos em diferentes sistemas que analisam atrasos e seus motivos. Desde o final da década de 1990, existem estudos mostrando que atrasos maiores que três meses, entre os primeiros sinais e sintomas e o início do tratamento, e atrasos maiores que seis meses em mulheres assintomáticas impactam negativamente na sobrevida (Inca, 2012).

Em relação ao setor de Mastologia do Ambulatório de um Hospital Universitário do Município de Belo Horizonte, o maior desafio encontra-se na demora e dificuldade de recomposição da equipe multidisciplinar para atendimento às mulheres. Ressaltamos a ausência do serviço de fisioterapia para atendimento às pacientes mastectomizadas com risco de linfedema, o reduzido número de anestesistas, o que ocasiona demoras na realização dos procedimentos cirúrgicos, e o reduzido número de vagas no setor de cuidados paliativos.

Considerações

Quando se define o diagnóstico de câncer de mama, as mulheres são acometidas por um intenso sofrimento emocional e psíquico, seja em função da complexidade e urgência terapêutica, seja pelo medo da morte e da mutilação. Questões importantes que alteram sua autoimagem, podendo afetar profundamente sua qualidade de vida, estrutura familiar e até a adesão e continuidade ao tratamento proposto.

Essas mulheres com frequência se questionam: *Por que eu? O que eu fiz ou deixei de fazer? Será castigo? Será que vou morrer? Meu marido vai me abandonar? E meus filhos e familiares como vão reagir?* Reações de medo, dúvidas, incertezas pelo futuro, tristeza, culpa muito comuns, motivo pelo qual requerem uma abordagem interdisciplinar humanizada.

Assim, o maior desafio a ser enfrentado pelo setor de Mastologia do Ambulatório de um Hospital Universitário do Município de Belo Horizonte consiste na recomposição da equipe multiprofissional, com destaque a fisioterapeutas e anestesistas. Nesse sentido, podemos afirmar que um dos principais avanços conquistados pelos enfermeiros desse serviço de saúde residiu na aquisição de um sólido reconhecimento institucional: além do trabalho qualificado que exercem com as mulheres e suas famílias, mostram-se líderes e referência aos profissionais da equipe multiprofissional em todo processo assistencial.

Entretanto, como enfermeiros comprometidos com a melhoria constante da qualidade do cuidado de enfermagem e no fito de continuarem avançando, têm diante de si a necessidade de um permanente exercício de avaliação crítica para que temas que pouco abordamos nessa reflexão, como o diagnóstico tardio do câncer de mama e a fragmentação na produção de cuidado, possam ser enfrentados.

Questões para reflexão

1) Que ações devem ser desenvolvidas pelos enfermeiros na detecção precoce do câncer de mama?
2) O cuidado integral às pessoas com diagnóstico de câncer inclui o tratamento cirúrgico, quimioterápico, radioterápico, acompanhamento clínico e cuidados paliativos. Considerando-se a realidade brasileira, o que você tem a dizer sobre a rede de atenção à saúde das mulheres com câncer de mama em seu município?
3) Considerando a complexidade do atendimento às mulheres com câncer de mama, como você abordaria a questão da autoimagem dessas mulheres?

Referências

AMERICAN CANCER SOCIETY. *Cancer facts & figures*. 2011. Disponível em: <http://www.cancer.org>. Acesso em: 14 nov. 2016.

BARRETO, R. A. S. et al. As necessidades de informação de mulheres mastectomizadas subsidiando a assistência de enfermagem. *Revista Eletrônica de Enfermagem*, Goiás, vol. 10, n.º 1, 2008, pp. 110-123.

BRASIL, Ministério da Saúde. Secretaria de Atenção à Saúde. Instituto Nacional do Câncer. Coordenação de Prevenção e Vigilância. *Estimativa 2012: Incidência de câncer no Brasil*. Rio de Janeiro: INCA, 2011. Disponível em: <www.inca.gov.br>. Acesso em: 14 nov. 2016.

BRASIL. Ministério da Saúde. *Portaria n.º 189, de 31 de janeiro de 2014. Institui o Serviço de Referência para Diagnóstico e Tratamento de Lesões Precursoras do Câncer do Colo de Útero, o Serviço de Referência para Diagnóstico de Câncer de Mama e os respectivos incentivos financeiros de custeio e de investimento para a sua implantação*. Diário Oficial da União, 2 out. 2015, Seção 1, p. 38.

BRASIL. *Lei n.º 12.732, de 22 de novembro de 2012. Dispõe sobre o primeiro tratamento de paciente com neoplasia maligna comprovada e estabelece prazo para seu início.* Diário Oficial da União, 23 novembro de 2012. Disponível em: <http://www.planalto.gov.br/ccivil_03/_ato2011-2014/2012/lei/l12732.htm>. Acesso em: 20 jun. 2017.

BRASIL. *Portaria n.º 876, de 16 de maio de 2013. Dispõe sobre a aplicação da Lei n.º 12.732, de 22 de novembro de 2012, que versa a respeito do primeiro tratamento do paciente com neoplasia maligna comprovada, no âmbito do Sistema Único de Saúde (SUS).* Diário Oficial da União, 17 de maio de 2013. Disponível em: <http://bvsms.saude.gov.br/bvs/saudelegis/gm/2013/prt0876_16_05_2013.htm>. Acesso em: 20 jun. 2017.

BRASIL. Ministério da Saúde. *Portaria n.º 140, de 27 de fevereiro de 2014. Redefine os critérios e parâmetros para organização, planejamento, monitoramento, controle e avaliação dos estabelecimentos de saúde habilitados na atenção especializada em oncologia e define as condições estruturais, de funcionamento e de recursos humanos para a habilitação destes estabelecimentos no âmbito do Sistema Único de Saúde (SUS).* Diário Oficial da União, 28 de fevereiro de 2014, Seção 1, p. 71.

BRASIL. Ministério da Saúde. Secretaria de Atenção à Saúde. Instituto Nacional do Câncer. Coordenação de Prevenção e Vigilância. *Estimativa 2016: Incidência de câncer no Brasil.* Rio de Janeiro: Inca, 2015. Disponível em: <www.inca.gov.br>. Acesso em: 14 nov. 2016.

IARC (International Agency for Research on Cancer). *Globocan.* Lyon: WHO, 2012. Disponível em <http://globocan.iarc.fr/Default.aspx>. Acesso em: 20 jun. 2017.

IDB. 2012. Indicadores e Dados Básicos – Brasil. Datasus. Disponível em: <www.datasus.gov.br/idb>. Acesso em: 20 jun. 2017.

INCA, 2004. Controle do Câncer de Mama: Documento do Consenso. Rio de Janeiro, 2004. Disponível em: <http://www.inca.gov.br>. Acesso em: 19 out. 2016.

INCA. Recomendações para a redução da mortalidade por câncer de mama no Brasil, Balanço 2012. Disponível em: <http://www1.INCA.gov.br/conteudo_view.asp?id=471>. Acesso em: 20 jun. 2017.

INCA. Avaliação de Indicadores das Ações de Detecção Precoce dos Cânceres do Colo do Útero e de Mama – Brasil e Regiões. 2013. Elaborado pelo Inca, MS. 2013. Disponível em: <http://www2.inca.gov.br/wps/wcm/connect/acoes_programas/site/home/nobrasil/programa_nacional_controle_cancer_colo_utero/textos-referencia>. Acesso em: 20 jun. 2017.

INCA (Instituto Nacional do Câncer). 2014. Ministério da Saúde. Brasil. *Câncer* Disponível em: <http://www2.INCA.gov.br/wps/wcm/connect/INCA/portal/home>. Acesso em: 20 jun. 2017.

INCA. 2015. Disponível em: <http://www.inca.gov.br/estimativa/2016>. Acesso em: 19 out. 2016.

INSTITUTO ONCOGUIA. *Os Tratamentos do Câncer*. 2011. Disponível em: <http://www.oncoguia.com.br>. Acesso em: 20 jul. 2012.

JESUS, L. L. C.; LOPES, R. L. M. Considerando o câncer de mama e a quimioterapia na vida da mulher. *Revista Enfermagem da Universidade Estadual do Rio de Janeiro*, Rio de Janeiro, vol. 11, n.º 2, 2003, pp. 208-211.

KUCHARSK, F. A. Perfil de mulheres na detecção precoce do câncer de mama. Universidade Federal do Ceará, Fortaleza, 2003.

KUSCHNIR, R.; SILVA, L. B. Definindo o problema, módulo 13. Gestão de Redes de Atenção à Saúde, 2014.

KUSCHNIR, R.; SILVA, L. B. Enfrentando o Câncer de Mama, módulo 15. Gestão de Redes de Atenção à Saúde, 2014.

KUSCHNIR, R. Enfrentando a fragmentação na produção do cuidado. Gestão de Redes de Atenção à Saúde, 2014.

LOTTI, R. C. B. et al. Impacto do câncer de mama na qualidade de vida. *Revista Brasileira de Cancerologia*, Rio de Janeiro, vol. 54, n.º 4, 2008, pp. 367-371.

OPAS (Organização Pan-Americana da Saúde). *Redes Integradas de Servicios de Salud: Conceptos, Opciones de Politica y Hoja de Ruta para su Implementación en las Américas*. Washington, D.C., 2008.

PEREIRA, S. G. et al. Vivências de cuidados da mulher mastectomizada: uma pesquisa bibliográfica. *Revista Brasileira de Enfermagem*, Brasília, vol. 59, n.º 6, nov./dez., 2006, pp. 791-795.

PEREIRA, M. S.; SILVA, M. F. S. Assistência de Enfermagem no Serviço de Mastologia. Relato de Experiência. *Âmbito Hospitalar*, São Paulo, Ano VIII, n.º 82, jan., 1996, pp. 29-36.

PIRES, A. M. T.; SEGRETO, R. A.; SEGRETO, H. R. C. Avaliação das reações agudas da pele e seus fatores de risco em pacientes com câncer de mama submetidas à radioterapia. *Revista Latino-Americana de Enfermagem*, São Paulo, vol. 16, n.º 5, set./out., 2008.

REZENDE, M. C. R. et al. Causas do retardo na confirmação diagnóstica de lesões mamárias em mulheres atendidas em um centro de referência do sistema único de saúde no Rio de Janeiro. *Rev. Bras. Ginecol. Obstet.*, vol. 31, n.º 2, 2008, pp. 75-81.

REZENDE, M. C. R. *Causas do diagnóstico tardio no câncer de mama*. Mestrado — Faculdade de Medicina, UFRJ. Rio de Janeiro, 2010.

SILVA, M. F. S. *Práticas educativas utilizadas pelos enfermeiros no cuidado de mulheres com câncer de mama*. Monografia (Graduação) — Escola de Enfermagem, UFMG. Belo Horizonte, 2012.

Célia Maria de Oliveira
Selme Silqueira de Matos
Roberta Vasconcellos Menezes de Azevedo
Salete Maria de Fátima Silqueira

DAS CONCEPÇÕES TEÓRICAS SOBRE DOR ÀS PERSPECTIVAS DE ATUAÇÃO DO ENFERMEIRO

Objetivos do capítulo
:: Discorrer a respeito das concepções teóricas das práticas no cuidado das pessoas com dor.
:: Compreender a multidimensionalidade da dor.
:: Apontar a importância da construção do cuidado interdisciplinar
:: Apresentar um modelo validado para mensuração e localização da dor.

Resumo
Num centro de dor, o serviço de cuidados à saúde deve se fundamentar num trabalho em equipe por meio da avaliação criteriosa do paciente e a escolha da terapêutica apropriada a fim de aliviar e/ou controlar a dor. Nesse serviço, deve-se ter atendimento domiciliar, desenvolvido com equipe própria e de caráter interdisciplinar. Objetivamos aqui apresentar as concepções a respeito da multidimensionalidade da dor e as atribuições do enfermeiro na assistência à pessoas com dor crônica. Utilizamos como estratégia apresentar o modelo de integralidade da assistência, as Clínicas, os Centros Multidisciplinares de Dor, a atuação do enfermeiro e os instrumentos para avaliação de dor. As intervenções a partir de um modelo de integralidade do cuidado subsidiadas na sistematização da assistência de enfermagem possibilitam redirecionar melhor as ações e, dessa forma, manejar a dor de modo mais completo e eficaz. O enfermeiro que atua num centro de dor deverá prestar assistência, desenvolver atividades de ensino e pesquisa relacionada à área.

Introdução

A Sociedade Brasileira para o Estudo da Dor (SBED) estima que até trinta por cento da população mundial sofre de algum tipo de dor crônica, por isso a define como um problema de saúde pública. Além disso, relata que pacientes com dor crônica usam os serviços de saúde cinco vezes mais do que o restante da população (SBED, 2016).

A dor sempre atormentou a humanidade. Desde os primórdios da civilização o ser humano quer esclarecer as razões que a justificam (SBED, 2013) e tentaram explicar os mecanismos da dor e desenvolver procedimentos para combatê-la. Apesar da busca por uma definição e maneiras de debelar a dor, as pesquisas e a evolução do tratamento para o fenômeno doloroso permaneceram estagnados durante muito tempo.

Porém, no século XVII, René Descartes, filósofo francês, lançou as ideias iniciais a respeito do mecanismo de condução da dor (Castro, 2009). Na metade do século XIX, o fenômeno doloroso começou a ser estudado por fisiologistas e discutido em laboratórios e, no começo do século XX, a teoria da dor como sensação foi aceita de maneira geral (Mello Filho, 1992).

A partir da década de 1960, um conjunto de conhecimentos proporcionou importante avanço no estudo e tratamento da dor. Destaca-se a publicação da Teoria do Portão da Dor, desenvolvida por Melzack & Wall (1960), que admite existir na medula espinhal um mecanismo neural que se comporta como um portão, controlando os impulsos transmitidos das fibras periféricas ao sistema nervoso central (Meldrum, 2003).

Atualmente, o conceito mais aceito pela comunidade científica é o da International Association for the Study of Pain (IASP), que define a dor como "uma experiência sensorial e emocional desagradável associada a uma lesão real ou potencial, ou descrita em termos de tal lesão" (IASP, 1986, p. 1979).

Experiência complexa, a dor apresenta componentes sensitivos, emocionais e sociais que apenas poderão ser compartilhados a partir do relato de quem a sente. A maneira como uma pessoa percebe a dor e como responde a ela é consequência de experiências dolorosas distintas já vivenciadas. As crenças, o conhecimento e as atitudes dos doentes sobre dor e analgesia determinam a forma de sentir e expressar a dor (Pimenta, 1996, p. 1999).

A dor compromete a função física, mental e social dos indivíduos, gerando incapacidades e sofrimento. Medos infundados dos doentes quanto aos efeitos colaterais dos analgésicos, por exemplo, podem influir desfavoravelmente na resposta às medidas terapêuticas, mesmo que adequadamente propostas. Nesse sentido, é importante oferecer à pessoa que sofre dor um tratamento imediato e humanizado para que ela enfrente com menor dificuldade outros eventos dolorosos.

Desse modo, é necessário haver a organização de serviços com equipes multiprofissionais de atendimento às pessoas com dor aguda e/ou crônica, visando o desenvolvimento de estratégias de diagnóstico, tratamento e reabilitação dentro de um modelo integral e interdisciplinar de assistência.

O modelo de integralidade da assistência à pessoa com dor

A integralidade é a segunda diretriz fundamental do Sistema Único de Saúde (SUS). A sua construção e innstituição como atributo levará à transformação do modelo assistencial, talvez constituindo, na atualidade o maior desafio do setor saúde (Brasil, 2009).

Uma equipe constituída para um trabalho centrado na integralidade deve buscar identificar a doença que causa o sofrimento, oferecer tratamento imediato à pessoa que sofre dor e reconhecer a necessidade de outras intervenções relacionadas à promoção de saúde e à prevenção das doenças. Pois o que caracteriza a integralidade é, obviamente, a compreensão das necessidades do usuário (Mattos, 2004).

Nesse sentido, podemos afirmar que os serviços de saúde, orientados e organizados pela integralidade, tornam-se mais efetivos, pois atendem às necessidades dos usuários, suas famílias e comunidades. E a integralidade depende da interação de pelo menos três fatores: políticas de saúde ou programas governamentais, estrutura organizacional do serviço de saúde e ações de saúde (Pinto, 2012).

A enfermagem, na construção interdisciplinar da saúde coletiva, deve assumir seu núcleo de competência e responsabilidade: o cuidado. Esse cuidado necessariamente tem como meta atravessar subjetividades individuais e coletivas. Mediante isso, o enfermeiro manifesta potencial para transitar em diferentes campos de conhecimento, o que se deve ao fato de que, mesmo tendo como foco a pessoa a ser cuidada, é capaz de estabelecer, mais intensivamente, canais de interlocução junto a outros profissionais da saúde, com a intenção de buscar tecnologias necessárias à assistência; interagir com a equipe e com a família; e inclusive atuar no processo de transformação da realidade de forma humanizada.

De modo geral, o tratamento da dor deve contemplar seus aspectos biológicos, ou seja, a eliminação dos fatores causais, a correção de suas repercussões biológicas desfavoráveis e a melhora do desempenho físico, psíquico e social daqueles que dela padecem. O tratamento deve igualmente proporcionar melhor ajustamento cognitivo-comportamental dos doentes e de seus cuidadores, uma vez que os últimos frequentemente apresentam dúvidas quanto aos diagnósticos, farmacoterapia, medidas de reabilitação e repercussões psicossociais.

Por outro lado, nos casos de dor crônica, frequentemente não há resolução completa, mas a performance do paciente pode ser melhorada substancialmente mesmo quando a dor persiste. Portanto, assistir os doentes com dor crônica demanda intervir nos fatores que ativam as vias nervosas e na adoção de atitudes que estimulam os mecanismos supressores de dor. E é importante investir na reabilitação do doente, no tratamento das morbidades associadas e desestimular pensamentos ou crenças desfavoráveis.

A intervenção terapêutica para os casos de dor crônica deve ser desenvolvida por equipe interdisciplinar, por intervenções em aspectos físicos, emocionais e sociais e envolver o paciente e sua família.

As clínicas e centros de dor

Ao se deparar com o problema das dores persistentes e intratáveis durante a Segunda Guerra Mundial, o anestesista Jonh Bonica idealizou a modalidade terapêutica das clínicas de dor, baseadas em pesquisa e atividades clínicas e ensino, como proposta de tratamento especializado para os pacientes com dores crônicas (Baszanger, 1989).

Após a década de 1950, por causa da dificuldade de se tratar a dor crônica e da inadequada assistência aos doentes com dor aguda atendidos em centros médicos norte-americanos, organizaram-se clínicas multiprofissionais de dor que progressivamente passaram a contar com a participação de um número maior de profissionais de várias áreas do conhecimento (Castro, 2009). Avanço que possibilitou avaliação mais abrangente da dor, além da simples aferição da dimensão quantitativa da magnitude da dor por meio de intervenções multidisciplinares e visando a melhora funcional dos doentes.

Nas décadas de 1960 e 1970, houve crescimento do número de Clínicas de Dor na Europa e nos Estados Unidos, o que culminou, nas décadas de 1980 e 1990, na popularização de seu uso; e, em 2000, na obrigatoriedade da existência de grupos especializados na assistência ao doente com dor nos hospitais norte-americanos (Castro, 2009). Em 1990, na intenção de organizar os serviços de dor, a IASP classificou-os em quatro grupos: clínicas orientadas para tratamento de dor, clínicas de dor, clínicas multidisciplinares de dor e centros multidisciplinares de dor. As Clínicas de Dor visam diagnosticar e tratar doentes com dor; contemplar aspectos determinados da dor ou o tratamento da dor em áreas específicas do corpo, como acontece em casos de clínicas de cefaleia, lombalgia, doenças reumáticas entre outras. As clínicas multidisciplinares de dor são constituídas por profissionais de várias áreas do conhecimento que atuando em conjunto com a finalidade de diagnosticar e tratar os doentes, ou seja, assemelham-se aos centros multidisciplinares de dor, exceto pelo fato de não necessariamente se dedicarem à pesquisa e às atividades educacionais (Castro, 2009).

Dentre os tipos de serviços de terapia de dor, o Centro multidisciplinar de dor é o mais abrangente e aquele que oferece as maiores possibilidades de atuação dos diferentes profissionais de saúde e de resultados para o paciente que sofre dor.

Atuação do enfermeiro em um centro multidisciplinar de dor

O centro multidisciplinar de dor consiste numa organização de cuidados às pessoas com dor aguda ou crônica, constituída por uma equipe de profissionais de saúde a atuar na especialidade clínica da dor e pesquisadores na área experimental, na qual se incluem o ensino e os cuidados relacionados ao tratamento da dor (Castro, 2009).

Numa clínica multidisciplinar de dor, o serviço de cuidados à saúde precisa desenvolver atividades integradas com outras especialidades e fundamentar-se na avaliação e no tratamento multidisciplinar das pessoas. É também conveniente que exista um programa de atendimento domiciliar, desenvolvido com equipe própria e de caráter multidisciplinar.

O enfermeiro que atua num centro multidisciplinar de dor deverá prestar assistência, desenvolver atividades de ensino e pesquisa relacionadas à temática da dor. Caberá a ele planejar o cuidado, considerando o modelo holístico e sistematizado, baseado no processo de enfermagem. Considerando a organização do trabalho e a legislação da enfermagem, o enfermeiro deverá implementar a consulta de enfermagem e, como parte dela, avaliar a dor do paciente utilizando protocolos bem elaborados para esse fim.

Vale ressaltar que o paciente, ao buscar assistência para um quadro de dor, precisará de cuidados físicos, orientações para o autocuidado no domicílio, medidas de apoio emocional e orientação quanto às questões relacionadas aos benefícios sociais e aos aspectos legais que envolvem o acesso a medicamentos específicos.

Na primeira consulta (Apêndice A), o paciente deverá ser avaliado de acordo com o histórico de enfermagem. A partir dos dados obtidos deverão ser elaborados os diagnósticos de enfermagem, os resultados esperados e as intervenções a ser propostas e desenvolvidas. Nas consultas de enfermagem de retorno, agendadas conforme as necessidades de cuidados de cada paciente, ele será avaliado quanto às respostas às intervenções implementadas e sua evolução clínica.

É fundamental que em todo o processo assistencial se estabeleça a relação de confiança entre o profissional e o paciente, de forma que o paciente se sinta acolhido e informado com relação à proposta para o alívio de sua dor.

Avaliação de dor

Até 1960, quando a dor era considerada um fenômeno diretamente relacionado à extensão da lesão tecidual, predominaram os instrumentos unidimensionais para mensurar a intensidade da dor (Drewes, 1993; Graham, 1980; Huskisson, 1974). Contudo, aqueles instrumentos visavam avaliar apenas uma dimensão da dor, frequentemente, a física (Oliveira, 2012).

No entanto, pelo fato de a dor consistir numa experiência subjetiva, cada indivíduo aprende a expressá-la por meio de suas experiências (Merskey, 1986). Ou seja, as reações à dor são individuais, influenciadas pela experiência prévia do indivíduo, pelas condições ambientais existentes em relação à dor e pela habilidade de compreender suas causas e consequências.

A partir do reconhecimento de que a dor representa uma experiência sensorial e emocional desagradável, passou-se a dar ênfase também aos aspectos emocionais que compõem a experiência dolorosa, surgindo os instrumentos multidimensionais que levam em conta a dimensão física, emocional e cultural da dor (Oliveira, 2012). Dessa forma, durante o atendimento ao paciente com dor cabe ao profissional de saúde avaliar a dor, utilizando para esse fim instrumentos unidimensionais e multidimensionais.

Os pesquisadores têm se esforçado para desenvolver métodos de avaliação que facilitem a comunicação entre paciente e avaliador. Contam com alguns indicadores utilizados em situações clínicas, incluindo as medidas comportamentais e medidas fisiológicas, como a postura antiálgica, abalos musculares, alterações de pressão arterial e glicemia.

Entre os instrumentos unidimensionais mais utilizados está a Escala Analógica Visual (Visual Analogue Scale – EVA) que proporciona medição simples e a evolução da intensidade da dor por meio de gráficos (Jensen, Chen & Brugger, 2003). A EVA consiste em uma linha de dez centímetros em que se coloca nas extremidades das expressões verbais "sem dor" à esquerda e "dor máxima" à direita, quando a escala é orientada no plano horizontal (figura 1).

Para a aplicação da escala acima referida, o paciente deverá ficar a quarenta e cinco centímetros de distância da linha e colocar um marco vertical num ponto da linha que corresponde à intensidade de sua dor. O tamanho da linha não é essencial, porém uma de dez centímetros preencherá a área central do campo visual de um adulto, tornando mais fácil a leitura da escala completa com uma régua, melhorando assim a acurácia da medida (Neyman & Ready, 1994).

De acordo com Serrano-Atero (2002), a medição é feita em centímetros, entre o início da linha e o ponto assinalado pela pessoa, obtendo-se assim uma classificação numérica que poderá ser registrada em gráfico para a evolução da intensidade da dor:

Figura 1. Escala de dor EVA

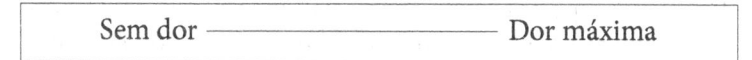

Sem dor ——————————— Dor máxima

Fonte: WOODFORD, J. M, MERSKEY, H. *Some relatioships between subjetive mensures of pain*. J Psychosom Res, 16 (3), 173-8, 1972.

Outro critério para avaliação da dor é o Instrumento Imagético Unidimensional (Apêndice B) que permite graduar a dor, determinar a sua localização e extensão, além de possibilitar a avaliação e a evolução do quadro de dor. É composto por uma escala com as seguintes cores: amarela — representa dor fraca; alaranjada — representa dor moderada; vermelha — representa dor forte; preta — representa a pior dor imaginável ou dor insuportável. O paciente é orientado a colorir a(s) área(s) de dor utilizando a(s) cor(es) correspondente(s) à intensidade de sua dor (Oliveira, 2012).

Há os instrumentos multidimensionais, também de autorrelato, no entanto consideram que as dimensões sensorial-discriminativa (aspecto físico), cognitivo-avaliativa (interpretação do fenômeno) e afetiva-motivacional (aspecto emocional) fazem parte do fenômeno doloroso e devem ser envolvidas no processo de avaliação da dor. Constituem exemplos desses instrumentos o Questionário de McGill (Apêndice C) e o Inventário Breve de Dor (Apêndice D), os quais têm sido frequentemente empregados tanto na prática clínica quanto em pesquisas e tiveram suas características validadas (Sousa & Silva, 2004).

O Questionário de McGill é um instrumento que fornece medidas quantitativas da dor que podem ser tratadas estatisticamente e permite ainda que o paciente comunique as qualidades sensoriais, afetivas e avaliativas do fenômeno doloroso (Melzack, 1994). Compreende vinte categorias de descritores verbais de dor e um diagrama corporal e setenta e oito descritores organizados em grupos. Dentro de cada subgrupo, os descritores estão organizados em graus, isto é, numa sequência crescente de intensidade (Pimenta & Teixeira, 1996).

A dimensão sensitivo-discriminativa, grupos de um a dez, avalia aspectos temporoespacial, mecânicos, como pontada, constrição, tração e os térmicos e a intensidade da dor. Já a dimensão afetivo-motivacional, grupos de onze a quinze, envolve aspectos de tensão, respostas neurovegetativas, medo e punição. A dimensão avaliativa, grupo dezesseis, reflete a avaliação do sujeito a respeito de sua experiência de dor. Os grupos dezessete a vinte representam miscelâneas, ou seja, contêm palavras que não se enquadram num grupo específico (Melzack, 1994).

Considerações

Há evidências de que a assistência aos doentes com dor em clínicas de dor ou em clínicas e centros multidisciplinares proporciona resultados mais satisfatórios, por ser desenvolvida por profissionais de diferentes áreas, com expertise no assunto, inseridos num modelo de integralidade.

Torna-se desejável que o paciente com dor crônica aprenda a lidar com sua experiência sensorial e emocional desagradável em seu cotidiano. Disso decorre a necessidade do tratamento interdisciplinar voltado à educação do paciente, o qual deve ser assistido por profissionais com uma visão holística que, por meio de uma linguagem simples e clara, deve trabalhar a desmistificação dos conceitos empíricos infundados relacionados às razões da ocorrência de dor.

Vale ressaltar que muito há de ser feito para melhorar a assistência às pessoas que sofrem dor, sobretudo no intuito de garantir o acesso delas aos serviços de saúde especializados e de qualidade no tratamento da dor. No cenário atual, observamos que uma das dificuldades para promover um atendimento de excelência reside na localização dos serviços especializados de terapia de dor que ainda estão concentrados, preponderantemente, nos grandes centros.

Situação que se mostra desfavorável se considerarmos que os pacientes com dor crônica precisam frequentemente de ajustes de doses, tratamento de efeitos colaterais dos medicamentos, resolução das dúvidas quanto à terapêutica e de reorganização das estratégias de enfrentamento. Dessa forma, torna-se necessária a adoção de políticas de saúde que promovam o acesso desses pacientes às clínicas ou aos Centros de dor conveniados do SUS.

Questões para reflexão

1) A integralidade da assistência depende da interação de pelo menos três fatores: políticas de saúde ou programas governamentais, estrutura organizacional do serviço de saúde e ações de saúde (Pinto, 2012).
A partir dessa afirmação, que reflexões podem ser feitas no tocante à estruturação de um serviço voltado ao atendimento da dor e considerando-se uma assistência integral aos usuários?
2) Como deve ser organizado um serviço de saúde especializado no tratamento de pacientes acometidos por dor crônica?
3) Que instrumentos os profissionais de saúde podem utilizar para a avaliação da dor?

Referências

BRASIL. Ministério da Saúde. *O SUS no seu município garantindo saúde para todos*. 2.ª ed. Brasília, 2009.

BASZANGER, I. Pain: its experience and treatments. *Social Science and Medicine*, Oxford, vol. 29, n.º 3, 1989, pp. 425-434.

CASTRO, A. B. Organização do serviço de dor crônica. In: ALVES NETO, O. (org.). *Dor: princípios e prática*. Porto Alegre: Artmed, 2009, pp. 121-132.

IASP (International Association for the Study of Pain).

Classification of chronic pain: descriptions of chronic pain syndromes and definitions of pain terms. Amsterdam: Elsevier, 1986.

IASP (International Association for the Study of Pain). Pain terms: a list with definitions and notes on usage. *Pain*, Amsterdan, vol. 6, 1979, pp. 249-252.

JENSEN M. P.; CHEN, C.; BRUGGER, A. M. Interpretation of visual analog scale ratings and change scores: a reanalysis of two clinical trials of postoperative pain. *J. Pain*, Philadelphia, vol. 4, 2003, pp. 407-414.

MATTOS, R. A. A integralidade na prática (ou sobre a prática da integralidade). *Cad. Saúde Pública*, vol. 20, n.º 5, set.--out., 2004, pp. 1411-6.

MELDRUM, M. L. A Capsule History of Pain Management. *JAMA*, vol. 290, n.º 18, out., 2003, pp. 2.470-2.475.

MERSKEY, H. Classification of the chronic pain: syndromes and definitions of pain terms. *Pain*, Amsterdan, 1986, pp. 3-11.

MELZACK, R.; KATZ, J. Pain measurement in persons in pain. In: WALL, P. D.; MELZACK, R. *Textbook of Pain*. Edinburgh: Churchill Livingstone, 1994. (Cap. 18, pp. 337-351).

NEYMAN, J.; MEASUREMENT, E. J.; READY, B. L. Patient satisfaction with intravenous PCA or epidural morphine. *Can. J. Anaesth.*, Ontário, vol. 41, n.º 1, 1994, pp. 6-11.

OLIVEIRA, C. M. *Construção e validação de um instrumento imagético para avaliação da intensidade e localização da dor em adultos com plexobraquialgia*. Doutorado em Enfermagem — Escola de Enfermagem da Universidade Federal de Minas Gerais. Belo Horizonte, 2012.

PIMENTA, C. A. M. Dor x cultura. In: CARVALHO, M. J. *Dor: um estudo multidisciplinar*. São Paulo: Summus, 1999, pp. 47-70.

PIMENTA, C. A. M.; TEIXERA, M. J. Questionário de dor Mc Gill: proposta de adaptação para a língua portuguesa. *Rev. Esc. Enferm. USP*, São Paulo, vol. 30, n.º 3, 1996, pp. 473-483.

PINTO, I. C. et al. As práticas de enfermagem em um ambulatório na perspectiva da integralidade. *Rev. Latino-Am. Enfermagem*, Ribeirão Preto, vol. 20, n.º 5, set.-out., 2012.

SERVIÇO de anestesiologia da Universidade de São Paulo (USP). Disponível em: <http://www.anestesiologiausp.com.br/wpcontent/uploads/Aula-Epidemiologia-da-dor.pdf>. Acesso em: 15 set. 2018.

SBED. Sociedade Brasileira para o Estudo da Dor. Disponível em:<http://www.dor.org.br/> Acesso em: 12 nov. 2016.

SOUSA, F. F.; SILVA, J. A. Avaliação e mensuração da dor em contextos clínicos e de pesquisa. *Revista da Sociedade Brasileira para Estudo da Dor*, vol. 5, n.º 4, 2004.

TEIXEIRA, M. J. *Dor: manual para clínico*. São Paulo: Atheneu, 2006.

Apêndice A — Protocolo de consulta de enfermagem

1. Identificação
Nome:_____RG: _____
Data da consulta: ___/___/___
Idade_____
Sexo _____Est. Civil: ( ) casado ( ) solteiro ( ) viúvo
Profissão/Ocupação anterior:_____
Endereço:_____
Diagnóstico médico: _____
Escolaridade: _____
Diagnóstico médico da dor: _____
2. Qual o seu problema de saúde?_____
3. Há quanto tempo você tem sentido dor?
( ) nas últimas 2 semanas ( ) 1 ano a 2 anos
( ) 6 meses a 1 ano ( ) 2 anos a 5 anos
( ) 2 semanas a 3 meses ( ) mais de 5 anos
( ) 3 meses a 6 meses
4.1 Você já havia sentido dor antes?
( ) sim ( ) não

4.2. Com que frequência?
( ) constantemente ( ) esporadicamente ( ) diariamente
5. Você teve outra(s) experiência(s) de dor(es) antes?
( ) sim ( ) não
6. Como começou a sua dor atual?
( ) após cirurgia
( ) após uma doença
( ) após um acidente
( ) iniciou sem motivo aparente
( ) outro _____
7. Há um horário do dia em que sua dor é mais forte?
( ) de manhã ( ) no início da noite
( ) durante a tarde ( ) durante toda a noite
( ) durante todo o dia ( ) constantemente
( ) dor varia, mas não é mais forte em determinado horário
8. Dormindo, você desperta por causa da dor?
( ) não ( ) várias vezes
( ) uma vez apenas ( ) sempre
( ) algumas vezes
9. Tem insônia devido à dor?
( ) sim ( ) não
10. Suas atividades habituais foram alteradas em decorrência da dor?
( ) humor ( ) profissional
( ) sexo ( ) hábitos fisiológicos
( ) concentração ( ) lazer
( ) relacionamento interpessoal ( ) sono
( ) alimentação (apetite) ( ) atividade de dirigir e marcha
11.1. A qual(is) tratamento(s) você já se submeteu? _____
11.2. Quando?
( ) quando começa a sentir dor. ( ) quando a dor está forte.
( ) regularmente, em horário fixo.
12. Qual(is) fator(es) são agravantes da sua dor?
( ) emoções ( ) calor
( ) contato físico ( ) frio
( ) distensão visceral ( ) infecções

( ) espasmos musculares ( ) marcha
( ) esforço físico
outro:_____
13. Qual(is) fator(es) melhora(m) sua dor?
( ) analgésicos ( ) dormir
( ) calor ( ) medicamento
( ) frio ( ) repouso físico
( ) sentar ( ) outros
( ) andar ( ) ficar em pé

**Apêndice B — Instrumento imagético
para retratar a localização e a intensidade da dor**

Identificação do paciente:
Nome:_____
Sexo M ( ) F ( ) Data nasc. __/__/___
Local:_____ Data da avaliação __/___/___ Horário__:___
Este é um instrumento para retratar a localização e a intensidade da sua dor.
Orientação
1) Observe a escala de cores. Cada cor representa uma intensidade de dor que varia de uma dor fraca até à pior dor imaginável.
2) Avalie sua dor e escolha a cor ou cores de acordo com a intensidade da sua dor.
3) A figura representa o seu corpo e você deve colorir todo o local, ou locais, onde dói, utilizando lápis da cor correspondente à intensidade de sua dor.

Diagrama corporal

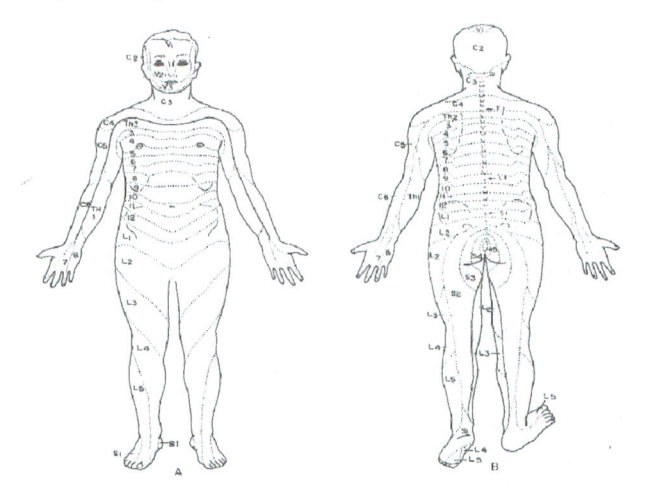

Fonte: Preston & Shapiro (1998)

Escala de cores para mensurar a intensidade de

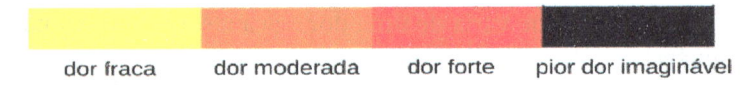

| dor fraca | dor moderada | dor forte | pior dor imaginável |

Fonte: Célia Maria de Oliveira e Daclé Vilma Carvalho.

Apêndice C — Inventário para avaliação da dor McGill

Algumas das palavras que eu vou ler descrevem a sua dor atual (aquela que mais lhe incomoda). Diga-me quais palavras melhor descrevem a sua dor. Não escolha aquelas que não se aplicam. Escolha somente uma palavra de cada grupo, ou seja, a mais adequada para a descrição de sua dor.

QUESTIONÁRIO MCGILL
AVALIAÇÃO PADRÃO DA DOR
Assinale, no máximo, uma expressão de cada grupo. Não assinale palavras que não se apliquem.
Escolha dentre estas, as expressões que melhor descrevem sua dor atual

1	5	9	13	17
1-vibração	1-beliscão	1-mal localizada	1- castigante	1-espalha
2 -tremor	2-aperto	2-dolorida	2- atormenta	2-irradia
3-pulsante	3-mordida	3-machucada	3- cruel	3-penetra
4-latejante	4-cólica	4-doída		4-atravessa
5-como batida	5-esmagamento	5-pesada	14	
6-como pancada			1- amedrontadora	18
	6	10	2 - apavorante	1-aperta
2	1-fisgada	1-sensível	3- aterrorizante	2-adormece
1-pontada	2-puxão	2-esticada	4-maldita	3-repuxa
2-choque	3- torção	3-esfolante	5-mortal	4-espreme
3-tiro		4-rachando		5-rasga
	7		15	
3	1-calor	11	1-miserável	19
1-agulhada	2-queimação	1-cansativa	2-enlouquecedora	1-fria
2 -perfurante	3-fervente	2-exaustiva		2-gelada
3-facada	4-em brasa		16	3-congelante
4-punhalada		12	1-chata	
5-em lança	8	1-enjoada	2-que incomoda	20
	1-formigamento	2-sufocante	3-desgastante	1-aborrecida
4	2-coceira		4-forte	2-dá náuseas
1-fina	3-ardor		5-insuportável	3-agonizante
2-cortante	4-ferroada			4-pavorosa
3-estraçalha				5-torturante

Número de descritores	Índice de Dor
Sensorial.........	Sensorial.........
Afetivo.........	Afetivo.........
Avaliativo.........	Avaliativo.........
Miscelânea.........	Miscelânea.........
TOTAL.........	TOTAL.........

Apêndice D — Inventário breve de dor

Inventário breve de dor (Daut, Cleeland et al, 1983)

1) Durante a vida, a maioria das pessoas apresenta dor de vez em quando (cefaléia, dor de dente). Você teve hoje, dor diferente dessas?
1.Sim .... 2.Não..............

2) Marque sobre o diagrama, com um X, as áreas onde você sente dor, e onde a dor é mais intensa.

3) Circule o número que melhor descreve a pior dor que você sentiu nas últimas 24 horas.
Sem dor | 0 1 2 3 4 5 6 7 8 9 10 | Pior dor possível

4) Circule o número que melhor descreve a dor mais fraca que você sentiu nas últimas 24 horas.
Sem dor | 0 1 2 3 4 5 6 7 8 9 10 | Pior dor possível

5) Circule o número que melhor descreve a média de sua dor.
Sem dor | 0 1 2 3 4 5 6 7 8 9 10 | Pior dor possível

6) Circule o número que mostra quanta dor ocorre agora.
Sem dor | 0 1 2 3 4 5 6 7 8 9 10 | Pior dor possível

7) Que tratamentos ou medicações você está recebendo para dor?

8) Nas últimas 24 horas, qual a intensidade de melhora proporcionada pelos tratamentos ou medicações. Circule a percentagem que melhor demonstra o alívio que você obteve.

Sem alívio | 0% 10% 20% 30% 40% 50% 60% 70% 80% 90% 100% | alívio completo

9) Circule o número que descreve como, nas últimas 24 horas, a dor interferiu na sua:

Atividade geral
Não interferiu | 0 1 2 3 4 5 6 7 8 9 10 | interferiu completamente

Humor
Não interferiu | 0 1 2 3 4 5 6 7 8 9 10 | interferiu completamente

Habilidade de caminhar
Não interferiu | 0 1 2 3 4 5 6 7 8 9 10 | interferiu completamente

Trabalho
Não interferiu | 0 1 2 3 4 5 6 7 8 9 10 | interferiu completamente

Relacionamento com outras pessoas
Não interferiu | 0 1 2 3 4 5 6 7 8 9 10 | interferiu completamente

Sono
Não interferiu | 0 1 2 3 4 5 6 7 8 9 10 | interferiu completamente

Apreciar a vida
Não interferiu | 0 1 2 3 4 5 6 7 8 9 10 | interferiu completamente

Fonte: Daut et al. (1983).

Mônica Ribeiro Canhestro
Roberta Vasconcellos Menezes de Azevedo

ATENDIMENTO AMBULATORIAL DE CRIANÇAS E ADOLESCENTES COM DOENÇA RENAL CRÔNICA EM TRATAMENTO CONSERVADOR

Objetivos do capítulo

:: Apresentar o modelo de cuidado implementado pelo enfermeiro no atendimento ambulatorial de crianças e adolescentes com doença renal crônica em tratamento conservador.

:: Descrever as estratégias utilizadas na educação em saúde de crianças e adolescentes com doença renal crônica em tratamento conservador.

Resumo

Neste capítulo, apresentamos como se organiza a assistência ambulatorial do enfermeiro a crianças e adolescentes com doença renal crônica em tratamento conservador. Abordamos as bases teóricas nas quais a assistência é planejada e as estratégias utilizadas visando o envolvimento de pacientes e familiares no tratamento. Elaboramos o capítulo a partir da experiência num ambulatório escola de uma universidade pública que atende crianças e adolescentes em tratamento conservador e pré-dialítico da DRC.

Introdução

A Doença Renal Crônica (DRC) é definida como uma anormalidade funcional ou estrutural do rim que se apresente por mais de três meses e tenha implicações na saúde do indivíduo (Kdigo, 2016). É considerada uma doença complexa e grave, constituindo-se um problema de saúde pública mundial e crescente aumento do número de pacientes (Harambat et al., 2012).

No período entre 2013 e 2014, dados epidemiológicos a respeito da DRC em adultos nos Estados Unidos mostram que a doença teve prevalência de 15,5% a 18,3%. Observou-se aumento da prevalência entre 1988 e 2002, posterior estabilização entre 2003 a 2012, e tendência de novo aumento em anos subsequentes. Tendência que reforça a importância da continuidade de ações de saúde pública que venham a aumentar o conhecimento quanto aos fatores de risco e melhorar os cuidados e os resultados direcionados às pessoas com DRC (CDC, 2016).

No Brasil, existem poucos dados disponíveis sobre a prevalência da doença renal. Baseados em estudo populacional realizado na cidade de Bambuí (MG), a prevalência de alterações renais na população variou de 0,5% em adultos (18-59 anos) até 5,1% em idosos (> 60 anos). Os autores discutem que o fato de terem encontrado prevalências mais baixas, se comparado a estudos internacionais, pode estar relacionado à migração dos pacientes para cidades maiores onde são realizados os procedimentos médicos mais complexos, ou mesmo terem chegado a óbito devido à falta de diagnóstico (Passos, Barreto & Costa-Lima, 2003).

Em relação a pacientes em terapia renal substitutiva (TRS) o censo realizado pela Sociedade Brasileira de Nefrologia (SBN) mostrou que, em 2014, o número total estimado foi de 112.004 pacientes, o que representa aumento de vinte mil pacientes nos últimos quatro anos. O percentual de pacientes em diálise, com idade menor ou igual a 18 anos, foi de 1,0%. Embora o inquérito tenha contado com a participação de 43% dos centros de diálise ativos no país, as estimativas indicam aumento nas taxas anuais de incidência e prevalência e aumento contínuo no número absoluto de pacientes em TRS (Sesso et al., 2016).

Entre as crianças e adolescentes os dados mundiais disponíveis são pouco precisos e as informações se referem principalmente aqueles que já se encontram em TRS. Estudos apontam para uma incidência média mundial de nove doentes por milhão da população relacionada à idade entre quatro a dezoito anos (Harambat et al., 2012). O primeiro estudo de base populacional, iniciado em 1990, foi realizado na Itália e acompanhou 1.197 crianças nos primeiros dez anos de vida, encontrando incidência de DRC de 12,1 pacientes por milhão da população relacionada à idade (Ardissimo et al., 2003).

No Brasil, os dados disponíveis também se referem a pacientes em diálise. Segundo a SBN (SBN, 2007), havia 73.391 pacientes em tratamento dialítico em 2007, sendo que 1.084 (1,47%) eram menores de dezoito anos. Embora o número de crianças e adolescentes signifique uma pequena parcela do total de pacientes portadores de DRC, neste contingente a doença se torna muitíssimo mais grave, pois além de todas as repercussões clinicas da DRC se somam as alterações de desenvolvimento físico, psíquico e social próprias dessas etapas da vida (Warady & Chada, 2007). Devemos considerar ainda as altas taxas de mortalidade observadas na população infantil em tratamento dialítico, uma vez que chegam a ser trinta vezes mais altas do que na população pediátrica em geral, reforçando a magnitude do problema (Groothoff, 2005; McDonald & Craig, 2004).

Tratamento conservador da DRC

A abordagem de crianças e adolescentes com DRC, a despeito de todo o conhecimento acumulado na área, continua sendo um desafio para os profissionais de saúde, tendo em vista a complexidade da doença e de seu tratamento. A publicação das Diretrizes Clínicas Para o Cuidado ao Paciente Com Doença Renal Crônica (Brasil, 2014) se mostrou um importante passo para a sistematização do atendimento dos renais crônicos no Sistema Único de Saúde (SUS) e tornou-se um documento guia para o atendimento da população com DRC.

O objetivo das Diretrizes consistiu em oferecer orientações às equipes multiprofissionais quanto ao cuidado da pessoa sob risco ou com diagnóstico de DRC, abrangendo a estratificação de risco, estratégias de prevenção, diagnóstico e tratamento. Embora não mencione as especificidades do tratamento de crianças e adolescentes, o manejo clínico proposto se aplica também a esta população. Assim, o tipo de tratamento dependerá do estágio da perda da função renal em que o paciente se encontra.

O estágio é determinado pelo cálculo da Taxa de Filtração Glomerular que, em crianças e adolescentes, é feito pela fórmula proposta por Schwartz et al. (2009):

$$TFG = \frac{K \times estatura\ (cm)}{creatinina\ plasmática\ (mg/dl)}$$

A constante K é igual a 0,413 independentemente da idade ou do sexo. De acordo com os níveis estimados da queda progressiva da TFG (ml/min/1,73m²/SC), o Kidney Disease Improving Global Outcome (KDIGO) propõe a classificação apresentada abaixo:

Quadro 1. Estágios da DRC

Estágio	Descrição	TFG
I	Lesão renal com TFG normal ou aumentada	≥ 90
II	Lesão renal com TFG levemente diminuída	60 - 80
IIIa	Lesão renal com TFG levemente a moderadamente diminuída	45 - 59
IIIb	Lesão renal com TFG moderada a gravemente diminuída	30 - 44
IV	Lesão renal com TFG severamente diminuída	15 - 29
V	Falência renal estando ou não em diálise	< 15

Fonte: Kdigo (2016).

Realiza-se o cálculo da TFG durante todo o acompanhamento dos pacientes, pois sua determinação é essencial tanto para que se defina o tratamento quanto para se avaliar o prognóstico. E, conforme proposto nas Diretrizes Clínicas Para o Cuidado ao Paciente Com Doença Renal Crônica (Brasil, 2014), o tratamento deve ser denominado como conservador nos estágios de I a III; e pré-diálise nos estágios IV e V.

Por ser referência no tratamento de crianças e adolescentes, o ambulatório onde se passa a experiência que aqui relatamos recebe pacientes de todo o Estado, geralmente nos estágio iniciais da DRC. Tais pacientes permanecem em acompanhamento até atingir a idade adulta e ser transferidos para outro ambulatório da mesma instituição ou até que precisem de uma das modalidades de substituição da função renal, ou seja, hemodiálise, diálise peritoneal ou transplante renal. Assim, transitam no ambulatório pacientes com função renal do estágio I ao V, embora permaneça a denominação de tratamento conservador.

O tratamento conservador, ou pré-dialítico, objetiva: prevenir e tratar os distúrbios hidroeletrolíticos e acidobásico; doença mineral e óssea; anemia; hipertensão arterial; doença cardiovascular; manter atualizadas as imunizações; promover o crescimento e desenvolvimento biopsicossocial o mais perto da normalidade; apoiar os doentes e suas famílias. Somando-se a isso, o tratamento deve investir na busca do equilíbrio psicossocial do doente junto a seus familiares, permitindo que enfrente da melhor forma possível as inevitáveis mudanças decorrentes da doença crônica.

Tendo em vista a complexidade do atendimento a ser prestado ao doente com DRC, principalmente quando se trata de crianças e adolescentes, espera-se que os profissionais estejam preparados para uma assistência que vá além de demandas físicas, de forma a possibilitar o entendimento dos doentes e de seus familiares em toda sua complexidade. Para atingir tais objetivos, como reforçado nas políticas governamentais, torna-se necessário a formação de equipes multidisciplinares que articulem as contribuições de diversas áreas do conhecimento, empenhando-se por um entendimento global no enfrentamento do problema e uma abordagem que contemple os aspectos biológicos, sociais, psicológicos, éticos e legais envolvidos em tais doenças.

Diniz (1993) publicou o primeiro estudo localizado no Brasil a mencionar a importância do atendimento multidisciplinar no tratamento pré-dialítico em crianças e adolescentes com DRC, relatando o início da experiência do atendimento ambulatorial que tratamos neste capítulo. Desde sua criação, o ambulatório funciona com uma equipe interdisciplinar que já publicou vários outros estudos ressaltando a importância dessa abordagem (Canhestro et al., 2010; Marciano et al., 2011; Soares et al., 2008).

Ao consultarmos a literatura evidenciamos a escassez de estudos relacionados à eficácia do atendimento multidisciplinar das doenças renais, o que está associado à dificuldade metodológica de se produzir fortes evidências. O estudo de Levin et al. (1997), um dos primeiros a ser realizado, objetivou determinar se a instituição de um programa multidisciplinar pré-diálise teve benefícios para pacientes adultos. Os dados foram gerados por dois diferentes estudos, um prospectivo não randomizado e um retrospectivo, que compararam os resultados de pacientes expostos e não expostos ao programa multidisciplinar pré-diálise. Embora criados em centros diferentes, ambos os programas contribuíram para a redução do número de diálises iniciadas de urgência, melhora do preparo do paciente para a diálise e menor custo do tratamento, confirmando o impacto positivo de um programa multidisciplinar pré-diálise.

Um estudo mais recente realizado com crianças e adolescentes objetivou avaliar o impacto de uma abordagem multidisciplinar comparando resultados clínicos de setenta e três pacientes antes de ela ser implementada (2003), com cento e vinte e cinco pacientes após sua implementação (2009). Os resultados mostraram que após a abordagem multidisciplinar houve número menor de pacientes em estágios mais graves da DRC, melhora nos níveis de hemoglobina, albumina e progressão mais lenta da DRC, todos resultados estatisticamente significativos (Ajarmeh et al., 2012).

No Brasil, o estudo realizado por Santos et al. (2008) avaliou o impacto do acompanhamento interdisciplinar na qualidade de vida e em parâmetros clínicos e laboratoriais de pacientes adultos com DRC na fase pré-dialítica. Os pesquisadores concluíram que pacientes atendidos por equipe interdisciplinar apresentaram melhora na capacidade funcional, aspectos físicos, estado geral de saúde, vitalidade e aspectos emocionais; mostraram ainda redução de peso corporal e aumento da hemoglobina e do cálcio plasmático — todos os resultados estatisticamente significativos.

Assim, dentro de uma equipe multidisciplinar, os enfermeiros terão um papel de destaque no que se refere ao suporte educacional, considerada uma etapa imprescindível do tratamento tradicionalmente reconhecida como uma responsabilidade do enfermeiro (Cook, 1995; Compton, Provenzano & Jonson, 1997; 2002; Pinkney, 1996). Por sua formação voltada à educação e por ter contato prolongado com o doente, o enfermeiro é apontado como um profissional adequado para coordenar o cuidado do doente renal crônico atendido por equipes multidisciplinares (Compton, Provenzano, Jonson, 2002; Slowik, 2001).

Em relação aos pacientes atendidos na experiência aqui relatada, um estudo que avaliou suas características clínicas e sociodemográficas mostrou que eram, na maioria, do sexo masculino (58,7%), na faixa etária de nove a dezesseis anos (49,3%), com idade média de 11,35 anos (DP = 5,22). A principal doença de base se constituía por nefrouropatias congênitas e, em percentual mais baixo, doenças císticas e glomerulopatias. A maioria dos pacientes encontrava-se nos estágios IIIa/b, IV e V (80,0%) da DRC e era acompanhada no ambulatório há mais de cinco anos (Canhestro, 2010).

Papel do enfermeiro na equipe interdisciplinar

O enfermeiro, ao lidar com toda a complexidade da assistência a crianças e adolescentes portadores de DRC, deve estar preparado para atuar na educação do paciente, familiares e outros cuidadores, no suporte psicológico ao paciente e familiares, na mobilização de recursos institucionais e da comunidade, no desenvolvimento de material instrucional e na realização de pesquisas na área (Compton, Provenzano & Jonson, 1997). O cuidado do paciente com DRC é complexo e requer um *continuum* de avaliação, planejamento, intervenção e educação, que podem levar dias ou décadas. O enfermeiro tem assumido um importante papel neste cuidado reconhecendo o estágio da DRC e contribuindo para minimizar os impactos da sua progressão (Neyhart et al., 2010).

O enfermeiro deve ainda reconhecer que o paciente precisa ser considerado como o principal responsável pelo manejo de sua doença. Nesse sentido, deve se empenhar a fim de desenvolver uma relação de parceria com o paciente observando pressupostos como: estar disposto a ouvir o paciente e a deixá-lo expressar o que espera da relação; mostrar que o cuidado deve se dar primeiramente com o paciente e depois com a doença; abordar questões relacionadas a aspectos físicos e psicológicos; disponibilizar um tempo maior para ouvi-lo e tempo menor a dar conselhos; começar cada encontro discutindo as questões do paciente, suas preocupações e seus progressos e informar seus avanços em direção aos objetivos do tratamento (Hawkins & Zazworsky, 2005).

Outro ponto importante na atuação do enfermeiro reside na formulação de estratégias que promovam adesão ao tratamento — tema cada vez mais frequente entre os profissionais de saúde, principalmente pela certeza de que qualquer tipo de intervenção proposta para prevenir ou tratar agravos apenas alcançará os resultados esperados se adequadamente seguida pelo paciente. Por sua vez, os profissionais indicam a não adesão ao tratamento como um problema de saúde pública, especialmente entre os portadores de doenças crônicas, uma vez que esse tipo de comportamento gera custos elevados (Balkrishnan & Jayawant, 2007).

Há vários fatores pesquisados como capazes de interferir na adesão ao tratamento: características demográficas e socioeconômicas; características da doença e do tratamento; perfil dos profissionais de saúde e de sua relação com o paciente; facilidades e dificuldades de acesso aos serviços de saúde; qualidade desses serviço (Turpin, 2007). Entre os vários fatores apontados alguns são considerados difíceis ou até impossíveis de se mudar — idade, complexidade da doença e condição socioeconômica — enquanto outros podem ser trabalhados —crenças, estilos de vida, relação com os profissionais e conhecimento da doença (Benfield, 2007). Portanto, é responsabilidade dos profissionais de saúde identificar esses fatores a fim de formularem estratégias que promovam um tratamento adequado e eficiente.

Em estudo realizado com a população atendida no ambulatório em questão, avaliou-se a adesão ao tratamento por meio de diferentes métodos observando-se que a prevalência de não adesão resultou alta e variou conforme o método utilizado. Além disso, o estudo demostrou existência de fatores que podem interferir no comportamento de adesão da população e serem difíceis de modificar, principalmente os que se relacionam com as condições de vida das famílias. Entre os fatores que podem ser modificados, o pouco conhecimento a respeito de aspectos ligados à doença e ao tratamento aparece associado a uma maior prevalência de não adesão em todos os métodos utilizados. Esse resultado reforça a necessidade de se formular atividades educativas adequadas a crianças, adolescentes e familiares e de avaliações frequentes do impacto de tais atividades no comportamento de adesão (Canhestro, 2010)

No intuito de se constituir um atendimento em que o enfermeiro atue dentro dos pressupostos acima ressaltados é que se desenvolve o Projeto Assistência de Enfermagem a Crianças e Adolescentes com DRC em Tratamento Conservador. O Projeto funciona num ambulatório de atendimento interdisciplinar cuja equipe é formada por enfermeira, nefrologistas pediátricos, urologista, psicóloga, nutricionista e assistente social. A equipe atua no sentido de promover a assistência integral e interdisciplinar a crianças e adolescente portadores de qualquer nível de DRC bem como oferecer o suporte necessário a seus familiares. Visando atingir os objetivos, a equipe desenvolve atividades conforme recomendações de cada disciplina que integra participa do programa com atendimentos individualizados.

Os pacientes inscritos são acompanhados durante todo o tratamento pré-dialítico, cuja duração varia conforme a progressão da doença, e são transferidos para tratamento dialítico ou transplante renal, quando indicado. O atendimento da equipe é realizado uma vez por semana e a frequência dos doentes ao ambulatório varia entre mensal a semestral, de acordo com as necessidades, baseadas nas condições clínicas e emocionais de cada um. Há reuniões semanais com todos os profissionais que participam do atendimento em que discutem os casos e depois elaboram um Plano de Cuidado Interdisciplinar a cada paciente a ser atendido. Todos os atendimento são registrados em prontuário no qual cada profissional tem um local específico para o registro.

A assistência do enfermeiro visa o atendimento integral de crianças e adolescentes portadores de DRC e de sua família, no que se refere aos aspectos físicos, psicológicos e sociais. Além disso, preza por um atendimento individualizado, preocupando-se com as particularidades de cada paciente e de cada etapa da trajetória da doença que estão vivenciando. A seguir indicamos as atividades realizadas a fim de se alcançar os objetivos.

A consulta de enfermagem

A consulta de enfermagem já há muito é utilizada como uma prática assistencial fundamental dentro da prática profissional de enfermagem. Caracteriza-se como uma atividade independente, realizada pelo enfermeiro, cujo objetivo consiste em propiciar condições para melhoria da qualidade de vida por meio de uma abordagem contextualizada e participativa. Sua realização exige do enfermeiro competência técnica, capacidade de se interessar pelo ser humano e pelo seu modo de vida, a partir da consciência reflexiva de suas relações com o indivíduo, a família e a comunidade (Machado, Leitão & Holanda, 2005). O enfermeiro, ao realizá-la, assume o importante papel de educador, procurando fornecer ao doente e sua família as orientações relacionadas a doença e ao tratamento.

No referido projeto, as consultas de enfermagem são realizadas semanalmente, registradas em formulário próprio que compõe o prontuário do paciente e têm os seguintes componentes:

:: **Entrevista:** pacientes e familiares são estimulados a falar a respeito do atendimento de necessidades humanas básicas; facilidades e dificuldades em relação à doença, ao tratamento e a outros aspectos de suas vidas; alterações físicas e emocionais; facilidades e dificuldades para manter a adesão ao tratamento; seguimento e aceitação da dieta prescrita; e desempenho do paciente na escola. Um roteiro padronizado na instituição é utilizado guiando a coleta de dados.

Ressaltamos que durante o desenvolvimento das consultas os pacientes e familiares têm a oportunidade de se expressar em relação a todos aspectos abordados, procurando estimulá-los para o autocuidado, quando a idade e a situação do paciente o permitem. Em várias situações torna-se necessário chamar os pais no intuito de que se envolvam diretamente no cuidado, fazendo-o ou supervisionando a sua execução.

:: **Exame físico:** completo na primeira consulta e orientado para o problema nas consultas subsequentes.

:: **Orientações sobre funcionamento renal:** com um vocabulário adequado e utilizando manequim demonstrativo da anatomia do sistema renal, pacientes e familiares são orientados quanto a aspectos da fisiologia renal. Orientações que visam levá-los a compreender o motivo da perda da função renal e a necessidade dos itens prescritos no tratamento.

:: **Avaliação de resultados de exames:** pacientes e familiares são orientados no tocante aos prováveis motivos das alterações, suas consequências e como evitá-las, quando possível, por meio do uso correto dos medicamentos e do seguimento da dieta.

:: **Orientações sobre terapêutica medicamentosa prescrita:** a importância da utilização dos medicamentos, os horários adequados e possíveis efeitos colaterais.

:: **Orientações relacionadas às modalidades de TRS:** quando do encaminhamento do paciente para a TRS, eles são orientados sobre sua necessidade e as características de cada tratamento; há visitas à unidade de diálise do hospital de referência do ambulatório com o objetivo de tornar mais fácil a compreensão do tratamento e propiciar o contato do paciente com outros já em tratamento dialítico.

:: **Orientações relacionadas à fístula arteriovenosa (FAV):** a necessidade de realização da FAV, como ela é feita e os cuidados para seu bom funcionamento são itens abordados e utilizam-se desenhos esquemáticos a fim de facilitar a compreensão.

:: **Controle das imunizações:** as doenças infecciosas, sejam bacterianas ou virais, constituem uma das principais causas de morte dos pacientes com DRC, em qualquer faixa etária. Por isso o controle de doenças infecciosas, por meio da imunização, é parte essencial do tratamento conservador da DRC em crianças e adolescentes.

No ambulatório os pacientes são acompanhados regularmente quanto às vacinas consideradas essenciais e àquelas que fazem parte do Programa Nacional de Imunização (PNI). As essenciais são: contra a hepatite A e B, antipneumocócica 10 e 23, *Haemophillus influenzae* b, varicela e influenza, que estão em formulário de controle anexado ao prontuário. Entre elas, apenas a antipneumocócica 23 não integra o PNI, tendo o paciente acesso nos Centros de Referência de Imunobiológicos Especiais (CRIE) mantidos pela prefeitura. Em relação à vacina contra o vírus da hepatite B (VHB), anualmente há uma avaliação sorológica dos níveis de anticorpos contra o antígeno da superfície da hepatite B (anti-HBs), considerando-se protegidos aqueles em que os níveis de anti-HBs forem ≥ 10 UI/ml (Neu, 2012).

Nos casos não reagentes, ou seja, os que apresentam anti-HBs < 10 UI/ml, indica-se repetir o esquema vacinal de quatro doses, com o dobro da dose administrada normalmente (CDC, 2012). O enfermeiro é quem faz todo o controle das imunizações, como parte da consulta de enfermagem.

Visita domiciliar

Há muito se realiza a visita domiciliar como uma atividade de assistência à saúde. A evolução histórica da visita domiciliar está muito ligada à evolução da própria enfermagem, podendo funcionar como um instrumento para se trabalhar junto ao indivíduo, família e comunidade a prestação de assistência à saúde dentro do seu contexto social, desde que realizada mediante processo racional e com objetivos bem definidos.

Ainda que a visita domiciliar tenha um alto custo, ela é indicada e justificada a clientes que necessitam de um suporte maior ao cuidado efetuado nos serviços de saúde, servindo como estratégia de reforço de orientações, esclarecimento de dúvidas, sedimentação de conhecimentos, reflexão e auxílio na resolução de problemas da família (Mazza, 1994; Padilha et al., 1994)

No atendimento ambulatorial, as visitas domiciliares objetivam: avaliar o ambiente familiar em que vive o paciente; conhecer a família, procurando identificar os membros ou outras pessoas que colaboram no tratamento do paciente; identificar fatores que propiciam ou não a adesão ao tratamento; reforçar e/ou fornecer orientação sobre a doença, o tratamento e a importância da adesão.

As visitas domiciliares são realizadas pela enfermeira e pela assistente social, previamente agendas com o paciente e seu familiar em consulta no ambulatório, durante a qual preenchem um formulário de coleta de dados (Apêndice A). Os pacientes visitados são definidos pelos seguintes critérios: aqueles que apresentem pouca adesão ao tratamento; pacientes e familiares com dificuldades de entender o processo da doença e seu tratamento; familiares com dificuldades variadas de comparecer ao ambulatório; pacientes em fase de preparação para o tratamento dialítico; pacientes e familiares nos quais se perceba necessidade maior de escutá-los em suas dificuldades.

Num levantamento feito pelos profissionais do programa relativo aos resultados obtidos com as visitas domiciliares, perceberam que pacientes visitados demonstram satisfação com a atividade e que ela se torna um acontecimento importante dentro das famílias (Canhestro et al., 2005). Assim, as visitas propiciam que os pacientes e seus familiares conheçam melhor o tratamento, o que facilita, por parte dos profissionais, compreender as queixas e dificuldades de pacientes e familiares, principalmente aquelas ligadas à manutenção das incumbências necessárias ao tratamento

Materiais instrucionais utilizados

Cartilha e folder

Utilizar material impresso no atendimento de pacientes crônicos é uma estratégia útil, pois tem grande capacidade de influenciar, aumentar e reforçar informações que melhoram a saúde (Moreira et al., 2003). No atendimento dos pacientes inscritos no projeto os profissionais se preocupam em fornecer informações que contribuam para adesão ao tratamento e, nessa intenção, a equipe elaborou uma cartilha educativa intitulada "Cuidando do seu rim" (figura 1).

A Cartilha contém informações relativas a: função dos rins, doença renal crônica, importância da adesão ao tratamento, principais medicamentos utilizados e o papel de cada profissional dentro da equipe interdisciplinar. A distribuição se dá durante as consultas de enfermagem e é apresentada aos pacientes no intuito de se promover um momento de troca e interação entre profissional e paciente, transformando uma consulta formal num momento informal de aprendizado. A distribuição do material contribui para a aquisição de conhecimento e influência de forma positiva na adesão dos pacientes e familiares ao tratamento.

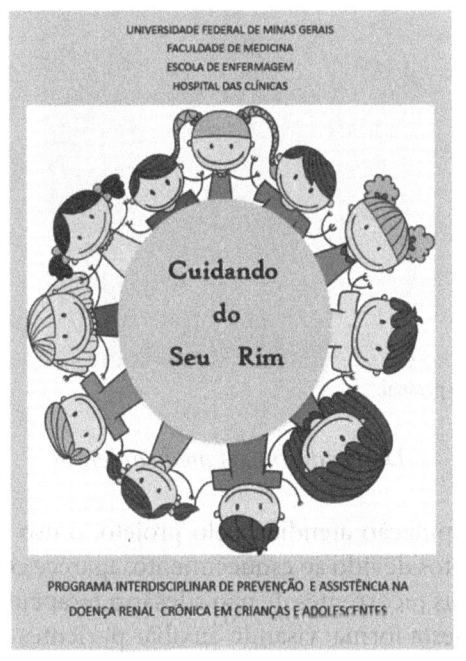

Figura 1. Cartilha "Cuidando do seu Rim"

Fonte: Arquivo pessoal.

Há também um folder com orientações acerca do transplante renal, voltado principalmente a orientar os familiares, respondendo a perguntas mais frequentes quanto ao procedimento (figura 2).

Figura 2. Folder "Conversando sobre transplante renal"

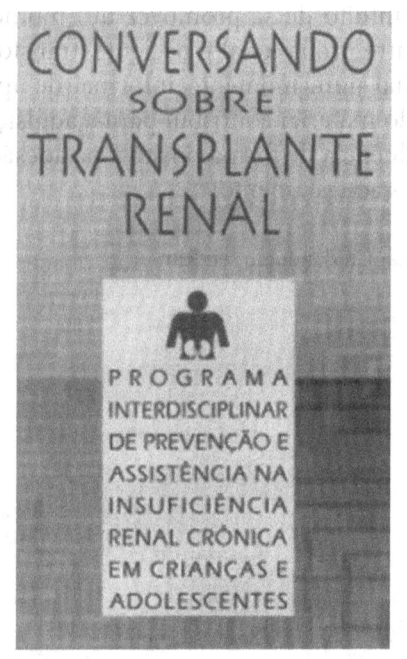

Fonte : Arquivo pessoal.

Diário dos meus medicamentos

Na população atendida pelo projeto, o uso irregular de medicamentos devido ao esquecimento, aparece como um dos motivos mais recorrentes de não adesão a terapêutica medicamentosa. Desta forma, visando auxiliar pacientes e familiares, foi criado o impresso "Diario do Meus Medicamentos", que utiliza cores na identificação dos medicamentos.

O Diário visa ser o mais atrativo possível e de fácil compreensão para pacientes e familiares. É preenchido de forma individualizada durante as consultas de enfermagem e com a participação dos pacientes e seus familiares. Para operacionalizá-lo, cada medicamento recebe uma cor, que é definida no impresso, e são pintadas no horário (na vertical) e nos dias do mês (determinados na horizontal). Assim, pacientes e familiares são orientados a marcar o quadrinho correspondente ao dia e horário do medicamento a ser ingerido, auxiliando-os na ingestão de medicamentos.

O impresso também funciona como um demonstrativo da distribuição dos medicamentos ao longo do dia e, ao chamar a atenção dos familiares quando colocado em local de acesso, contribui para o envolvimento de todos no controle da administração dos medicamentos. A cada consulta um novo diário é preenchido de forma a abranger todo o período entre os retornos ao ambulatório. Após a implementação do diário, houve mais adesão aos medicamentos, constatada por meio dos relatos dos próprios pacientes e de seus familiares e por reflexos positivos no controle clínico.

Figura 3. "Diário dos Meus Medicamentos"

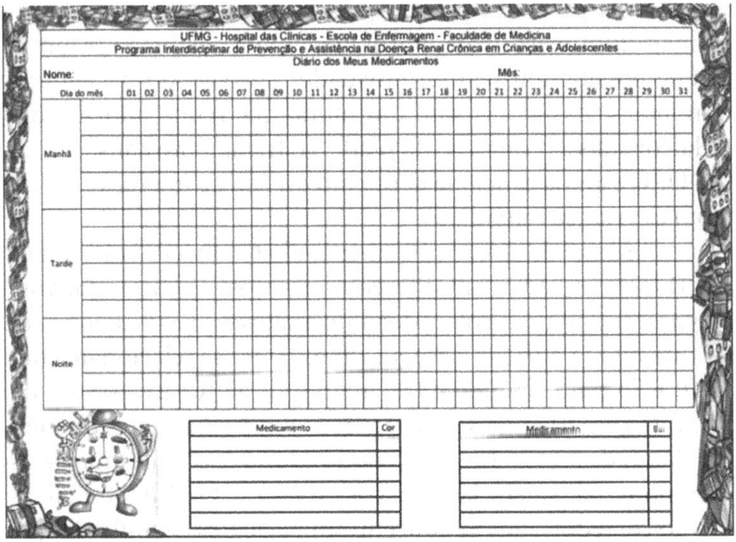
UFMG - Hospital das Clínicas - Escola de Enfermagem - Faculdade de Medicina
Programa Interdisciplinar de Prevenção e Assistência na Doença Renal Crônica em Crianças e Adolescentes
Diário dos Meus Medicamentos
Nome:
Mês:
Dia do mês 01 02 03 04 05 06 07 08 09 10 11 12 13 14 15 16 17 18 19 20 21 22 23 24 25 26 27 28 29 30 31
Manhã
Tarde
Noite
Medicamento | Cor
Medicamento

Fonte: Arquivo pessoal.

Mural interativo

Uma das concepções sobre educação em saúde ressalta a importância das atividades educativas se desenvolverem mediante situações de ensino-aprendizagem, agregadas aos espaços das práticas de saúde (Brasil, 2014). A sala de espera pode ser um local adequado para o desenvolvimento de tais práticas, pois é um território dinâmico, onde ocorre mobilização de diferentes pessoas à espera de um atendimento de saúde e pode ser utilizada como local de socialização das informações em saúde (Teixeira, Veloso, 2006).

Como os profissionais do projeto se preocupam constantemente em fornecer informações aos pacientes e familiares de forma contribuir para uma vida mais saudável e a adesão ao tratamento, eles pensaram numa estratégia para a sala de espera. Os pacientes passam pela avaliação de vários profissionais num mesmo dia, por isso a espera costuma ser longa, o que possibilitou realizar atividades envolvendo pacientes e familiares. Assim, criaram um mural que reúne informações relacionadas à promoção da saúde, ao tratamento conservador da DRC e ainda funciona como um espaço de interação lúdica com as crianças atendidas.

O Mural, intitulado "Construindo Conhecimento" (figura 4) é organizado com diferentes espaços: 1) "Informativos" (figura 5) onde são colocados informativos plastificados para leitura rápida durante a espera, cujos temas se relacionam com educação para a saúde e tratamento da DRC; 2) "Árvore da vida" (figura 6) onde são colocados os aniversariantes do mês; 3) "Varal das artes" (figura 7) onde as crianças penduram seus desenhos, há papel e lápis de cor no mural. O Mural está fixado no corredor onde se concentram pacientes e familiares que aguardam as consultas e eles são estimulados a utilizá-lo.

Figura 4. "Mural Construindo Conhecimento"

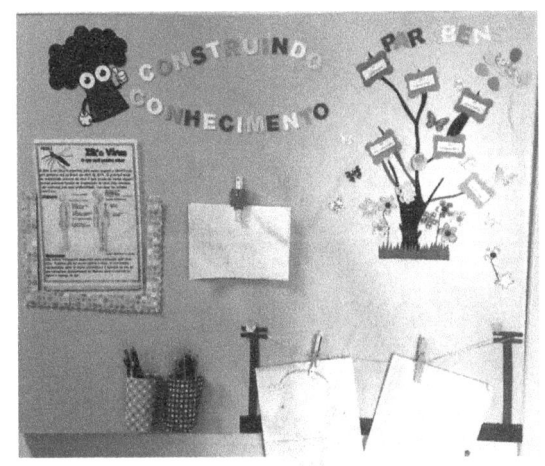

Fonte: Arquivo pessoal.

Figura 5. Informativos

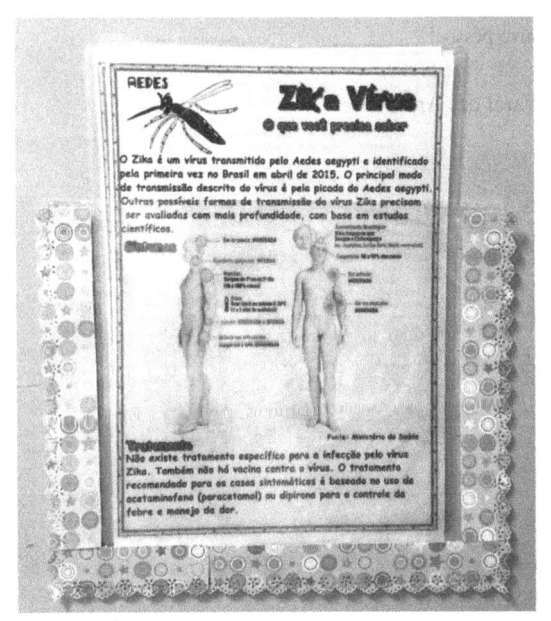

Fonte: Arquivo pessoal.

Figura 6. A árvore da Vida

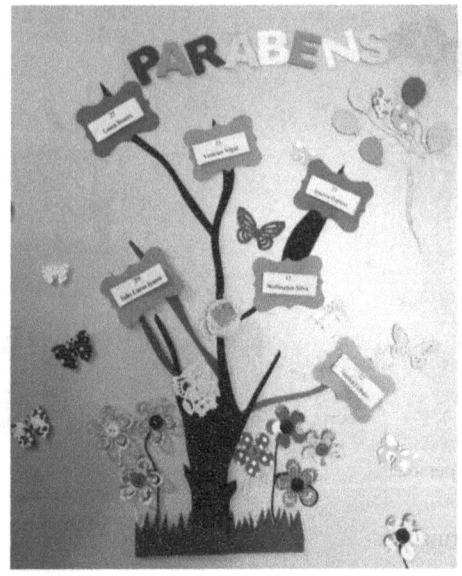

Fonte: Arquivo pessoal.

Figura 7. Varal das Artes

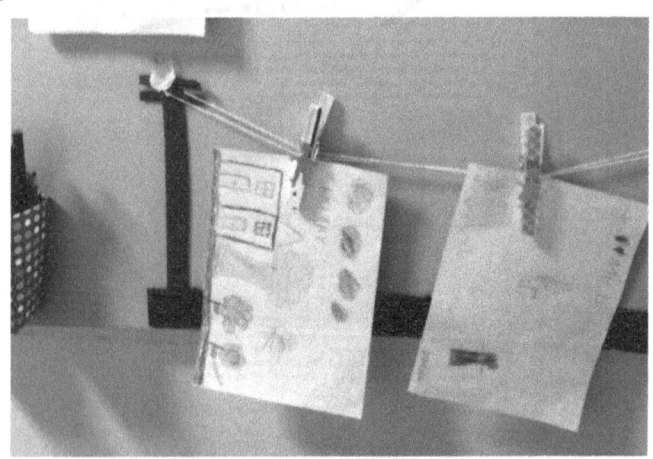

Fonte: Arquivo pessoal.

Michaud et al. (2004), ao concluírem uma revisão bibliográfica sobre as abordagens adequadas para trabalhar com os jovens cronicamente doentes, apresentaram o que acreditam ser as solicitações do doente: "[...] me trate como uma pessoa, tente me entender, não me trate de forma diferente, me dê algum encorajamento, não me force, me ofereça opções, tenha senso de humor e saiba o que você está fazendo".

Se tais solicitações constituírem preocupação dos profissionais no atendimento a pacientes cronicamente doentes, consideramos que estão fazendo muito para alcançar mais adesão ao tratamento e consequentemente melhores resultados.

Considerações

A atuação do enfermeiro no atendimento de crianças e adolescentes portadores de doença renal crônica em tratamento conservador vem se fortalecendo, pois consideramos que a informação resulta na melhor prescrição contra a ignorância, a ansiedade e o medo. A informação é capaz de levar o pessimismo a se transformar em otimismo, dúvidas e medo em esperança e confiança (Pinkney, 1996).

As atividades educativas com os pacientes e suas famílias representa uma tarefa longa, que não termina com seu encaminhamento para uma TRS, nem mesmo com o transplante renal. Atuar por meio de uma abordagem biopsicossocial é o que poderá contribuir para levar a uma assistência de qualidade que não apenas controle as doenças, mas principalmente ajude as pessoas a ser felizes.

Referências

AJARMEH, S. et al. The effect of a multidisciplinary care omes in pediatric chronic kidney disease. *Pediatr. Nefhrol.*, vol. 27, 2012, pp. 1921-927.

ARDISSIMO, G. et al. Epidemiology of chronic renal failure in children: data from the Italy Kid project. *Pediatric*, vol. 111, n.º 4, 2003, pp. 382-387.

BALKRISHNAN, R.; JAYAWANT, S.S. Medication adherence research in populations: measurement issues and other challenges. *Clin. Ther.*, vol. 29, n.º 6, 2007, pp. 1180-1183.

BENFIELD, M. Insurance, non-adherence- a call to action. *Pediatr. Transplant.*, vol. 11, 2007, pp. 2236-238.

BRASIL. Fundação Nacional de Saúde. *Diretrizes de educação em saúde visando à promoção da saúde: documento base - documento I/Fundação Nacional de Saúde*. Brasília: MS, 2007. Disponível em: <http://www.funasa.gov.br/documents/20182/38937/Educaçao++em+Saude+-+Diretrizes.pdf/be8483fe-f741-43c7-8780-08d824f21303>. Acesso em: 15 jul. 2017.

BRASIL. Ministério da Saúde. *Manual dos Centros de Referência para Imunobiológicos Especiais*. 4.ª ed. Brasília: Ministério da Saúde; 2014. 160 p.

BRASIL. Fundação Nacional de Saúde (Funasa). *Diretrizes de educação em saúde visando à promoção da saúde*. Brasília, DF: Funasa, 2007. Disponível em: <http://www.funasa.gov.br/site/wp-content/files_mf/dir_ed_sau.pdf>. Acesso em: 1 jun. 2017.

BRASIL. Ministério da Saúde. Secretaria de Atenção à Saúde. Departamento de Atenção Especializada e Temática. *Diretrizes Clínicas para o Cuidado ao paciente com Doença Renal Crônica – DRC no Sistema Único de Saúde*. 2014. Disponível em: <http://bvsms.saude.gov.br/bvs/publicacoes/diretrizes_clinicas_cuidado_paciente_renal.pdf>. Acesso em: 16 jun. 2017.

CANHESTRO, M. R. et al. Conhecimento de pacientes e familiares sobre a doença renal crônica e seu tratamento conservador. *Revista Mineira de Enfermagem*, vol. 14, n.º 3, 2010, pp. 335-344.

CANHESTRO, M. R. *Estudo da adesão de crianças e adolescentes ao tratamento conservador da doença renal crônica*. Doutorado em Enfermagem — Escola de Enfermagem, UFMG. Belo Horizonte, 2010.

CANHESTRO, M. R. et al. A visita domiciliar como estratégia assistencial no cuidado de doentes crônicos. *Rev. Min. Enf.*, vol. 9, n.º 3, 2005, pp. 260-266.

CDC (Center for Disease Control). *Guidelines for Vaccinating Kidney Dialysis Patients and Patients with Chronic Kidney Disease summarized from Recommendations of the Advisory Committee on Immunization Practices*. 2012. Disponível em: <http://www.cdc.gov/vaccines/pubs/downloads/dialysis-guide-2012.pdf>. Acesso em: 1 jun. 2017.

CDC (Centers for Disease Control and Prevention). *Chronic Kidney Disease Surveillance System. United States*. 20016. Disponível em: <http://www.cdc.gov/ckd 2016>. Acesso em: 16 jun. 2017.

COMPTON, A.; PROVENZANO, R.; JONSON, C. A the Pediatric Nephrology Nurse as Clinical Care Coordinator. ANNA Journal, Pitman, vol. 24, n.º 3, Jun., 1997, pp. 344-346.

COMPTON, A.; PROVENZANO, R.; JONSON, C. A. The Nephrology Nurse's Role in Improved Care of Patients with Chronic Kidney Disease. Nephrol Nursing Journal, Ashland, vol. 29, n.º 4, p. 331-336, Aug., 2002.

COOK, S. Psychological and Educational Support for CAPD Patients. British Journal of Nursing, London, vol. 4, n.º 14, Jul. 27- Aug. 9, 1995, pp. 809-810; 827-828.

DINIZ, J. S. Insuficiência renal cônica na criança: relato de uma experiência no Hospital das Clínicas. *Rev. Med.Minas Gerais*. vol. 3, n.º 3, 1993, pp. 127-33.

GROOTHOFF, J. W. Long-terms outcomes of children with

end-stage renal disease. *Pediatr. Nephrol.*, vol. 20, 2005, pp. 849-853.

HARAMBAT, J. et al. Epidemiology of chronic kidney disease in children. *Pediatr Nephrol.*, vol. 27, n.º 3, 2012, pp. 363-373.

HAWKINS, C. D.; ZAZWORSKY, D. Self Management of Chronic Kidney Disease. *American Journal of Nursing*, vol. 105, n.º 10, 2005, pp. 40-48.

KDIGO (Kidney Disease Improving Global Outcom). Clinical Practice Guideline Update on Diagnosis, Evaluation, Prevention and Treatment of CKD-MB. *Public Review Draft*. Aug., 2016. Disponível em: <https://pt.scribd.com/document/348837674/KDIGO-CKD-MBD-Update-Public-Review-Final-pdf>. Acesso em: 1 jun. 2017.

LEVIN, A. et al. Multidisciplinary Predialysis Programs: Quantification and Limitations of Their Impact on Patient Outcomes in Two Canadian Settings. *American Journal of Kidney Diseases*, vol. 29, n.º 4, 1997, pp. 533-540.

MACDONALD, S. P.; CRAIG, J. C. Long-term survival of children with end stage renal disease. *N. Engl. J. Med.*, vol. 350, 2004, pp. 2654-2662.

MACHADO, M. T.; LEITÃO, G. M.; HOLANDA, F. X. O Conceito de Ação Comunicativa: Uma Contribuição para a Consulta de Enfermagem. *Revista Latino-Americana de Enfermagem*, Ribeirão Preto, vol. 13, n.º 5, set.-out., 2005, pp. 723-728.

MARCIANO, R. C. et al. Behavioral disorders and low quality of life in children an adolescents with chronic kidney disease. *Pediatric Nephrology*, vol. 26, n.º 2, 2011, pp. 281-290.

MAZZA, M. P. A visita domiciliária como instrumento de assistência de saúde. Rev. Bras. *Cresc. Des. Hum.*, vol. 2, 1994, pp. 60-68.

MICHAUD, P. A.; SURIS, J. C.; VINER, R. The adolescent with a chronic condition. Part II: healthcare provision. *Arch. Dis Child.*, vol. 89, 2004, pp. 943-949.

MOREIRA, M. F; NÓBREGA, M. L.; SILVA, M. T. Comunicação escrita: contribuição para a elaboração de material educativo em saúde. *Revista Brasileira de Enfermagem,* vol. 56, n.º 2, 2003, pp. 184-188.

NEU, M. A. Immunizations in children with chronic kidney disease. *Pediatr Nephrol.,* vol. 27, 2012, pp. 1257-1263.

NEYHART, C.D. et al. A new nursing model for the care of patients with chronic kidney disease. *Nephrol. Nurs. Jour.* vol. 37, n.º 2, 2010, pp. 121-30.

PADILHA, M. S. et al. Visita domiciliar- uma alternativa assistencial. *R. Enferm. UERJ,* vol. 2, 1994, pp. 83-90.

PASSOS, V. M. A; BARRETO, S. M; COSTA-LIMA, M. F. Detection of renal dysfunction based on serum creatinine levels in a brasilian community: The Bambuí Health an Ageng Study. *Braz J Med Biol Res.,* vol. 36, n.º 3, 2003, pp. 393-401.

PINKNEY, M. End Stage Renal Failure: The Role of the Nurse in Patient Education. *Nursing Standard,* London, vol. 10, n.º 30, Apr., 1996, pp. 37-39.

SANTOS, F. R. et al. Efeitos da abordagem interdisciplinar na qualidade de vida e em parâmetros laboratoriais de pacientes com doença renal crônica. *Rev. Psiq Clin.,* vol. 35, n.º 3, 2008, pp. 87-95.

SCHARTZ, G. J. et al. New equations to estimate GFR in children with CKD. *J Am Soc Nephrol.,* vol. 20, n.º 3, 2009, pp. 629-637.

SESSO, R. C. et al. Inquérito Brasileiro de Diálise Crônica 2014. *J Bras Nefrol.,* vol. 38, n.º 1, 2016, pp. 54-61.

SLOWIK, M. M. Early Education of Patients with Chronic Renal Insufficiency: The Healthy Start Program. *Nephrology Nursing Journal,* Ashland, vol. 28, n.º 6, Dec., 2001, pp. 643-646.

SOARES, C. M. B. et al. Clinical outcome of children with chronic kidney disease in a pre-dialysis interdisciplinary program. *Pediatr. Nephrol.,* vol. 23, 2008, pp. 2039-2046.

SBN (Sociedade Brasileira de Nefrologia). Amostragem dos centros de diálise do Brasil Censo da SBN Jan./2007. Disponível em: <www.sbn.org.br/Censo/2007/SBN Censo Dialise 2007.doc>. Acesso em: 16 jun. 2017.

TEIXEIRA, E. R.; VELOSO, R. C. O Grupo em Sala de Espera: Território de práticas e representações em saúde. *Texto Contexto Enferm.*, Florianópolis, vol. 15, n.º 2, abr.--jun., 2006, pp. 320-325.

TURPIN, R. S. et al. Patient adherence: present state and future directions. *Dis. Manag.*, vol. 10, n.º 6, 2007, pp. 305-310.

VALDERRÁBANO, F. et al. Chronic Kidney Disease: Why is Current Management Uncoordinated and Suboptimal? *Nephrology Dialysis Transplantation*, Oxford, vol. 16, 2001, pp. 61-64.

WARADY, B. A.; CHADHA, V. C. Chronic Kidney disease in children: the global perspective. *Pediatr. Nephrol.*, vol. 22, 2007, pp. 1999-2009.

Apêndice A — Formulário para Coleta de Dados durante a Visita Domiciliar

Universidade Federal de Minas Gerais
Hospital das Clínicas
Escola de Enfermagem
Faculdade de Medicina

Programa Interdisciplinar de Prevenção e Assistência na IRC em Crianças e Adolescentes

Formulário para Coleta de Dadosdurante a Visita Domiciliar

Respondente:

1 – CARACTERÍSTICAS SOCIODEMOGRÁFICAS DA FAMÍLIA

Identificação da família:
Endereço: Telefone:
Resumo da condição do doente:
Condições de higiene da moradia:
Modificações necessárias caso venha a fazer CAPD:

2 - INTER-RELACIONAMENTO FAMILIAR
Como os membros da família se relacionam entre si :
Como os membros da família se relacionam com a criança/adolescente doente:

3 - IMPACTO DA DOENÇA NA VIDA DA CRIANÇA/ADOLESCENTE DOENTE E NA FAMÍLIA COMO UM TODO
Quais os membros da família se envolvem diretamente no cuidado da criança/adolescente:
Limitações impostas pela doença na vida da criança / adolescente:
Modificações ocorridas na vida dos outros membros da família a partir do problema de saúde da criança / adolescente:
Dificuldades encontradas no cuidado da criança/adolescente doente:
Facilidades encontradas:
A família conta com algum tipo de ajuda no cuidado com a criança/adolescente doente:

4 - EXPECTATIVAS
Quais suas expectativas em relação ao tratamento da criança/adolescente:
Sugestões em relação aos cuidados que estão sendo prestados pela equipe de saúde:
Avaliação do familiar e/ou paciente em relação à visita:
Responsável pela visita:
Encaminhamentos:

5 - INFORMAÇÕES OU COMENTÁRIOS ADICIONAIS
(registrar receptividade).

Roberta Vasconcellos Menezes de Azevedo
Mônica Ribeiro Canhestro

ATUAÇÃO DO ENFERMEIRO NO ATENDIMENTO A CRIANÇAS E ADOLESCENTES COM DISFUNÇÃO DO TRATO URINÁRIO INFERIOR

Objetivos do capítulo
:: Abordagem conceitual e teórica da disfunção do trato urinário inferior.
:: Analisar as especificidades da consulta de enfermagem.
:: Observar a atuação do enfermeiro no atendimento de pacientes com disfunção do trato urinário inferior.

Resumo
Neste capítulo, baseadas na Teoria das Necessidades Humanas Básicas, de Wanda Horta, apresentamos como se organiza a assistência ambulatorial do enfermeiro a crianças e adolescentes com disfunção do trato urinário inferior; descrevemos aspectos conceituais da disfunção; a avaliação do enfermeiro, por meio de exames complementares, durante a consulta de enfermagem; as intervenções de enfermagem diante dos problemas identificados.

Introdução

O enfermeiro é o profissional que lida de perto com o cuidado, tarefa que vai desde a escuta, o acolhimento, o estar próximo, até o auxílio ou a realização das atividades da vida diária do outro, aquele que se encontra em situação fragilizada, de incapacidade e às vezes de intenso sofrimento. Lidar com o sofrimento do outro não representa uma tarefa fácil, uma vez que requer do enfermeiro sensibilidade, habilidade, sabedoria e conhecimento para considerar a identidade e todas as características desse indivíduo não apenas em seu aspecto físico, mas sim em sua própria história, seu sentimento.

Quando o paciente é criança ou adolescente, sobretudo com doença crônica, os cuidados se tornam permanentes por causa das alterações irreversíveis e graduais o que requer o apoio e a interação com a família. O doente crônico tem que aprender a lidar com uma enfermidade de longa permanência, incurável, limitadora e que gera repercussões em sua vida e no convívio familiar e social.

A criança/adolescente com Disfunção do Trato Urinário Inferior (DTUI) apresenta o inconveniente da perda do controle miccional e necessita de acompanhamento em serviço de saúde especializado que previna outras complicações, como a doença renal crônica, e melhore sua qualidade de vida.

Compreendendo a disfunção do trato urinário inferior

A DTUI compreende alterações que podem comprometer a fase de enchimento ou esvaziamento vesical, em decorrência de problemas anatômicos, neurológicos ou funcionais. As causas funcionais estão relacionadas à demora na maturação do controle neurológico do trato urinário inferior ou ao comportamento anormal adquirido durante o período de treinamento do controle do esfíncter urinário (Norgaard et al., 1998).

Quando a DTUI decorre de uma lesão em algum nível do sistema nervoso, seja o córtex cerebral, a medula espinhal, seja o sistema nervoso periférico, denomina-se bexiga neurogênica. Nas crianças, a disfunção se deve predominantemente aos defeitos do tubo neural, como a Mielomeningocele (MMC), meningocele, lipomeningocele e agenesia sacral (Woodhouse, 2008; Thorup et al., 2010). A prevalência de MMC varia de 0,1 a 1 por 1000 nascidos vivos (Castro et al., 2010). Além da causa congênita de bexiga neurogênica, existem as causas adquiridas ou externas, como a mielite esquistossomótica, o traumatismo raquimedular, o tumor medular entre outras, mais comuns em adolescentes e adultos jovens.

A DTUI é capaz de comprometer significativamente a qualidade de vida, sobretudo de crianças mais velhas e adolescentes, nas quais a incapacidade de controlar os esfíncteres, revelada pelo inconveniente sintoma da incontinência urinária e até fecal, leva a transtornos emocionais, como baixa estima, insegurança, angústia e diminuição do convívio social. É comum que se privem de dormir na casa de amigos, pois receiam o constrangimento por perder urina durante o sono, molhar o colchão ou de ter que usar fralda.

Complicação da DTUI: a lesão renal

Embora muitas das crianças com bexiga neurogênica nasçam com o trato urinário superior (TUS) normal, há o risco de elas desenvolverem a deterioração do trato urinário superior por causa do aumento da pressão de enchimento do detrusor, da dissinergia detrusor-esfincteriana (falta de coordenação entre a contração do detrusor e o esfíncter externo que se mantém fechado, resultando no esvaziamento vesical incompleto e urina residual), ao resíduo pós-miccional, à infecção urinária com ou sem o refluxo vesicoureteral (Thorup et al., 2010).

Em crianças com mielodisplasia, a deterioração do trato urinário superior e a incontinência urinária consistem nos problemas urológicos mais comuns (Tanaka et al., 2008). Na Inglaterra, somente sessenta por cento das crianças com espinha bífida têm sobrevivido na fase adulta. Em todas as idades, a falência renal é a causa mais comum de morte. O risco de insuficiência renal se relaciona fortemente ao nível sensorial da medula espinhal acometido. A perda da função renal se mostra rara quando o nível acometido está abaixo de L4 e mais frequente com lesões acima de T10. Entretanto, o comprometimento renal pode acontecer até em defeitos aparentemente menores do tubo neural, como na espinha bífida oculta (Woodhouse, 2008), cujo diagnóstico pode ser subestimado por se apresentar com sintomas pouco evidentes (Castro et al., 2010).

Nas crianças com MMC, trinta a quarenta por cento delas desenvolvem algum grau de disfunção renal, contudo a complicação pode ser prevenida ou atenuada por tratamento adequado para reduzir as pressões da bexiga e minimizar a estase de urina (Muller et al., 2002). No entanto, desde a introdução do tratamento intensivo das crianças com espinha bífida, nota-se redução acentuada na progressão para a fase final da doença renal crônica (DRC).

Recém-nascidos com dissinergia detrusor-esfincteriana que não são tratados desenvolvem lesão do trato urinário superior no primeiro ano de vida, que se inicia precocemente logo após o nascimento e, em alguns casos, durante a vida fetal (Bauer et al., 2012). Caso a insuficiência renal não seja tratada, a morte no primeiro ano de vida pode chegar a vinte por cento. Logo, é essencial que os pacientes sejam seguidos ainda no primeiro ano de vida a fim de se detectar sinais precoces de dilatação renal e ureteral que podem levar à doença renal crônica (Dik et al., 2006).

Ambulatório de disfunção do trato urinário inferior

Em virtude da grande complexidade da DTUI, das repercussões no cotidiano do binômio paciente/família e do risco de doença renal, é fundamental a existência de um serviço de saúde ambulatorial, principalmente do Sistema Único de Saúde (SUS), que dê assistência especializada ao paciente.

Criado em 1996, o Ambulatório de DTUI anexo de um hospital universitário de Belo Horizonte, destina-se a atender crianças e adolescentes com bexiga neurogênica e distúrbio funcional do trato urinário, a maioria relacionada à MMC. Dessa forma, representa um serviço de referência no tratamento da DTUI na região metropolitana e demais municípios do estado de Minas Gerais.

A equipe de trabalho é constituída por enfermeiro, nefrologistas pediátricos, pediatras e fisioterapeutas. No entanto, o desejável é que outros profissionais também integrem o atendimento interdisciplinar: urologista, neurologista, psicólogo, assistente social, terapeuta ocupacional, educador físico, nutricionista. A assistência ao paciente deve ser individualizada de modo a preservar a função renal, prevenir infecções urinárias, promover a continência urinária, melhorar a autoestima e socialização.

Consulta de enfermagem

1) Avaliação do paciente

Deve-se considerar que o paciente com bexiga neurogênica, além de apresentar incontinência urinária diurna e noturna, pode apresentar o intestino neurogênico, déficits motores e de sensibilidade, deformidades ósseas e comprometimento cognitivo, de acordo com a doença de base. Por isso o enfermeiro deve ser meticuloso e sistematizar a assistência, a qual pode ser realizada com base na Teoria das Necessidades Humanas Básicas, de Wanda de Aguiar Horta (1979), enfatizando as necessidades de eliminação, nutrição, hidratação, mobilidade, locomoção, integridade cutaneomucosa, cuidado corporal, gregária, segurança, aceitação, autoimagem e regulação neurológica.

No histórico de enfermagem, deve-se incluir informações detalhadas desde o período perinatal e ao longo do desenvolvimento da criança com enfoque nos sintomas diurnos e noturnos, frequência semanal e mensal da incontinência urinária e enurese, frequência miccional, manobras de contenção, perdas fecais e constipação intestinal, infecções urinárias, noctúria, hesitação, urgência miccional e urge-incontinência, fluxo urinário interrompido ou fraco, dor no trato urinário entre outras.

Além dos hábitos miccionais, investiga-se a rotina alimentar e de ingestão de líquidos, características das eliminações (fezes e urina), desenvolvimento cognitivo e psicomotor, rendimento escolar, história familiar e comportamento da criança (Ellsworth & Caldamone, 2008). O exame físico deve compreender a inspeção da região cefálica, na tentativa de verificar a presença ou não de Derivação Ventrículo Peritoneal (DVP), visto que muitos pacientes com MMC são acometidos pela hidrocefalia. Deve-se atentar para o nível de consciência, pois sua alteração pode sinalizar a obstrução da derivação.

A inspeção do tórax e coluna é necessária para avaliar a presença de deformidades como: cifose e escoliose; descoloração da pele, manchas, depressões, crescimento anormal de pelos na forma de tufos em algum segmento da coluna sugerindo espinha bífida oculta; desvio da prega interglútea e assimetria das nádegas presentes na agenesia sacral e lipoma subcutâneo.

Recomenda-se a palpação do abdome a fim de verificar se há distensão vesical e fezes retidas no intestino, visto que a constipação intestinal e a incontinência fecal representam as alterações mais comuns no intestino neurogênico (Pannek et al., 2009). A consistência fecal é definida pela Escala de fezes de Bristol, criada em 1997, na Inglaterra.

De acordo com o Consenso de Paris (2005) sobre constipação intestinal na infância, a forma crônica da constipação intestinal é definida pela ocorrência por um período mínimo de oito semanas de pelo menos duas das seguintes características: menos de três evacuações na semana, um ou mais episódios de incontinência fecal por semana, fezes volumosas no reto ou à palpação abdominal, fezes de grosso calibre que podem entupir o vaso sanitário, posturas e comportamento de retenção e defecação dolorosa.

A constipação intestinal pode prejudicar o trato urinário, no qual a bexiga pode sofrer com a compressão mecânica decorrente da superdistensão intestinal e ter sua função comprometida (Pannek et al., 2009). Acredita-se que o grande acúmulo de fezes interfere mecanicamente na dinâmica do ciclo miccional, comprimindo a base e o trígono vesical. O que pode desencadear contrações do detrusor por estimulação de receptores na parede vesical pela massa fecal extrínseca causando incontinência urinária, esvaziamento vesical incompleto, infecção do trato urinário recorrente (Clayden, 2007) e incontinência fecal (Nevéus et al., 2006).

Crianças com constipação intestinal podem evoluir com alto volume de resíduo pós-miccional e ITU devido à distensão intestinal que inibe a contração vesical normal. O tratamento da constipação intestinal diminui a ocorrência de ITU, provavelmente pela modificação da flora intestinal, e também reduz o resíduo urinário (Ballek & McKenna, 2010). No entanto, a adesão à terapêutica é prejudicada, principalmente para o adolescente que julga mais conveniente e seguro manter as fezes ressecadas para minimizar a encoprese.

A genitália externa deve ser avaliada quanto às condições de higiene, localização e tamanho do meato uretral, sensibilidade, condição da pele e mucosa, com vistas à dermatite amoniacal. Na região anal, deve-se investigar a presença de prolapso retal e diminuição ou perda do tônus do esfíncter anal, que favorecem a incontinência fecal.

A pele é avaliada quanto à integridade e a fim de se procurar lesões por pressão nos pacientes com deficiência motora e sensitiva, agravada pela incontinência urinária e fecal, cujos locais mais acometidos consistem nas regiões sacral, interglútea, isquiáticas e maleolares.

A força muscular, o tônus, a sensibilidade e a mobilidade dos membros inferiores são parâmetros importantes a se avaliar. A deficiência motora dependerá da localização, intensidade e extensão da lesão, considerando que muitos pacientes com MMC são paraplégicos e dependentes de cadeira de rodas, enquanto outros deambulam com o auxílio de tutores ou até sem o auxílio de órteses. Deve-se atentar também para deformidades como os pés tortos congênitos e a luxação de quadril, decorrentes da postura que o feto, com alteração no fechamento do tubo neural, assumiu no útero.

A pressão arterial deve ser mensurada principalmente pelo risco de algumas crianças evoluírem com hipertensão arterial decorrente da função renal comprometida pela disfunção do trato urinário inferior (Ellsworth & Caldamone, 2008).

O mapa de volume urinário é uma ferramenta muito útil para monitorar o volume de urina que o paciente elimina por micção espontânea, por manobra ou cateterismo vesical. Por meio dele pode-se inferir a necessidade ou não de cateterismo e sua frequência.

A determinação do volume de urina residual é um parâmetro necessário de ser avaliado no início do acompanhamento do paciente com bexiga neurogênica, pois irá definir a conduta terapêutica. Poderá ser obtido por ultrassonografia das vias urinárias, com a vantagem de não ser um procedimento invasivo. No entanto, mediante a dificuldade na obtenção do exame em tempo hábil, o paciente pode ser encaminhado para a consulta de enfermagem a fim de se mensurar a urina residual pelo cateterismo vesical de alívio, técnica asséptica, considerado um parâmetro essencial na avaliação da habilidade da criança de esvaziar sua bexiga (Bauer et al., 2012).

Em países desenvolvidos, o enfermeiro treinado realiza a medida do resíduo vesical pelo *scanner* da bexiga com a passagem de um transdutor na região suprapúbica, cuja vantagem reside no fato de se mostrar preciso, de fácil manuseio, rápido e não invasivo.

a) Exames laboratoriais

Todos os pacientes com bexiga neurogênica apresentam risco maior de desenvolver ITU por causa da presença de resíduo pós-miccional derivado do esvaziamento vesical incompleto (Shaikh et al., 2005). Vários fatores clínicos, radiológicos e urodinâmicos parecem ser responsáveis pelo risco aumentado de ITU nos pacientes mielodisplásicos. Bexigas com hiperatividade do detrusor, alta pressão ou baixa complacência podem induzir à isquemia da parede vesical e propiciar a adesão de bactérias ao epitélio e eventualmente levar à invasão tecidual e consequentemente à ITU (Seki et al., 2004).

A infecção bacteriana renal resulta em infiltração inflamatória do parênquima, com consequente substituição por tecido fibrótico e formação de cicatriz renal. Sabemos que a infecção urinária, principalmente a pielonefrite, pode levar ao dano renal permanente (Orellana et al., 2004). Entretanto, no estudo de Leonardo et al. (2007) realizado com crianças e adolescentes com DTUI, os fatores associados com cicatriz renal consistiram na presença de refluxo vesicoureteral (RVU) e do sexo feminino. A bacteriúria assintomática não demonstrou associação com cicatriz renal, mas sim com a prática do cateterismo urinário intermitente limpo.

Dessa forma, compete ao enfermeiro, durante a consulta, analisar os resultados do exame de urina rotina e cultura, úteis para auxiliarem no diagnóstico de infecção urinária e bacteriúria assintomática, que podem acometer os pacientes com DTUI. A infecção urinária é considerada recorrente quando de difícil controle, com a presença de três ou mais episódios de ITU ao ano.

O enfermeiro deve ser capaz de diferenciar a infecção urinária da bacteriúria assintomática. Considera-se como ITU a presença de sinais e/ou sintomas da infecção urinária conforme a idade do paciente, sobretudo a febre, a urocultura contendo apenas um tipo de bactéria, com contagem bacteriana maior ou igual a cinquenta mil unidades formadoras de colônias (ufc)/ml — nos casos de coleta de urina por cateterismo vesical ou maior ou igual a cem mil ufc/ml por micção espontânea ou perdas urinárias com coleta por saco coletor (Hansson & Jodal, 2004).

No entanto, a história clínica do paciente deve ser valorizada, tornando-se soberana para o diagnóstico da infecção urinária (Diniz et al., 1987). A sintomatologia dependerá da faixa etária, como se observa em lactentes e pré-escolares, que é inespecífica e compreende irritabilidade, inapetência, diarreia, vômitos, perda ponderal entre outros. A partir da idade escolar já são observados sintomas urinários como dor suprapúbica ou lombar, disúria e polaciúria.

A bacteriúria assintomática é considerada quando a urocultura se mostra positiva, porém com ausência de sinais ou sintomas de ITU (Hansson & Jodal, 2004). É como se o microrganismo estabelecesse uma relação de simbiose com o hospedeiro, sem trazer prejuízo ao paciente com bexiga neurogênica, dessa forma não deve ser tratada.

Tornam-se necessárias a dosagem de creatinina e o clearance de creatinina, visando determinar a função renal e o risco de comprometimento renal. Sugerimos investigar a presença de microalbuminúria e acidose metabólica em crianças portadoras de bexiga neurogênica congênita, visto que a acidose é um marcador de lesão tubular comumente relacionada a uropatias obstrutivas e perda da função renal (Olandoski et al., 2011).

b) Exames de imagem

Dentre os diagnósticos de imagem, sugerimos que o enfermeiro durante a consulta avalie o resultado de ultrassonografia renal e da dinâmica da micção (USDM), estudo urodinâmico, uretrocistografia miccional (UCM), cistografia radioisotópica e a cintilografia renal estática (^{99m}Tc-DMSA) e dinâmica (^{99m}Tc-DTPA). Solicitam-se exames invasivos nos casos mais complexos, como infecções urinárias recorrentes, alterações do trato urinário superior e ausência de resposta às diversas opções de tratamento.

A ultrassonografia é um método não invasivo e prático para a avaliação do trato urinário superior e inferior e o diagnóstico do espessamento da parede vesical, o volume de urina residual e a impactação retal de fezes (Chase et al., 2010). Pelo estudo ultrassonográfico renal ou estático é possível determinar presença, tamanho, localização, aspecto do parênquima, características do ureter e da bexiga bem como diagnosticar anormalidades estruturais.

Consideram-se parâmetros normais: pelve renal até dez milímetros, ureter de até quatro milímetros de diâmetro, cálices menores e maiores não mensuráveis, espessura vesical até três milímetros com a bexiga repleta e cinco milímetros com a bexiga vazia (Jequier & Rousseau, 1987).

Em 1996, Filgueiras desenvolveu o ultrassom da dinâmica da micção (USDM), que agora integra o protocolo anual de atendimento dos pacientes do Ambulatório de DTUI. O USDM permite estudar o trato urinário superior durante o ciclo miccional, analisando o enchimento e esvaziamento vesical, assim determinando a capacidade vesical cistométrica máxima, o resíduo pós-miccional e o aspecto da bexiga, além da dilatação de pelve, cálices e/ou ureteres, presença de contrações involuntárias do detrusor e do assoalho pélvico, espessamento da parede vesical e possíveis perdas urinárias.

A avaliação ocorre na fase de enchimento rápido, quando a hidratação é mais intensa, e na de enchimento lento, após a criança ter urinado. O USDM apresenta a vantagem de ser realizado após o enchimento natural da bexiga, via hidratação oral, e elimina a possibilidade de interferências na dinâmica vesical por não necessitar da inserção de cateter uretral ou eletrodos de superfície ou de agulha na região perineal (Filgueiras et al., 2003).

Para determinar a capacidade vesical (CV) de crianças de um até os doze anos, indica-se o seguinte cálculo: **[CV= (idade em anos X 30) + 30]**; para crianças acima dessa idade, a capacidade vesical é de trezentos e noventa a quatrocentos e cinquenta mililitros, de acordo com a Sociedade Internacional de Continência Urinária em Crianças (ICCS, 2006).

A uretrocistografia miccional (UCM) é um exame radiológico contrastado, invasivo, com infusão de contraste iodado diluído em solução fisiológica, por meio de um cateter uretral destinado a avaliar infecção urinária de repetição, refluxo vesicoureteral e anomalias congênitas da bexiga e uretra (Travassos et al., 2009).

A vantagem da UCM consiste em determinar o grau do RVU, utilizando a escala de I a V definida pela International Reflux Study in Children (Mayo, 1998), visualizar a uretra masculina em toda a sua extensão e detalhar anatomicamente a bexiga. As desvantagens são a necessidade de cateterismo vesical e a radiação que o paciente recebe, sobretudo na região da genitália (Travassos et al., 2009).

A cistografia radioisotópica direta usada para a triagem do refluxo vesicoureteral é um exame invasivo que necessita de cateterização uretral e utiliza radionucleotídeos com baixas doses de irradiação. Apresenta alta sensibilidade, mas não permite graduar o RVU e também não avalia a bexiga e a uretra quanto às anormalidades e alterações estruturais (Mayo, 1998).

O estudo urodinâmico do trato urinário inferior pode fornecer informações clínicas úteis do funcionamento vesical, o nível pressórico uretral e intravesical, o mecanismo esfincteriano e o padrão miccional (Tanagho, 1994). Por se tratar de um exame invasivo e desconfortável deve ser indicado criteriosamente à população infantil, uma vez que utiliza cateterização uretral e anal para realizar a cistometria e a fluxometria e implanta um eletrodo de superfície ou de agulha na região perineal para a eletromiografia, o que deixa a criança tensa e apreensiva (Liu et al., 2008).

Pela avaliação urodinâmica pode-se determinar a capacidade, complacência e sensibilidade vesical, atividade do detrusor, pressão na capacidade cistométrica máxima (PCCM), a velocidade do fluxo urinário, o resíduo pós-miccional e a atividade do esfíncter uretral externo (Santos et al., 2006). A PCCM determinada pelo estudo urodinâmico é a pressão intravesical menos a pressão intra-abdominal, com a bexiga na repleção máxima e deve ser menor do que trinta e cinco centímetros H_2O (Tanagho, 1994).

A cintilografia renal estática utiliza como radiofármaco o ácido dimercaptosuccínico marcado com tecnécio

(^{99m}Tc-DMSA), captado pela cortical renal, ligando-se a proteínas do túbulo proximal. As imagens permitem a avaliação conjunta da morfologia cortical e função tubular renal. É um método sensível e específico para o diagnóstico de pielonefrite aguda ou cicatriz renal usado na investigação de infecções do trato urinário em crianças, sobretudo as de repetição (Doganis et al., 2007). Tem como vantagens a de representar um procedimento seguro, pois a quantidade de radiação total absorvida é bem inferior aos outros exames de imagem, além de não produzir reações alérgicas e obter imagens de alta resolução.

Outros exames incluídos na propedêutica são raio X simples do abdome para avaliar constipação (Pannek et al., 2009; Kim et al., 2011) e raio X da coluna lombossacra para detectar lesões ocultas da coluna. Apesar de a ressonância nuclear magnética ser o exame de escolha para demonstrar a anatomia da coluna vertebral (Atala & Bauer, 1999), ainda não é rotineiramente utilizada no Brasil por causa do custo elevado.

c) Intervenções de enfermagem

O enfermeiro que atua no Ambulatório de DTUI deve utilizar a educação para a saúde como estratégia no tratamento da DTUI, o que compreende orientações necessárias, em linguagem accessível, ao binômio criança/família visando minimizar a incontinência urinária, reforçar os bons hábitos de higiene, prevenir complicações e promover a adesão ao tratamento (Ballek & McKenna, 2010).

No intuito de auxiliar na adesão ao tratamento sugerimos a elaboração de materiais educativos como cartazes, folders e cartilhas, com temáticas variadas (exemplo: cateterismo vesical intermitente limpo, DTUI, constipação intestinal/alimentos laxativos e reeducação do intestino neurogênico) que serão utilizados em atividades educativas na sala de espera.

Cabe ao enfermeiro avaliar cada paciente e ter em mente que a prescrição de enfermagem é individualizada, dada a partir das especificidades de cada um. Eis algumas possíveis intervenções necessárias:

:: Regime regular de esvaziamento vesical: introdução da micção de hora marcada, geralmente a cada duas ou três horas para se evitar a estase urinária, seja de forma espontânea, seja por cateterismo vesical intermitente (Ellsworth & Shenoy, 2008).

:: Micção de dois tempos ou micção dobrada: o paciente deve urinar e após um intervalo de três a cinco minutos repetir o procedimento. É indicado para crianças que têm RVU ou grande resíduo pós-miccional (Chase et al., 2010) e pode ser utilizado nos intervalos do cateterismo vesical intermitente.

:: Manobra de esvaziamento: compressão abdominal de modo a aumentar a pressão intravesical e favorecer o esvaziamento vesical. O tipo mais comum é a manobra de *Credê* que consiste em comprimir com a mão espalmada a região suprapúbica. Não deve ser usado mediante a presença de dissinergia detrusor-esfincteriana, refluxo vesicoureteral e bexiga com alta pressão, pois poderá favorecer ao RVU e lesar o trato urinário superior (Borzyskowski, 2003). Pode ser utilizada também antes do cateterismo vesical e/ou nos intervalos.

:: Postura miccional: compreende a postura assumida durante a micção, de forma a garantir segurança à criança, devendo assentar-se com apoio completo das nádegas, usando o redutor de vaso sanitário, coxas levemente afastadas, coluna ereta e discretamente inclinada para frente e pés apoiados no chão ou num banquinho de modo a permitir uma flexão em noventa graus entre o quadril e o joelho. É indicada para obter um completo relaxamento da musculatura do assoalho pélvico e favorecer o completo esvaziamento vesical e intestinal (Ballek & McKenna, 2010; Chase et al., 2010).

:: Hidratação oral: auxilia no mecanismo de eliminação vesical e trânsito intestinal, no alívio da secura da boca secundária ao uso de anticolinérgicos e favorece a lavação da bexiga e eliminação de microrganismos, caso presentes na bexiga, pela diurese. A quantidade de líquido ingerida em vinte e quatro horas deve se adequar à faixa etária. Recomenda-se evitar os cafeinados, carbonatados e fluidos altamente ácidos que causam irritação vesical. O paciente deve ser estimulado a ingerir água (Ellsworth & Caldamone, 2008). Estudo sinaliza que o aumento da ingesta hídrica (1500 ml/m² de superfície corporal) em crianças com distúrbio funcional do trato urinário inferior, fracionada igualmente em quatro a seis vezes ao dia, aumenta o volume miccional e melhora significativamente o padrão de continência urinária durante o dia e durante a noite (Laecke et al., 2009).

:: Realização do mapa de volume urinário: compreende, de uma forma mais simplificada, o registro durante uma semana do horário e quantidade de urina eliminada, espontaneamente ou por cateterismo vesical, bem como os episódios de perda urinária com o objetivo de identificar o hábito miccional e o progresso do tratamento (Mesquita et al., 2010).

:: Dieta laxativa: enriquecida com fibras para o controle da constipação intestinal (Ellsworth & Caldamone, 2008). A American Health Foundation preconiza que a partir do término da lactância até atingir a idade adulta, a ingestão diária de fibra deva ser a idade em anos acrescida de cinco gramas, atingindo o máximo de vinte e cinco gramas no período da puberdade (Bigélli et al., 2004).

:: Esvaziamento intestinal pós-prandial: consiste em tentar evacuar de vinte a trinta minutos após as refeições principais, com o auxílio do reflexo gastrocólico, a fim de se criar um hábito intestinal diário e com horário fixo (Bigélli et al., 2004; Ellsworth & Caldamone, 2008).

:: Treinar e capacitar o paciente ou o familiar para o cateterismo vesical intermitente limpo.

:: Orientar ao binômio paciente/família quanto à avaliação periódica da urina, às características desejáveis: odor *sui generis*, amarelo clara, límpida e sem sedimentos.

:: Orientar quanto ao uso regular da medicação, conforme a prescrição médica.

O cateterismo vesical intermitente limpo

Introduzido por Lapides et al., em 1972, o cateterismo vesical intermitente limpo (CIL) consiste na drenagem periódica de urina por meio de um cateter inserido na bexiga, via uretral, com a utilização da técnica limpa no próprio domicílio, em intervalos regulares, cuja finalidade reside em promover o completo esvaziamento vesical e, então, evitar o resíduo pós--miccional e consequentemente reduzir o risco de infecção urinária e favorecer a continência urinária (Lapides et al., 1972; Olandoski et al., 2011).

Geralmente, é realizado a cada três horas pela própria criança (autocateterismo) quando tem a idade a partir de oito ou nove anos ou por um familiar, geralmente a mãe, quando criança mais jovem ou que tenha limitação motora e/ou cognitiva (Jong et al., 2008). A pessoa a realizar o CIL deve ser adequadamente treinada pelo enfermeiro a fim de prevenir lesões urológicas (Martins & Soler, 2008) e ter disciplina com relação à periodicidade do procedimento, cumprindo a frequência de cateterizações determinada pelo enfermeiro.

O treinamento ocorre durante a consulta de enfermagem, mais demorada neste caso, e o procedimento se repete várias vezes até que o executor tenha segurança para realizá-lo em casa. O retorno à consulta deve ser próximo, ideal de uma semana, para reavaliar o procedimento e, depois, ser aprazado a cada três meses.

Por ser uma técnica limpa, o CIL acaba inoculando bactérias intravesical, o que resulta em frequente colonização da bexiga pela flora bacteriana. Um estudo mostra que a bacteriúria assintomática está associada ao uso do cateterismo e à presença de constipação intestinal. Entretanto, por não comprometer o trato urinário superior, ela não deve ser tratada com antimicrobianos (Leonardo et al., 2007).

Existem cateteres de tipos diferentes, como o tradicional (uretral de alívio), o de vidro, o de aço inoxidável e o hidrofílico previamente lubrificado e de uso único. No entanto, o mais importante é esvaziar com frequência e completamente a bexiga, e o tipo de cateter utilizado como o tradicional ou o pré-lubrificado apenas demonstraram diferença estatisticamente significativa quanto aos custos, que se mostram superiores para o cateter pré-lubrificado (Martins et al., 2009).

Aos pacientes com alergia ao látex, situação comum nos portadores de MMC, recomenda-se usar cateter sem látex. No entanto, estudos mostram que não se pode dizer que um cateter ou técnica é melhor do que o outro, pois dependerá da situação de cada indivíduo (Rawashdeh et al., 2012). O enfermeiro deve solicitar por escrito, em folha de receituário, aos serviços da atenção primária, o fornecimento dos materiais para a realização do procedimento no domicílio, que incluem os cateteres uretrais de alívio de tamanho adequado ao paciente e lubrificante hidrossolúvel.

Quanto ao reaproveitamento do cateter uretral, o desejável é que o cateter não seja reutilizado, descartando-o após o CIL. No entanto, devido à condição socioeconômica do paciente ou à quantidade de material a ele disponibilizada, poderá ser reutilizado de sete a quinze dias. Assim, após cada procedimento, o cateter deverá ser lavado com água corrente e sabão, guardado limpo e seco dentro de vasilha com tampa, na prateleira da geladeira. A higiene das mãos e da genitália deve ser com água e sabão, de preferência neutro e líquido. Contraindica-se o uso domiciliar de sabonete bactericida, para não alterar a flora microbiana. Antes de ser inserido, recomenda-se lubrificar a ponta do cateter com cloridrato de lidocaína geleia 2%, para ambos os sexos.

Quando o executor do CIL é a mãe ou o próprio paciente, dispensa-se o uso de luvas de procedimentos para realizar a cateterização. O fundamental é que o executor mantenha as unhas curtas e lave as mãos antes da higiene íntima e antes do CIL, recomendando-se, na segunda lavação, a escovação das unhas.

A decisão de treinar o paciente para o autocateterismo dependerá principalmente do interesse dele e, caso seja do sexo feminino, torna-se imprescindível a utilização do espelho para a visualização do meato uretral.

O CIL é indicado para crianças com DTUI que apresentam resíduo pós-miccional acima de vinte mililitros, o que indica esvaziamento vesical incompleto (Norgaard et al., 1998; Nevéus et al., 2006). Considera-se o resíduo entre cinco e vinte mililitros um valor limítrofe o qual deve ser reavaliado. Em adultos, o CIL é indicado quando o resíduo pós-miccional está acima de dez por cento da capacidade vesical (Nevéus et al., 2006).

É defendido que crianças que iniciam precocemente o CIL minimizam problemas futuros, sobretudo o comprometimento do trato urinário superior (Coward Saleem, 2001; Tanaka et al., 2008). Recomenda-se que recém-nascidos com bexiga neurogênica secundária à MMC sejam tratados com CIL, anticolinérgico e quimioprofilaxia imediatamente após o fechamento da coluna vertebral (Jong et al., 2008).

Embora muitos pacientes e/ou pais tenham aversão ao cateterismo intermitente, um procedimento enfadonho que requer disciplina, ele é frequentemente utilizado por ser um método econômico que promove completamente o esvaziamento vesical, evita a superdistensão da bexiga e permite a continência social, ou seja, ficar seco entre os intervalos do cateterismo (Chan et al., 2009; Lehnert et al., 2011).

O cateterismo é mais bem tolerado nas disfunções de origem neurológica, especialmente nas crianças com MMC que geralmente têm a sensibilidade uretral reduzida. No entanto, nos distúrbios funcionais, cuja sensibilidade uretral está preservada, deve-se escolher outra maneira de promover o completo esvaziamento vesical, pois o paciente não tolerará o desconforto ou a dor durante o procedimento realizado várias vezes ao dia (Coward et al., 2001).

Deve-se reforçar que o CIL requer regularidade, disponibilidade e disciplina para a sua execução. Como toda a terapia prolongada, depende fundamentalmente da adesão do paciente e de sua família ao tratamento.

Tratamento medicamentoso

Cabe ao enfermeiro conhecer os medicamentos prescritos, as indicações, as dosagens, a via e os efeitos colaterais, a fim de orientar adequadamente o binômio paciente/família, favorecendo assim a adesão ao tratamento.

Anticolinérgicos como oxibutinina, propantelina e tolderodine são indicados para reduzir a pressão intravesical no enchimento e a hiperatividade do detrusor (Rawashdeh et al., 2012). A oxibutinina é um aminoterciário com ação anticolinérgica e antimuscarínica que age promovendo o relaxamento do detrusor e aumentando a capacidade vesical. Mostram-se eficazes no tratamento de crianças com bexiga hiperativa a combinação do cateterismo no esvaziamento da bexiga e o uso de anticolinérgico para reduzir as perdas urinárias, diminuir a pressão intravesical e aumentar a capacidade vesical (Ellsworth & Caldamone, 2008), com dissinergia detrusor-esfincteriana (Zegers et al., 2011) e reduzindo a necessidade de ampliação vesical de noventa por cento para menos de cinco por cento (Jong et al., 2008).

A desvantagem da oxibutinina via oral reside nos efeitos colaterais: boca seca, rubor facial por vasodilatação, urticária, constipação intestinal, visão borrada, cefaleia, alucinações visuais e auditivas e agitação, mais comuns nas crianças do que nos adultos, podendo levar à descontinuidade do tratamento (Coward & Saleem, 2001). No entanto, o uso desse medicamento é seguro quando indicado adequadamente sob o acompanhamento médico.

Estudo mostra que a instilação de oxibutinina intravesical por cateterismo representa uma alternativa para minimizar os efeitos indesejáveis, pois não se observou aumento na taxa de bacteriúria assintomática ou de infecção urinária (Lehnert et al., 2011). Com o uso deste medicamento o volume do resíduo pós-miccional deve ser monitorado em decorrência do aumento residual significativo que, se não eliminado completamente, pode favorecer a infecção urinária. Porém, a situação pode ser controlada pela associação da terapia anticolinérgica com o CIL.

Os alfabloqueadores, como a doxazosina são indicados para relaxar o esfíncter interno e facilitar o esvaziamento vesical (Coward & Saleen, 2001; Ellsworth & Caldamone, 2008); ansiolíticos e antidepressivos tricíclicos podem ser usados em alguns casos para modular o neurônio motor superior e ajudar a relaxar o esfíncter externo (Coward & Saleen, 2001).

Por sua vez, o uso de antimicrobianos, terapêutico ou profilático, é um assunto polêmico e com grande diversidade quanto às indicações. De acordo com Ellsworth et al (2008), a quimioprofilaxia deve ser usada somente em pacientes com RVU, cicatriz renal e infecções recorrentes de difícil controle.

Os profiláticos mais usados de primeira linha são o sulfametoxazol-trimetoprima e a nitrofurantoína, administrados uma vez ao dia (Ellsworth & Caldamone, 2008). Às crianças com idade inferior a dois meses indica-se a cefalosporina. Contudo, há pesquisadores a preconizar que a presença de bacteriúria assintomática não deve ser tratada com antimicrobianos, reservando o seu uso exclusivamente aos casos de ITU, pois vários estudos mostram que bacteriúria assintomática não representa fator de risco para lesão renal (Leonardo et al., 2007; Zegers et al., 2011).

Com relação ao tempo para iniciar o tratamento das infecções urinárias, Doganis et al., (2007) afirmaram que o tratamento precoce e apropriado, especialmente dentro de vinte e quatro horas após o surgimento dos sintomas, diminui a probabilidade de acometimento renal durante a fase aguda da infecção, mas não previne a formação de cicatriz (Doganis et al., 2007).

Moduladores intestinais, como polietilenoglicol sem eletrólitos (Ellsworth & Caldamone, 2008; Ballek & McKenna, 2010), lactose, leite de magnésia (Bigélli et al., 2004), são indicados para tratar a constipação intestinal crônica que não melhora simplesmente com medidas comportamentais e dietéticas nos pacientes que têm disfunção intestinal associada à DTUI (Ellsworth & Caldamone, 2008).

Tratamento cirúrgico

A abordagem cirúrgica se mostra uma alternativa quando não se obtêm resultados satisfatórios com a uroterapia ou farmacoterapia. A derivação ou vesicostomia continente, chamada de Mitrofanoff, consiste na forma mais comum e se caracteriza pela confecção de um estoma a partir da bexiga até a parede abdominal anterior utilizando o apêndice. Dessa forma, a criança ou a família poderá esvaziar a bexiga adequadamente por meio do cateterismo intermitente limpo pelo estoma (Coward et al., 2001).

A complicação mais comum na vesicostomia continente é a estenose do estoma, cuja taxa de ocorrência varia de dezesseis a quarenta e dois por cento, dependendo do tipo de segmento intestinal utilizado (Stein et al., 2012) e da frequência das cateterizações. Daí a importância de o enfermeiro conscientizar o paciente/família a respeito da disciplina do cateterismo pelo estoma durante o treinamento.

Em pacientes que são incapazes de realizar o autocateterismo por causa de limitação física ou mental, recomenda-se a derivação urinária incontinente, conhecida como vesicostomia cutânea ou vesicostomia incontinente (Stein et al., 2012). Trata-se de um procedimento cirúrgico, utilizado geralmente em lactentes, no qual a continência urinária não é uma exigência social e o CIL torna-se inviável de ser realizado pelo cuidador, geralmente a mãe. Sua natureza simples e eficaz de esvaziamento vesical não requer a utilização de cateter. A desvantagem é o paciente ficar incontinente, por isso o enfermeiro deve orientar sobre o cuidado local referente a higiene e manutenção da integridade cutânea.

Outra intervenção cirúrgica consiste na ampliação vesical objetivando aumentar a função de armazenamento da bexiga e diminuir a pressão intravesical, que é indicada em casos de distúrbio neurológico associado com bexiga hiperativa, pequena capacidade vesical, baixa complacência vesical e elevada pressão intravesical que não respondem ao tratamento conservador e com risco iminente de lesão do trato urinário superior (Stein et al., 2012).

A ampliação da bexiga, usando segmentos do intestino delgado, cólon, ou gástrico, representa um método definitivo de se criar um órgão para armazenamento de baixa pressão, embora com riscos de complicações a curto e longo prazo (Stein et al., 2012), como a produção de muco, ocasionada nas ampliações vesicais que utilizam o intestino, especialmente incômoda e com tendência a obstruir o cateter utilizado no CIL. Diante da possibilidade de obstrução, pode ser necessário injetar soro fisiológico em *bolus* de vinte mililitros seguido de aspiração, repetidas vezes. Em ampliações que utilizam o segmento de estômago, a síndrome de disúria-hematúria é uma complicação comum causada pela secreção ácida da mucosa gástrica (Rawashdeh et al., 2012; Stein et al., 2012).

A enterocistoplastia pode resultar em morbidade significante que inclui alterações metabólicas, acidose metabólica e risco de malignidade (MacLellan, 2009). O risco que se observa para a malignidade é de 0,6%, por isso é recomendável que se faça uma avaliação citológica e endoscópica de cinco a dez anos após a ampliação (Rawashdeh et al., 2012).

Às crianças com disfunção intestinal subjacente à disfunção do trato urinário inferior, acometidas pela constipação intestinal crônica e refratárias ao uso de laxantes, indica-se o conduto anterógrado cólico para a realização de enemas. Este procedimento, primeiramente descrito por Malone, é particularmente útil para aquelas crianças que desejam se tornar continentes fecais e mais independentes, podendo ser realizada com a cirurgia de Mitrofanoff (Price & Butlers, 2001).

O estoma é construído a partir do cólon até a parede abdominal, no qual deverá ser irrigado por um cateter, preferencialmente com solução salina durante cerca de trinta a quarenta e cinco minutos, geralmente a cada um ou dois dias, a fim de se promover o esvaziamento intestinal (Coward & Saleem, 2001). No entanto, a irrigação intestinal com água de torneira também pode ser realizada com bons resultados (Rawashdeh et al., 2012). Geralmente o estoma fica na fossa ilíaca direita ou na cicatriz umbilical (Price & Butlers, 2001). A complicação mais comum nesta intervenção cirúrgica é a estenose do estoma que pode afetar de dez a quarenta e um por cento dos pacientes (Wyndaele et al., 2009).

Considerações

A atuação do enfermeiro no atendimento às crianças e adolescentes com DTUI mostra-se fundamental no intuito de proteger a função renal, promover a continência urinária e fecal, melhorar a autoestima e confiança dos pacientes. Por isso, seu trabalho deve ser interdisciplinar e focar nas necessidades do paciente.

A adesão ao tratamento é um dos grandes desafios, levando-se em consideração a cronicidade desse agravo. Dessa forma, todo esforço deve ser envidado para que o binômio paciente/família se conscientize da importância do acompanhamento especializado a fim de promover melhor qualidade de vida e aprender a lidar com a enfermidade de longa permanência.

Existem poucos serviços de saúde públicos especializados na reabilitação dos pacientes com DTUI. Por isso há de se considerar a necessidade de difusão do conhecimento e ampliação deste atendimento na rede do SUS e também no serviço privado e *Home Care*, capacitando-se enfermeiros e incluindo o tema nos cursos de graduação e pós-graduação, visto que a incontinência urinária na infância e adolescência é um problema de saúde pública.

Questões para reflexão

1) Como deve ser realizada a avaliação de enfermagem da criança e adolescente com DTUI?
2) Quais as condutas de enfermagem para a criança e adolescente com DTUI?
3) Quais as vantagens do uso do cateterismo vesical intermitente limpo?

Referências

ATALA, A.; BAUER, S. B. Bladder dysfunction. In: BARATT, T. M.; AVNER, E. D.; HARMON, W. E. *Pediatric nephrology*. Baltimore: Lippincott Williams & Wilkins, 1999, pp. 1023-1040.

BALLEK, N. K.; MCKENNA, P. H. Lower Urinary Tract Dysfunction in Childhood. *Urol. Clin. N. Am.*, n.º 37, 2010, pp. 215–228.

BIGÉLLI, R. H. M.; FERNANDES, M. I. M.; GALVÃO, L. C. Constipação intestinal na criança. *Medicina*, Ribeirão Preto, n.º 37, 2004, pp. 65-75.

BORZYSKOWSKI, M. Neuropathic bladder: identification, investigation, and management. In: WEBB, N.; POSTLETHWAITE, R. *Clinical pediatric nephrology*. Oxford: Oxford University Press; 2003, p. 179-194.

CASTRO, S. C. et al. Estudo retrospectivo de casos de disrafismo espinhal no Hospital das Clínicas da Universidade Federal de Uberlândia (HC-UFU), no período 1992-2002. *Biosci. J.*, vol. 26, n.º 4, 2010, pp. 653-660.

CHAN, J. E.; COONEY, T. E.; SCHOBER, J. M. Adequacy of Sanitization and Storage of Catheters for Intermittent

Use After Washing and Microwave Sterilization. *J. Urol.*, n.º 182, 2009, pp. 2085-2089.

CHASE, J. et al. The management of dysfunctional voiding in children: a report from the standardization Committee of the International Children's Continence Society. *J. Urol.*, n.º 183, 2010, pp. 1296-1302.

CLAYDEN, G.; WRIGHT, A. Constipation and incontinence in childhood: two sides of the same coin? *Arch. Dis. Child.*, n.º 92, 2007, pp. 472-474.

COWARD, R. J. M.; SALEEM, M. The neuropathic bladder of childhood. *Currents pediatrics*, n.º 11, 2001, pp. 135-42.

DIK, P. et al. Early start to therapy preserves kidney function in spina bifida patients. *Euro Urol.*, n.º 49, 2006, p. 908-13.

DINIZ, J. S.; SILVA, J. P.; LIMA, E. M. Infecção do trato urinário (ITU). In: TONELLI, E. *Doenças infecciosas na infância*. Rio de Janeiro: Medsi, 1987, pp. 275-301. Vol. 1

DOGANIS, D. et al. Does Early Treatment of Urinary Tract Infection Prevent Renal Damage? *Pediatrics*, vol. 120, n.º 4, 2007, pp. 922-928.

ELLSWORTH, P.; CALDAMONE, A. Pediatric voiding dysfunction: current evaluation and management. *Urol. Nurs.*, vol. 28, n.º 4, 2008, pp. 249-283.

EVANS, J.; SHENOY, M. Disorders of micturition. In: WEBB, N.; POSTLETHWAITE, R. *Clinical pediatric nephrology*. Oxford: Oxford University Press, 2003, pp. 163-176.

FILGUEIRAS, M. F. et al. Bladder dysfunction: diagnosis with dynamic US. *Radiology*, vol. 227, n.º 2, 2003, pp. 340-344.

HANSSON, S.; JODAL, U. Urinary tract infection. In: AVNER, E. D.; HARMON, W.; NIAUDET, P. *Pediatric Nephrology*. Philadelphia: Lippincott Williams & Wilkins, 2004.

HORTA, W. A. *Processo de Enfermagem*. São Paulo. EPU, 1979.

INTERNATIONAL Children's Continence Society's Recommendations for Initial Diagnostic Evaluation and Follow-Up. In: CONGENITAL Neuropathic Bladder and Bowel Dysfunction in Children. *Neurourol. Urodyn.*,

2012. Disponível em: <http://onlinelibrary.wiley.com/doi/10.1002/nau.22247/pdf>. Acesso em: 22 ago. 2018.

JEQUIER, S.; ROUSSEAU, O. Sonographic measurements of the normal bladder wall in children. *Am. J. Roentgenol*, vol. 149, n.º 3, 1987, pp. 563-566.

JONG, T. M. et al. Treatment of the neurogenic bladder in spina bifida. *Pediatr. Nephrol.*, n.º 23, 2008, pp. 889-896.

KIM, J. H. et al. The prevalence and therapeutic effect of constipation in pediatric overactive bladder. *Int. Neurourol. J.*, n.º 15, 2011, pp. 206-210.

LAECKE, E. V. et al. Adequate fluid intake, urinary incontinence, and physical and/or intellectual disability. *J. Urol.*, n.º 182, 2009, pp. 2079-2084.

LAPIDES, J. et al. Clean intermittent self-catheterization in the treatment of urinary tract disease. *J. Urol.*, n.º 107, 1972, pp. 458-461.

LEHNERT, T. et al. The effects of long-term medical treatment combined with clean intermittent catheterization in children with neurogenic detrusor overactivity. *Int. Urol. Nephrol.*, vol. 44, n.º 2, 2011, pp. 335-341.

LEONARDO, C. R. et al. Risk factors for renal scarring in children and adolescents with lower urinary tract dysfunction. *Pediatr. Nephrol.*, n.º 22, 2007, pp. 1891-896.

LIU, J. X. et al. Characteristics of the bladder in infants with urinary tract infections: an ultrasound study. *Pediatr. Radiol.*, vol. 38, n.º 10, 2008, pp. 1084-1088.

MACLELLAN, D. L. Management of pediatric neurogenic bladder. *Curr. Opin. Urol.*, n.º 19, 2009, pp. 407-411.

MARTINS, G.; SOLER, Z. G. Perfil dos cuidadores de crianças com bexiga neurogênica. *Arq. Ciênc. Saúde*, vol. 15, n.º 1, 2008, pp. 13-16.

MARTINS, M. S. et al. Estudo comparativo sobre dois tipos de cateteres para cateterismo intermitente limpo em crianças ostomizadas. *Rev. Esc. Enferm. USP*, vol. 43, n.º 4, 2009, pp. 865-871.

MAYO, M. O. Estudo urodinâmico em crianças portadoras de refluxo vesicoureteral sem neuropatia vesical. *Urodinâmica*, vol. 1, n.º 1, 1998, pp. 1-9.

MESQUITA, L. A. et al. Terapia comportamental na abordagem primária da hiperatividade do detrusor. *Femina*, vol. 38, n.º 1, 2010, pp. 23-29.

MULLER, T.; ARCEITER, K.; AUFRICHT, C. Renal function in meningomyelocele: risk factors, chronic renal failure, renal replacement therapy and transplantation. *Curr. Opin. Urol.*, n.º 12, 2002, pp. 479-484.

NEVÉUS, T. et al. The standardization of terminology of lower urinary tract function in children and adolescents: report from the Standardisation Committee of the International Children's Continence Society. *J. Urol.*, vol. 176, n.º 1, 2006, pp. 314-324.

NORGAARD, J. P. el al. Standardization and definitions in lower urinary tract dysfunction in children. International Children's Continence Society. *Br. J. Urol.*, vol. 81, n.º 3, 1998, pp. 1-16.

OLANDOSKI, K. P.; KOCH, V.; TRIGO-ROCHA, F. E. Renal function in children with congenital neurogenic bladder. *Clinics.*, vol. 66, n.º 2, 2011, pp. 189-195.

ORELLANA, P. et al. Relationship between acute pyelonephritis, renal scarring, and vesicoureteral reflux. Results of a coordinated research project. *Pediatr. Nephrol.*, n.º 19, 2004, pp. 1122-1126.

PANNEK, J.; GOCKING, K.; BERSCH, U. Neurogenic urinary tract dysfunction: Don't overlook the bowel! *Spinal. Cord.*, n.º 47, 2009, pp. 93-94.

PRICE, K.; BUTLERS, U. Bowel and bladder management in children with disabilities. *Current. Pediatrics*, n.º 11, 2001, pp. 143-148.

RAWASHDEH, Y. F. et al. International Children's Continence Society´s Therapeutic intervention in congenital neuropathic bladder and bowel dysfunction in children. *Neurourol. Urodyn.*, 2012. Disponível em: <http://online

library.wiley.com/doi/10.1002/nau.22248/pdf>. Acesso em: 22 ago. 2018.

SANTOS, D. P. et al. Disfunção neurogênica do trato urinário inferior, bexiga neurogênica. In: TOPOROVSKI, J. et al. *Nefrologia Pediátrica*. Rio de Janeiro: Guanabara Koogan, 2006, pp. 336-349.

SEKI, N. et al. Risk factors for febrile urinary tract infection in children with myelodysplasia treated by clean intermittent catheterization. *Int. J. Urol.*, n.º 11, 2004, pp. 973-77.

SHAIKH, N.; ABEDIN, S.; DOCIMO, S. G. Can ultrasonography or uroflowmetry predict with voiding dysfunction will have recurrent urinary tract infections? *J. Urol.*, n.º 174, 2005, pp. 1620-1622.

STEIN, R.; SCHRODER, A.; THUROFF, J. W. Bladder augmentation and urinary diversion in patients with neurogenic bladder: surgical considerations. *J. Pediatr Urol.*, n.º 8, 2012, pp. 153-161.

TANAGHO, E. A. Estudos urodinâmicos. In: TANAGHO, E. A.; MCANINCH, J. W. *Smith urologia geral*. Rio de Janeiro: Guanabara Koogan, 1994, pp. 363-378.

TANAKA, H. et al. Ultrasonographic measurement of bladder wall thickness as a risk factor for upper urinary tract deterioration in children with myelodysplasia. *J. Urol.*, n.º 180, 2008, pp. 312-316.

THORUP, J.; BIERING-SORENSEN, F.; CORTES, D. Urological outcome after myelomeningocele: 20 years of follow-up. *BJU internacional*, vol. 107, n.º 6, 2010, pp. 994-999.

TRAVASSOS, L. V. et al. Avaliação das doses de radiação em uretrocistografia miccional de crianças. *Radiol. Bras.*, vol. 42, n.º 1, 2009, pp. 21-25.

WANG, W. Q. et al. Is it possible to use urodynamic variables to predict upper urinary tract dilatation in children with neurogenic bladder-sphincter dysfunction? *BJU Int.*, n.º 98, 2006, pp. 1300-1925.

WOODHOUSE, C. R. J. Myelomeningocele: neglected aspects. *Pediatr. Nephrol.*, n.º 23, 2008, pp. 1223-1231.

WYNDAELE, J. J. et al. Neurological urinary and fecal incontinence. Committee 10. In: ABRAMS, P. et al. *IV International Consultation on Incontinence*. Paris: Health Publication Ltd., 2009.

ZEGERS, B. et al. Antibiotic prophylactics for urinary tract infections for children with spina bifida on intermittent catheterization. *J. Urol.*, n.º 186, 2011, pp. 2365-2371.

Salete Maria de Fátima Silqueira
Selme Silqueira de Matos
Célia Maria de Oliveira
Maria Fernanda Silveira Scarcella
Maria Letícia Moreira Ebraim

PROGRAMA DE ASSISTÊNCIA À SAÚDE PARA A PREVENÇÃO E CONTROLE DOS AGRAVOS CARDIOVASCULARES: UMA EXPERIÊNCIA A SER COMPARTILHADA

Objetivo do capítulo

:: Descrever a experiência do Enfermeiro e da Equipe Multiprofissional no Programa de Assistência à Saúde para Prevenção e Controle dos Agravos Cardiovasculares no ambulatório de um hospital universitário de no estado de Minas Gerais.

Resumo

Desde 1990 existe o ambulatório de Hipertensão arterial, o qual se transformou, a partir de 2005, em Programa de Assistência à Saúde para a Prevenção e Controle dos Agravos Cardiovasculares. A finalidade desse ambulatório consiste em atender pacientes hipertensos, com arritmias cardíacas e outros agravos cardiovasculares advindos das diversas especialidades de um hospital universitário da região metropolitana de Belo Horizonte e cidades vizinhas. Atendemos pacientes já cadastrados no serviço e que apresentam quadro de hipertensão descontrolada, com risco para complicações. Durante a consulta de Enfermagem, aplicamos a Sistematização da Assistência de Enfermagem, e os instrumentos específicos, como diagnósticos mais frequentes e intervenções, elaborados pela equipe de enfermagem com os professores da Escola de Enfermagem da Universidade Federal de Minas Gerais. Desde 2010, incluímos a Residência Multiprofissional da área cardiovascular que envolve a

> participação de enfermeiros, fisioterapeutas, psicólogos, além de alunos da graduação e bolsistas de extensão na área de Nutrição. A experiência é muito rica, uma vez que possibilita a cada profissional contribuir com o seu olhar na mudança dos hábitos de vida do paciente, de forma a favorecer a melhora da qualidade de vida e consequentemente prevenir complicações e recidivas de infarto agudo do miocárdio e acidente vascular cerebral.

Introdução

As Doenças Cardiovasculares (DCV) constituem um dos principais problemas de saúde pública, apesar do avanço clínico e tecnológico na área nas últimas décadas. Em consequência, verificamos um alto índice de internações, que ocasiona custo elevado, e o aumento de (re)internações atribuídas à não adesão ao tratamento.

O estudo Global Burden of Disease (GBD), realizado pelo Institute for Health Metrics and Evaluation (IHME), apontou que, em 2016, os anos de vida potencialmente perdidos ajustados à incapacidade — Disability Adjusted Life Year (DALY) — de doenças isquêmicas do coração apresentaram-se num percentual de 7.32% e as doenças cerebrovasculares se apresentaram como 4.88% do percentual global em ambos os sexos a cada cem mil habitantes (IHME, 2016). Assim, as DCV constituem-se na principal causa mundial de morte e perda de qualidade de vida ao longo do tempo.

No Brasil, o parâmetro de DALY se mantém em 6.5% de doenças isquêmicas do coração e 3.93% do percentual global de ambos os sexos a cada cem mil habitantes (IHME, 2016). Por isso torna-se necessário o investimento em pesquisas, planos de ações estratégicas e o fortalecimento nos processos preventivos no sistema de saúde, visto que o perfil populacional brasileiro tende a ficar mais velho com o passar do tempo e consequentemente aumentará o risco de incidência de doenças crônicas não transmissíveis (DCNT), dentre elas as DCV.

As DCV se constituem por um grupo de doenças que afetam o coração e vasos sanguíneos, contribuindo com índices de mortalidade a partir dos quarenta e nove anos tanto em homens quanto em mulheres, principalmente nas regiões nordeste, sudeste e sul do país (Brasil, 2018). Em 2011, a taxa de mortalidade específica por cem mil habitantes para doenças isquêmicas do coração encontra-se em 53,8, com 103.486 óbitos no âmbito nacional, dos quais 8.348 ocorreram em Minas Gerais. Em relação às doenças cerebrovasculares seguimos o mesmo padrão com a taxa de mortalidade específica de 52,4, número de óbitos de 100.751, dos quais 10.121 pertencem ao estado de Minas Gerais (Datasus, 2011).

Os achados epidemiológicos concernentes às DCV sinalizam suas características multifatoriais, o que permite direcionar as políticas em cardiologia de forma a reduzir a incidência e suas consequências de mortalidade e morbidade por meio do controle dos fatores de risco identificados.

A atualização e o conhecimento da prevalência dos fatores de risco, isolados ou combinados, mostram-se essenciais para que os profissionais de saúde envolvidos no cuidado de indivíduos cardiopatas possam estabelecer estratégias de educação, seguimento e reavaliação. Os principais fatores de risco modificáveis atuam nos hábitos alimentares, sedentarismo, obesidade e outros hábitos de vida, por exemplo, tabagismo e etilismo (Malta et al., 2006).

Diante desse quadro, é importante que o profissional enfermeiro esteja num ambiente que lhe permita exercer sua prática profissional voltada ao ensino e à pesquisa a fim de se buscar evidências, implementando as boas práticas e acompanhando-os para diminuir o impacto negativo dos desfechos cardiovasculares nos pacientes.

Nesse sentido, a organização de um modelo assistencial multiprofissional na prevenção primária e secundária se apresenta como uma proposta positiva em cardiologia. A prevenção primária visa impedir o surgimento da doença por meio, por exemplo, do incentivo a hábitos de vida saudáveis. Na prevenção secundária se detecta a doença em estágio inicial, contudo é durante a fase pré-clínica da enfermidade que será possível diminuir os riscos da DCV e dar mais eficácia aos tratamentos não-medicamentosos entre outros.

O serviço de cardiologia de um ambulatório de especialidades

A meta de cuidado para o paciente com comprometimento cardiovascular inclui estratégias de educação que subsidiem maior adesão ao tratamento, consequente bem-estar, aumento da qualidade de vida e diminuição de internações. Estratégias que se fortalecem pela atuação da equipe multidisciplinar em decorrência de sua abordagem holística focada nas necessidades humanas individuais e na inclusão dos familiares. Ressaltamos nessa equipe a atuação do enfermeiro, o qual deve priorizar, pelo atendimento individualizado ou em grupo, a educação em saúde.

Consideramos o serviço de cardiologia de um hospital universitário da região metropolitana de Belo Horizonte o cenário ambulatorial ideal para a implementação de estratégias de educação em saúde tanto a pacientes em fase inicial da doença cardiovascular quanto àqueles que retornam de hospitalização por descompensação clínica. A ampliação do conhecimento do paciente para o autocuidado representa a chave para o sucesso na redução da morbidade e dos custos com saúde nas DCV, o que faz que se realizem consultas individuais e em grupos operativos.

O grupo proporciona aos pacientes maior capacidade de entender e conhecer a doença e de se autocuidar, uma vez que recebe informações precoces referentes ao processo saúde-doença e interage com outros pacientes, o que favorece a troca de aprendizagem que repercute no controle de cada um sobre a doença. Assim, mostra-se importante que o enfermeiro que atende esse público se mantenha atento às necessidades do paciente, disponha de capacidade de tomar decisões rápidas e assertivas que se mostrem de acordo com a realidade socioeconômica do cliente.

Além disso, é necessário aprimorar cada dia mais o papel de liderança, o conhecimento técnico-científico e sua capacidade de educação em saúde. No ambulatório, a atenção à pessoa com alterações cardiovasculares assume a perspectiva de assistência interdisciplinar, além de o serviço contar com um protocolo de atendimento que permite adequado acompanhamento e avaliação clínica.

Os enfermeiros desenvolvem ações educativas utilizando um sistema de controle e avaliação que aponta o impacto das ações na adesão do paciente ao programa, o controle dos riscos para lesões de órgãos-alvo dentre outros aspectos. Nessa perspectiva, observamos o grande interesse dos clientes de participar das atividades desenvolvidas no programa ambulatorial.

A disponibilidade de intervenção sistematizada da equipe de saúde é essencial, pois reduzirá e/ou retardará o surgimento de lesões em órgão-alvo, apontadas na literatura como causas de sofrimento, incapacidade para o trabalho e gastos financeiros consideráveis no setor saúde. Entendemos como órgão-alvo lesões que afetam o coração, rins, cérebro, retina e vasos em geral.

Desse modo, a utilização da Sistematização da Assistência de Enfermagem (SAE), por meio de promoção do cuidado humanizado dirigido a resultados com baixo custo, desenvolve o pensamento crítico na prática de enfermagem e gera autonomia técnica, gerenciamento, individualização, uniformização, continuidade e avaliação do cuidado prestado.

Para elaboração dos diagnósticos de enfermagem, propomos a utilização da Taxonomia definida pela North American Nursing Diagnosis Association International (Nanda I), que utiliza uma linguagem padronizada de classificação dos diagnósticos de enfermagem e permite o raciocínio clínico pelo julgamento dos fatores relacionados e características definidoras (Nanda I, 2018).

A fim de se avaliar a qualidade dos cuidados de enfermagem instituídos utiliza-se a Classificação de Resultados de

Enfermagem (NOC), linguagem comum de resultados específicos para a enfermagem. A NOC contribui de maneira objetiva na mensuração dos resultados, ajudando na escolha das intervenções, fornecendo dados para evidências científicas, o que contribuirá para mais eficiência da enfermagem e a criação de novas tecnologias (NOC, 2015).

Por sua vez, no que concerne a prescrever e adotar os cuidados de enfermagem mostra-se adequado utilizar Intervenções de Enfermagem (NIC), linguagem padronizada que visa desenvolver sistemas de informação, ensinar a tomada de decisões de acadêmicos de enfermagem, determinar os custos dos procedimentos oferecidos, planejar recursos necessários, utilizar linguagem para comunicar a função da enfermagem, além de articular aos sistemas de classificação de outros provedores de cuidados de saúde (NIC, 2016).

A consulta de enfermagem

A sistematização da assistência de enfermagem cardiovascular permite, por meio do conhecimento técnico e científico do enfermeiro, um atendimento qualificado aos pacientes e estabelecer um diálogo para buscar suas informações e as ações do cuidado necessárias a prevenção e intervenção, quando necessário, no processo saúde-doença.

Dada a complexidade que envolve os pacientes cardiovasculares, a prestação de cuidados pelo enfermeiro deve subsidiar o planejamento e a execução de intervenções que suportem as necessidades do paciente, apoiem sua família e os sensibilizem para a promoção de saúde do indivíduo e da coletividade.

A consulta de enfermagem representa a principal ferramenta da qual o enfermeiro deve lançar mão a fim de contribuir na coleta de todo histórico e identificação das necessidades dos pacientes e consequentemente no planejamento de sua assistência. Assim, contribuirá para a avaliação global do indivíduo e do ambiente onde vive e direcionar os cuidados necessários de forma a otimizar a condição de saúde dos pacientes.

O atendimento dos pacientes cardiovasculares no ambulatório se dá de maneira sistematizada nas consultas de enfermagem em que são utilizados os instrumentos da Sistematização da Assistência de Enfermagem definidos pelos enfermeiros que prestam assistência ambulatorial. Por sua vez, a consulta de enfermagem consiste na entrevista para coleta dos dados, exame físico, estabelecimento de diagnóstico de enfermagem, prescrição, implementação dos cuidados e orientação das ações relativas aos problemas encontrados.

Na primeira consulta, avalia-se o estado de saúde do paciente realizando o exame físico completo no intuito de levantar os fatores de risco para hipertensão, diabetes e outros agravos, conhecer os hábitos de vida do paciente, suas dificuldades e limitações. Nesse momento, emprega-se todas as etapas do processo de enfermagem.

Nas consultas subsequentes (retorno) realizadas com o paciente hipertenso e diabético, ele será submetido à avaliação clínica, porém nesse momento será realizado o exame físico por problema, ou seja, direcionado ao problema que o paciente está apresentado naquele momento, o qual pode ou não estar relacionado ao quadro cardiovascular ou complicações em decorrência ao descontrole do quadro de diabetes.

Rotineiramente mensura-se a pressão arterial, níveis glicêmicos, medidas antropométricas (peso, altura, circunferência abdominal, índice de massa corpórea) conforme critérios estabelecidos pelas VI e VII Diretrizes Brasileiras de Hipertensão Arterial (2010; 2017). Durante a consulta, os hábitos de vida dos pacientes e fatores de risco devem ser novamente investigados. A partir das informações obtidas, avalia-se as mudanças dos hábitos de vida (se já ocorreram ou não), revê-se o plano de cuidado e faz-se novas intervenções.

Como já comentamos, a cada consulta de enfermagem é estabelecido o plano terapêutico no qual é avaliada a terapêutica medicamentosa observando-se quais os medicamentos estão sendo utilizados, se são sendo tomados corretamente (dose e horário), efeitos colaterais. Nesse momento, o enfermeiro reforça a importância da tomada correta dos remédios, avalia a necessidade de encaminhamento ao especialista e revê o esquema medicamentoso. E para isso é necessário que o enfermeiro conheça a farmacologia dos medicamentos anti-hipertensivos e hipoglicemiantes bem como as indicações, efeitos colaterais e interações medicamentosas não apenas entre eles, mas também com outros fármacos.

Dentro do plano terapêutico há também o tratamento não medicamentoso que inclui mudanças dos hábitos de vida visando principalmente a redução ou completa abolição dos principais fatores de risco para os agravos cardiovasculares: abolição do tabagismo, etilismo, controle alimentar e perda de peso entre outros. É importante ressaltar que a principal ação do enfermeiro junto ao paciente hipertenso e diabético se concentra no tratamento não medicamentoso.

Além disso, nas atividades realizadas no ambulatório, os pacientes são orientados e encorajados a reduzir o consumo de sal na dieta, uma vez que vários estudos mostram que a pressão arterial varia diretamente de acordo com o consumo de sal, o que se verifica tanto em pacientes normotensos como em hipertensos (SBC, 2017).

Dessa forma, o plano terapêutico inclui prioritariamente ações visando introduzir mudanças de hábitos de vida, por exemplo, o controle e a redução da ingestão de sal e gordura na alimentação. Abaixo destacamos os seguintes aspectos:[1]

:: Recomenda-se uma quantidade mínima de sal no preparo de alimentos, por isso o melhor é substituir o sal por temperos naturais: cebolinha, salsinha, orégano, manjericão, alho, limão e outros.

---

[1] Texto elaborado pela professora Especialista Luciana Carneiro Pena (CREF/MG: 9025) e pela professora Dr.ª Salete Silqueira.

:: Os pacientes também são incentivados a não acrescentar sal às comidas já preparadas e evitar utilizar o saleiro à mesa.

:: Desaconselha-se o consumo de alimentos industrializados com alto teor de sódio, como os embutidos, as conservas, os salgadinhos aperitivos, o consumo de alguns tipos de queijos e outros.

:: Associado aos fatores já descritos, o controle dietético também é estimulado, pois está intimamente relacionado ao combate à obesidade e ao excesso de peso.

:: Outro aspecto importante a ser enfatizado é que o padrão alimentar — ou seja, o perfil do consumo de alimentos do indivíduo ao longo de um determinado período — é identificado como a alternativa mais viável no estudo da relação entre a ingestão de nutrientes na dieta e o risco de doenças.

:: Portanto, além das medidas relacionadas à alimentação citadas, todos os pacientes são orientados a evitar o consumo de leite integral, maioneses, creme de leite, manteiga e margarinas; o consumo de ovos deve ser moderado, dando preferência à clara ou ao ovo sem colesterol; estimula-se substituir doces e derivados do açúcar por carboidratos complexos e frutas, como incluir pelo menos cinco porções de frutas e/ou verduras no plano alimentar diário, dando preferência aos vegetais verdes ou amarelos e às frutas cítricas.

:: O plano alimentar deve ser estabelecido de forma a atender às exigências de uma alimentação saudável, de manutenção do controle de peso corporal, observando-se as preferências pessoais e o poder aquisitivo do indivíduo e de sua família.

:: Hábitos alimentares ruins, como excesso de sal e peso, tabagismo, estresse e consumo excessivo de gordura devem ser eliminados gradativamente da rotina dietética do paciente.

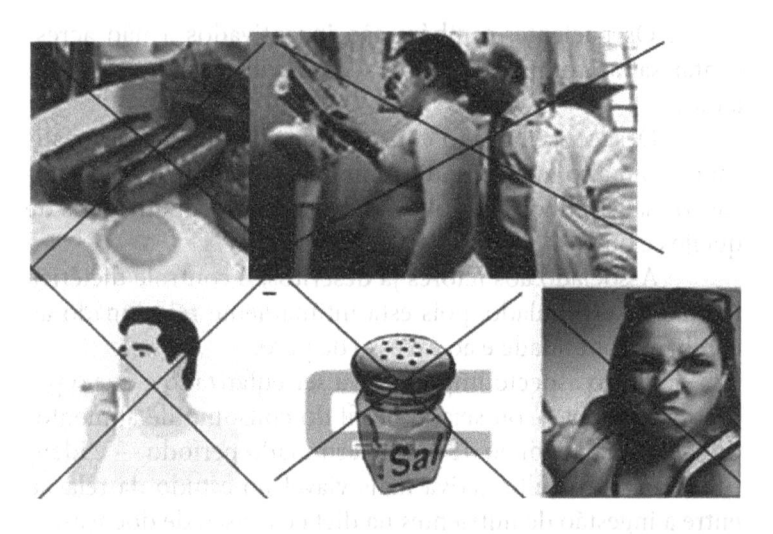

A atividade física regular deve ser incorporada, mas sempre considerando as condições físicas, psíquicas e financeiras do paciente.

:: Na experiência clínica vivenciada com os pacientes, observamos que a imposição autoritária em mudanças dos hábitos de vida é pouco aceita por parte deles.

:: A partir do momento em que se estabelece um plano de ação juntamente com o paciente, expondo de forma clara quais são os objetivos e as metas a serem alcançadas, o paciente adere melhor ao tratamento.

:: Nesse momento, as dificuldades apresentadas pelo paciente devem ser discutidas para que juntos (profissional e paciente) possam discutir alternativas que favoreçam a adesão do paciente.

:: É importante explicar que toda mudança é gradativa, por exemplo, começar por caminhadas de quinze minutos em vez de uma hora; emagrecimento inicial de cinco quilos em vez de dez quilos; além do fato de que exercícios aeróbicos como natação, hidroginástica, caminhada ou corrida podem ser associados aos de musculação de baixo impacto.

:: Alguns exercícios são orientados objetivando que o paciente inicie suas atividades gradativamente, para isso elaboramos a cartilha intitulada: **Caminhando para uma vida saudável,** que orienta quanto aos benefícios descritos abaixo:

1) Melhora a circulação e deixa os pulmões mais eficientes: o maior bombeamento de sangue pelo coração para o organismo gera aumento da circulação, favorece a dilatação dos brônquios e previne algumas inflamações nas vias aéreas como a bronquite;

2) Combate a osteoporose: a compressão dos ossos da perna e a movimentação de todo o esqueleto durante uma caminhada facilita a absorção de cálcio e deixa os ossos mais resistentes;

3) Afasta a depressão e aumenta a sensação de bem-estar: durante a caminhada nosso corpo libera endorfina, hormônio responsável pela sensação de alegria e relaxamento;

4) Deixa o cérebro mais saudável: o exercício sistemático aumenta a nossa coordenação e faz que nosso cérebro seja capaz de se adaptar a cada vez a mais estímulos; previne o Alzheimer;

5) Diminui a sonolência: gastando mais energia durante o dia, à noite nós adormecemos mais facilmente;

6) Controla a vontade de comer: ao ocupar o tempo com outra atividade e sentir os benefícios da redução do peso, você controla a ansiedade e o estresse que, geralmente, estão associados à vontade de comer compulsivamente;

7) Protege contra derrame e infarto: controla a pressão arterial, os níveis de colesterol, diminui a concentração de gorduras ruins que se prendem aos vasos sanguíneos e aumenta o HDL (colesterol bom);

8) Diabetes: A insulina, substância responsável pela absorção de glicose pelas células do corpo, é produzida em maior quantidade durante a prática da caminhada e pode reverter a resistência à insulina.

Cuidados

✓ Antes e após os exercícios alimente-se com alimentos leves e de fácil digestão como as frutas;

✓ Hidrate-se antes, durante e depois do exercício físico;

✓ O alongamento é fundamental: antes para o aquecimento dos músculos e depois para evitar dores;

✓ A roupa deve ser confortável: use tecidos de algodão e tênis com solado que amorteça os impactos nos joelhos e tornozelos;

✓ Verificar intensidade do exercício observando a respiração: se durante a caminhada você estiver muito ofegante, diminua o ritmo; mantenha a regularidade, assim conseguirá aumentar a distância e/ou a velocidade da caminhada sem se sentir extenuado;

✓ A caminhada: passadas devem ser curtas para evitar torções, a pisada deve começar pelo calcanhar e depois pôr a planta dos pés no chão. A postura é importante, deve-se olhar para a frente e contrair o abdome.

Alongamento antes e depois da atividade física

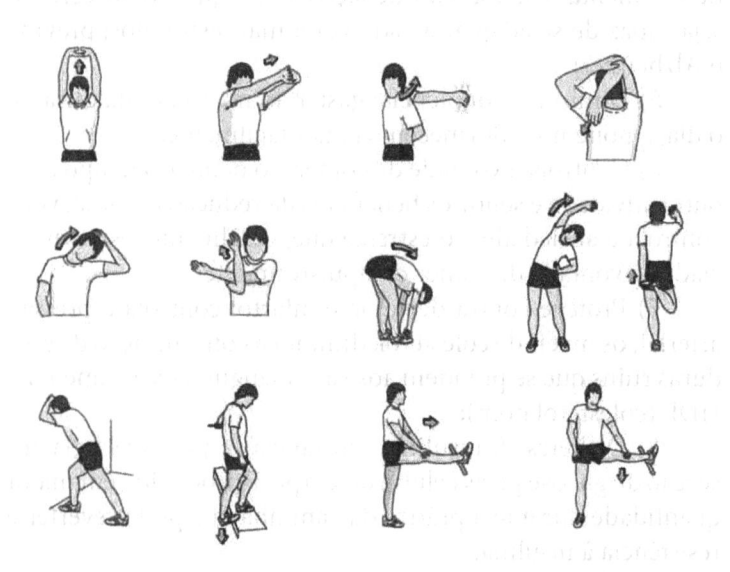

Fonte: PUC-RS. Disponível em: <http://www.pucrs.br/blog/exercicios-fisicos-sao--beneficos-no-combate-ao-estresse/>.

Na consulta rotineira, utilizamos o Formulário de Consulta da Enfermagem (Apêndice A) mais direcionado para o perfil de nossos pacientes e os impressos padronizados pelo serviço.

Atendimento com a equipe multiprofissional

Em 2010, além da consulta de Enfermagem, iniciamos o atendimento multiprofissional em parceria com a Residência Multiprofissional na área de cardiologia, cuja equipe é composta por enfermeiros, fisioterapeutas e psicólogos, abrangendo cada vez mais a assistência aos problemas de saúde apresentados pelos pacientes. O atendimento multiprofissional representa um diferencial que contribui significativamente com a qualidade dos atendimentos prestados aos pacientes.

Diversos estudos demonstram como a assistência multiprofissional aperfeiçoa o trabalho de saúde. Peduzzi (1998) sublinha que o trabalho coletivo de diversas especialidades não necessariamente está relacionado apenas à divisão de trabalho, mas também complementa as ações realizadas pelos diversos profissionais, por isso é fundamental que haja comunicação efetiva entre eles.

A complexidade do processo saúde-doença exige que a produção de ações de saúde sejam amplas e atendam as várias demandas do ser humano. Dessa forma, o trabalho multidisciplinar permite que os diversos saberes se unam, constituindo elementos que cooperem para o enfrentamento das doenças, visando um cuidado individualizado e global.

Os atendimentos multiprofissionais são previamente agendados no ambulatório juntamente com a consulta de enfermagem. Iniciamos o atendimento pela consulta de enfermagem e depois cada profissional, com o seu olhar, contribui e complementa as orientações para melhora do quadro do paciente, fazendo, durante as próprias consultas, as intervenções necessárias. Cada profissional tem seus impressos padronizados de forma a nortear o processo de trabalho nos atendimentos.

Nos impressos são abordadas a consulta de enfermagem, a consulta com a fisioterapia e também com a psicologia, o que permite identificar as necessidades dos pacientes e guiar o profissional em sua conduta junto a eles. Os casos são discutidos de forma multiprofissional sempre que necessário e a periodicidade das consultas definidas de acordo com a gravidade e condição de saúde dos pacientes, por meio do protocolo de risco cardiovascular do Ministério da Saúde (Brasil, 2010).

Nesse momento, discutimos os diversos aspectos que envolvem as doenças cardiovasculares, fatores de risco e suas complicações e as possibilidades de cada área de conhecimento de traçar as intervenções terapêuticas a ser realizadas. As estratégias para o enfrentamento das mudanças do estilo de vida dos pacientes constituem uma meta fundamental para a saúde cardiovascular.

Portanto, a proposta do atendimento multiprofissional no ambulatório reside na interação do paciente com a equipe. Todavia, quando necessário, envolvemos a família e o cuidador para alcançar as metas previamente propostas.

Considerações

A assistência de enfermagem ambulatorial para agravos cardiovasculares enfatiza o tratamento não medicamentoso aos pacientes visando despertar a conscientização quanto à importância da mudança no estilo de vida e contribuir para a melhoria da qualidade de vida dos pacientes.

A enfermagem já percebeu que, para a oferta de serviços qualificados no atendimento das necessidades de saúde da população, precisa lançar mão de um cuidado multiprofissional que potencialize suas orientações, a eficácia de seus cuidados e o alcance das intervenções pertinentes à condição demandada pela complexidade do quadro do paciente cardiovascular. Entretanto, ainda é realidade de poucos serviços a possibilidade de uma equipe multiprofissional para o atendimento integral dos pacientes.

O atendimento secundário de saúde é o nível de assistência que melhor permite a tríade: atendimento multiprofissional, prevenção e promoção de saúde e terapêutica. A promoção e prevenção em saúde nesse nível de assistência mostra-se muitíssimo mais complexa do que terapias curativas, visto que nesse momento o paciente invariavelmente necessita de intervenções terapêuticas ainda pouco complexas, se comparadas àquelas necessárias e executadas no nível terciário de assistência à saúde.

A promoção e prevenção em saúde envolve sensibilização, mudança de estilo e hábitos de vida, cessação de vícios entre outras questões. A não aderência aos cuidados propostos, principalmente ao tratamento medicamentoso, figura como sério problema de saúde pública e um dos principais obstáculos ao sucesso do controle dos agravos cardiovasculares.

> **Questões para reflexão**
> 1) No contexto atual quais instrumentos o enfermeiro poderá utilizar para assistir uma pessoa com doença cardiovascular?
> 2) Qual a importância de um atendimento sistematizado no atendimento ambulatorial em saúde cardiovascular?

Referências

BRASIL. Ministério da Saúde. *Estratégias para o cuidado da pessoa com doença crônica*. Cadernos de Atenção Básica, n.º 35. Brasília, 2014. Disponível em: <http://bvsms.saude.gov.br/bvs/publicacoes/estrategias_cuidado_pessoa_doenca_cronica.pdf>. Acesso em: 20 nov. 2018.

BRASIL. Ministério da Saúde. *Saúde Brasil 2017: Uma análise* da situação de saúde e os desafios para o alcance dos objetivos de desenvolvimento sustentável. 1.ª edição, 2018. Brasília: MS, 2018, pp. 81-98 (Capítulo 4).

BULECHEK, G. M.; BUTCHER, H. K.; DOCHTERMAN, J. M. C. *Classificação das Intervenções de Enfermagem (NIC)*. 6.ª ed. Rio de Janeiro: Elsevier, 2016.

DATASUS. *Indicadores de mortalidade: taxa de mortalidade específica do aparelho circulatório*. Disponível em: <http://tabnet.datasus.gov.br/cgi/tabcgi.exe?idb2012/c08.def>. Acesso em: 29 out. 2018.

(IHME) Institute of Health Metric and Evoluation. *Global Burden of Disease (GBD)*. Disponível em: <https://vizhub.healthdata.org/gbd-compare/>. Acesso em: 25 out. 2018.

LEON, G. Aplicação da epidemiologia para avaliação e políticas. In: LEON, G. *Epidemiologia*. São Paulo: Revinter, 2010.

MALTA, D. C.; CEZARIO, A. C.; MOURA, L. A construção da vigilância e prevenção das doenças crônicas não transmissíveis no contexto do Sistema Único de Saúde. *Epidemiol. Serv. Saúde*, Brasília, vol. 15, n.º 3, set., 2006. Disponível em: <http://scielo.iec.gov.br/scielo.php?script=sci_arttext&pid=S1679-49742006000300006>. Acesso em: 29 out. 2018.

MALTA, D. C.; SILVA JR., J. B. O Plano de Ações Estratégicas para o Enfrentamento das Doenças Crônicas Não Transmissíveis no Brasil e a definição das metas globais para o enfrentamento dessas doenças até 2025: uma revisão. *Epidemiol. Serv. Saúde*, Brasília, vol. 22, n.º 1, mar., 2013. Disponível em: <http://scielo.iec.gov.br/scielo.php?lng=pt&pid=S167949742013000100016&script=sci_arttext>. Acesso em: 29 out. 2018.

MOORHEAD, S. et al. *Classificação dos Resultados de Enfermagem (NOC)*. 5.ª ed. Rio de Janeiro: Elsevier, 2015.

NANDA. *Diagnósticos de Enfermagem da Nanda 1: Definições e Classificação 2018-2020*. Porto Alegre: Artmed, 2018.

OMS (Organização Mundial de Saúde). Prevenção e Controle dos Agravos Cardiovasculares, vol. 1, 2009.

PEDUZZI, M. *Equipe multiprofissional de saúde : a interface entre trabalho e interação*. Doutorado em Medicina — Faculdade de Ciências Médicas, Unicamp. Campinas, 1998. Disponível em: <http://repositorio.unicamp.br/jspui/handle/REPOSIP/310392> Acesso em: 3 dez. 2018.

SBC (Sociedade Brasileira de Cardiologia). Sociedade Brasileira de Hipertensão. Sociedade Brasileira de Nefrologia. VI Diretrizes Brasileiras de Hipertensão. *Arquivos Brasileiros de Cardiologia*, vol. 95, n.º 1, suplemento 1, 2010, pp. 1-51. Disponível em: <http://publicacoes.cardiol.br/consenso/2010/Diretriz_hipertensao_associados.pdf>. Acesso em: 20 nov. 2018.

SBC (Sociedade Brasileira de Cardiologia). 7.ª Diretriz Brasileiras de Hipertensão. Arquivos Brasileiros de Cardiologia, vol. 107, n.º 3, Suplemento 3, Setembro 2016. Disponível em: <http://publicacoes.cardiol.br/consenso/2017/Diretriz_hipertensao_associados.pdf>. Acesso em: 20 nov. 2018.

Apêndice A — Formulário de Consulta da Enfermagem

Ambulatório: ☐ Outros Agravos cardíacos ☐ HAS

Identificação
Nome:_____Registro:_____ Data:___/___/___
Sexo: ☐ Fem. ☐ Masc.
Data de nascimento:___/___/___ Idade:_____anos.
Naturalidade:_____ Procedência: _____
Telefone: (__) _____-_____/(__) _____ -_____
Estado civil: ☐ Solteiro ☐ Casado ☐ Divorciado
☐ Outros:_____
Profissão:_____Escolaridade:_____
1. Histórico e coleta de dados
Queixa Principal:_____
HDA:_____
Comorbidades: ☐ HAS ☐ IAM ☐ DM ☐ IR ☐ ICC ☐ AVC.
Outros: _____
HPP: _____

Procedimentos cirúrgicos:_____
Alergia: ☐ Desconhece ☐ Sim Obs.:_____
Hábitos de vida: ☐ Etilista ☐ Tabagista ☐Outras Obs.:_____
História Familiar:_____
Medicamentos em uso: _____
Dados Vitais:
PA: ____X ____mmHg FC: ____bpm FR____irpm
Altura: ____m CA: ____cm IMC: ____ Glicemia: ____mg/dl
Sat: ____% Peso: ____kg
Anamnese (alterações): _____
Exames laboratoriais/ imagens:_____
Orientações/condutas_____
Retorno para: ___/___/____
Profissionais presentes no atendimento: _____

Carimbo/Assinatura:_____

Isabela Silva Cancio Velloso
Raquel Souza Azevedo
Edgar Nunes de Moraes

O ATENDIMENTO AO IDOSO NO CENTRO MAIS VIDA

Objetivos do capítulo

:: Discutir as especificidades na avaliação clínica do idoso, especialmente a atenção ao idoso fragilizado.
:: Abordar o protocolo de atenção ao idoso na perspectiva do Programa Mais Vida.
:: Contextualizar o papel do enfermeiro na assistência ambulatorial ao idoso frágil no Programa Mais Vida.

Resumo

O envelhecimento da população brasileira e o aumento da longevidade dos idosos traz grandes desafios para a estruturação das Redes de Atenção à Saúde. A população idosa apresenta características peculiares que devem ser contempladas pelos serviços de saúde por meio de intervenções multidimensionais e multissetoriais, foco no cuidado e ênfase na pessoa idosa frágil, de forma articulada aos demais pontos da Rede de Atenção à Saúde. O Hospital das Clínicas da Universidade Federal de Minas Gerais é referência em atenção à saúde do idoso e está estruturando um novo modelo de atenção à saúde do idoso, seguindo as recomendações do Conselho Nacional de Secretários de Saúde e Ministério da Saúde. O modelo tem como premissa a forte vinculação com a atenção primária à saúde e o atendimento interdisciplinar, com o objetivo de melhorar a autonomia e independência do idoso. A consulta de enfermagem é realizada de forma individualizada, focando na demanda do paciente e de forma compartilhada entre o enfermeiro, o idoso e o cuidador, pactuando-se metas e definindo-se prioridades e tendo no Plano de Cuidados Individualizado do Idoso a estratégia utilizada para a organização do cuidado.

Introdução

O rápido envelhecimento da população brasileira, aliado ao aumento da longevidade dos idosos, traz grandes desafios para a estruturação da Redes de Atenção à Saúde (RAS), diante da maior carga de doenças crônicas e incapacidades funcionais, pois envelhecer sem nenhuma doença crônica é mais uma exceção do que a regra. Assim, os serviços públicos de saúde brasileiros precisam estar preparados para lidar com as demandas dessa população, fortemente marcada pela heterogeneidade de indivíduos, ao longo do processo de envelhecimento (Mendes, 2019).

De acordo com Moraes & Azevedo (2016), o conceito de saúde do idoso tem em sua base a funcionalidade global, compreendendo que a capacidade funcional do indivíduo se relaciona à sua autonomia e/ou independência. Com o declínio funcional, há comprometimento da autonomia e/ou independência do indivíduo, que dependem do funcionamento integrado e harmonioso dos seguintes sistemas funcionais principais:

:: Cognição: capacidade mental de compreender e resolver adequadamente os problemas do cotidiano.

:: Humor/Comportamento: motivação necessária para a realização das atividades e/ou participação social.

:: Mobilidade: capacidade de deslocamento individual e de manipulação do meio, o que depende da capacidade aeróbica e muscular (massa e função), do alcance/preensão/pinça (membros superiores) e da marcha/postura/transferência; a continência esfincteriana também é considerada um subdomínio da mobilidade, pois sua ausência pode afetar a mobilidade e restringir a participação social do indivíduo.

:: Comunicação: capacidade de estabelecer um relacionamento produtivo com o meio, trocar informações, manifestar desejos, ideias e sentimentos; depende de três subsistemas funcionais: visão, audição e produção/motricidade orofacial.

As "Grandes Síndromes Geriátricas" ou "Gigantes da Geriatria" — incapacidade cognitiva, instabilidade postural, imobilidade, incontinência esfincteriana e incapacidade comunicativa — são as principais causas da perda da autonomia e/ou independência, que podem levar à dependência funcional ou incapacidade. Essas incapacidades aumentam a complexidade do manejo clínico, com maior risco de iatrogenia e demanda de cuidados de longa duração que, na maioria das vezes é prestado por familiares que nem sempre estão adequadamente preparados para prestarem os cuidados necessários, configurando a insuficiência familiar (Brasil, 2019), (figura 1).

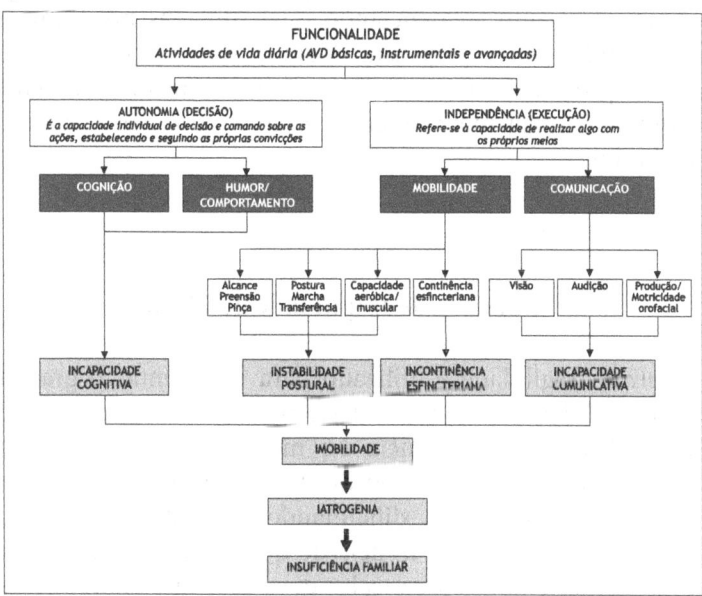

Figura 1. Modelo Multidimensional de Saúde do Idoso

O declínio funcional está diretamente relacionado à fragilidade da pessoa idosa e representa o principal determinante de desfechos negativos, como o desenvolvimento de outras incapacidades e piora funcional, institucionalização, hospitalização e morte (Fried et al., 2004; Saliba, 2001; Collard et al., 2012). Em geral, suas causas são múltiplas e multifatoriais, associadas à presença de doenças crônico-degenerativas, polifarmácia, sarcopenia e alto risco de iatrogenia (Moraes, 2012).

A população idosa apresenta características peculiares que devem ser contempladas pelos serviços de saúde, necessitando de intervenções multidimensionais e multissetoriais, com foco no cuidado e ênfase na pessoa idosa frágil, de forma articulada aos demais pontos de atenção da RAS (Paraná, 2017).

Ao encaminhar o paciente, o médico da atenção primária deve definir claramente a razão pela qual está solicitando o encaminhamento, evidenciando quais dúvidas precisam ser respondidas pelo especialista. Além disso, tem que descrever a quais procedimentos terapêuticos o paciente foi e está sendo submetido, quais medicamentos estão em uso e os resultados já obtidos.

Conceito de fragilidade no idoso

O termo fragilidade é utilizado para representar o grau de vulnerabilidade do idoso a desfechos adversos, como institucionalização, dependência ou morte (Fried et al., 2004; Saliba et al., 2001; Martin & Brighton, 2008). Todavia, apresenta várias definições, dificultando sua aplicação na prática clínica. É crescente a ideia de que a fragilidade é multidimensional e que seu conceito deve abranger componentes sociodemográficos, clínicos, funcionais, afetivos, cognitivos e físicos, abrangendo um componente clínico-funcional e/

ou sócio-familiar (Rockwood et al., 2005; Morley et al., 2013) (figura 2).

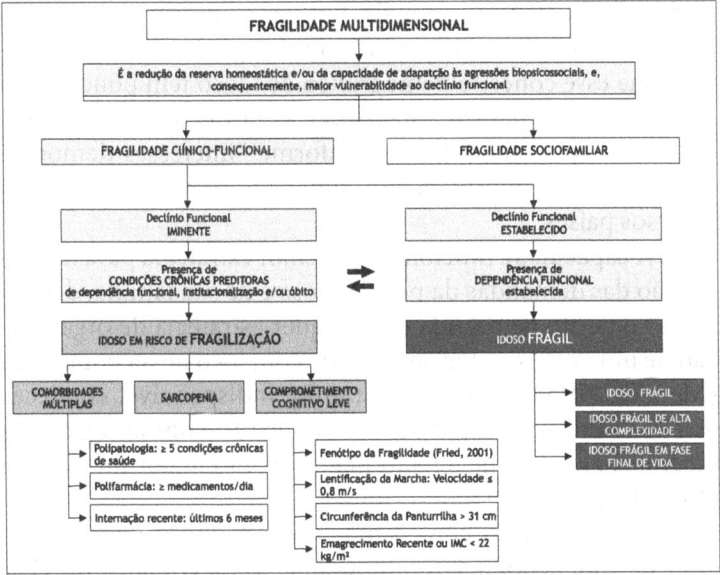

Figura 2. Conceito de Fragilidade

```
FRAGILIDADE MULTIDIMENSIONAL
É a redução da reserva homeostática e/ou da capacidade de adaptação às agressões biopsicossociais, e,
consequentemente, maior vulnerabilidade ao declínio funcional

FRAGILIDADE CLÍNICO-FUNCIONAL          FRAGILIDADE SOCIOFAMILIAR

Declínio Funcional                      Declínio Funcional
IMINENTE                                ESTABELECIDO

Presença de                             Presença de
CONDIÇÕES CRÔNICAS PREDITORAS    ⇄      DEPENDÊNCIA FUNCIONAL
de dependência funcional, institucionalização e/ou óbito   estabelecida

IDOSO EM RISCO DE FRAGILIZAÇÃO          IDOSO FRÁGIL

COMORBIDADES    SARCOPENIA    COMPROMETIMENTO        IDOSO FRÁGIL
MÚLTIPLAS                     COGNITIVO LEVE
                                                     IDOSO FRÁGIL DE ALTA
                                                     COMPLEXIDADE
Polipatologia: ≥ 5 condições crônicas    Fenótipo da Fragilidade (Fried, 2001)    IDOSO FRÁGIL EM FASE
de saúde                                                                          FINAL DE VIDA
Polifarmácia: ≥ medicamentos/dia         Lentificação da Marcha: Velocidade ≤
                                         0,8 m/s
Internação recente: últimos 6 meses      Circunferência da Panturrilha > 31 cm

                                         Emagrecimento Recente ou IMC < 22
                                         kg/m²
```

O declínio funcional é o principal marcador de vulnerabilidade do componente clínico-funcional, constituindo-se no foco da intervenção geriátrico-gerontológica, independente da idade do paciente (Lacas & Rockwood, 2012). A multidimensionalidade dos determinantes de saúde do idoso é a base do modelo de classificação clínico funcional que considera a perspectiva da saúde pública (Morley, 2013). Nesse modelo, o termo fragilidade representa a presença de condições crônicas de declínio funcional, institucionalização e/ou óbito e dependência funcional estabelecida.

Classificação dos idosos

No Brasil, o Estatuto do Idoso definiu como idoso, todo indivíduo com 60 anos ou mais. Em países desenvolvidos, esta faixa etária modifica-se para 65 anos ou mais. Percebe-se, assim, que esse conceito demográfico de idoso tem pouco valor epidemiológico para se estabelecer as novas demandas dessa população, pois modifica-se conforme "interesses demográficos", notadamente as novas demandas previdenciárias dos diversos países.

A capacidade funcional é a melhor estratégia para identificação das demandas da pessoa idosa e de sua família, devendo ser o ponto de partida de qualquer estratégia de organização de uma rede de atenção à saúde com foco nessa população (Mendes, 2011). Torna-se, portanto, indispensável conhecer as necessidades de saúde dessa população com alto grau de heterogeneidade, que é tanto maior quanto maior for a idade (Nota Técnica, 2019).

A classificação clínico-funcional do idoso depende do grau de independência e autonomia nas atividades de vida diária (AVD), definidas hierarquicamente, como atividades avançadas (AAVD), instrumentais (AIVD) e básicas (ABVD) de vida diária. As AAVD são as mais complexas e são aquelas atividades relacionadas à integração social, como as atividades produtivas, recreativas e de participação social. A AIVD referem-se às tarefas necessárias para o cuidado com o domicílio ou atividades domésticas, padronizadas por Lawton-Brody (1969), como o preparo das refeições, controle do dinheiro, tomar os remédios na dose e horário corretos, lavar e passar a roupa, uso do telefone, arrumar a casa e fazer pequenos trabalhos domésticos, fazer compras e sair de casa sozinho para lugares distante. Assim, os idosos podem ser independentes ou dependentes parciais ou totais para as AVDs instrumentais. Por sua vez Katz (1963), definiu as ABVD com aquelas tarefas relacionadas ao autocuidado, como tomar banho, vestir-

-se, usar o banheiro, transferência, continência e alimentar-se. Com o índice, houve clara distinção entre idosos independentes e dependentes para as AVDs básicas, associada a uma clara hierarquia entre os idosos dependentes. Assim, o idoso pode ser classificado em:

:: Independente: realiza todas as atividades básicas de vida diária de forma independente.

:: Semidependente: apresenta comprometimento de uma das funções influenciadas pela cultura e aprendizado (banhar-se e/ou vestir-se e/ou uso do banheiro).

:: Dependente incompleto: apresenta comprometimento de uma das funções vegetativas simples (transferência e/ou continência), além de, por decorrência lógica, ser dependente para se banhar, se vestir e usar o banheiro. Deve-se ter cuidado nesse item, pois alguns idosos podem ser independentes para todas as AVDs e ter incontinência urinária. Isto se dá pelo fato de a incontinência esfincteriana ser uma função e não uma tarefa do cotidiano ou atividade, como as outras AVDs básicas propostas por Katz.

:: Dependente completo: apresenta comprometimento de todas as funções influenciadas pela cultura e aprendizado e, também, das funções vegetativas simples, incluindo a capacidade de se alimentar sozinho. Representa o grau máximo de dependência funcional.

Todas as AVDs, básicas e instrumentais, estão condicionadas ao funcionamento adequado e harmonioso daqueles domínios funcionais estabelecidos no Modelo Multidimensional de Saúde do Idoso: cognição, humor/comportamento, mobilidade e comunicação. Assim, Moraes & Lanna (2016) propuseram uma Classificação Clínico-Funcional (CCF) do Idoso, fortemente ancorada na multidimensionalidade dos determinantes da saúde, tendo como eixo principal a capacidade funcional. Nela, o termo fragilidade é utilizado para representar a presença de declínio funcional iminente e definitivo. O declínio funcional iminente é a síndrome caracterizada pela presença de condições crônicas de saúde preditoras de desfechos clínicos negativos ou adversos (dependência funcional, institucionalização, hospitalização e morte). Essas condições incluem a presença de comorbidade múltipla (polipatologia, polifarmácia e internação recente), comprometimento cognitivo leve (CCL) e sarcopenia. Por outro lado, o declínio funcional estabelecido é a presença de incapacidade funcional ou dependência e, consequentemente, restrição da participação social. Para expressar de forma mais clara os vários subtipos de idosos, sugere-se a utilização da CCF, que exibe extremos opostos de capacidade funcional, que representam o grau máximo e mínimo de vitalidade (capacidade intrínseca) e fragilidade (vulnerabilidade).

O grupo Idoso Frágil se subdivide em três subgrupos, de acordo com a probabilidade de ganho funcional e/ou de qualidade de vida:

:: Idosos com baixo potencial de melhora funcional: são idosos que apresentam declínio funcional estabelecido e baixo potencial de reversibilidade clínico-funcional. Nesses idosos, o acompanhamento geriátrico-gerontológico especializado não necessita ser feito de forma intensiva. O objetivo das intervenções é evitar a piora funcional.

:: Idosos com alto potencial de melhora funcional: são idosos que apresentam elevado potencial de ganho funcional e/ou de qualidade de vida. Esses idosos são aqueles que mais se beneficiam do acompanhamento geriátrico-gerontológico especializado.

:: Idoso frágil em fase final de vida: apresenta dependência funcional e sobrevida estimada menor que seis meses. Apesar da existência de uma clara associação entre maior grau de declínio funcional e maior mortalidade, alguns idosos podem estar relativamente preservados funcionalmente e apresentar doenças com alto potencial de mortalidade, como determinados tipos de neoplasia, por exemplo. O foco das intervenções é o cuidado paliativo, baseado no conforto do paciente e seus familiares.

Atendimento ambulatorial especializado em saúde do idoso

O Hospital das Clínicas da UFMG (HC-UFMG) é pioneiro no atendimento ao idoso de alto risco, desde 1996. Em 1999, todas as ações extensionistas da UFMG relacionadas ao envelhecimento foram agrupadas no programa Núcleo de Geriatria e Gerontologia da UFMG (Nugg). Em 2003, todo o trabalho assistencial foi reconhecido pelo Ministério da Saúde, que credenciou o serviço como Centro de Referência em Assistência à Saúde do Idoso do Estado de Minas Gerais. Em 2010, foi possível a reestruturação física do local de atendimento aos idosos, com a construção do Instituto Jenny de Andrade Faria, considerado um dos maiores centros geriátrico e gerontológico do Brasil, além de ser uma das principais instituições formadoras de recursos humanos na área de envelhecimento. Nesse mesmo ano, a Secretaria Estadual de Saúde de Minas Gerais credenciou o HC-UFMG como Centro Mais Vida (CMV) da Macrorregião Centro I e, desde então, o Serviço de Geriatria do HC-UFMG executa o atendimento a idosos do município de Belo Horizonte, por meio do Programa Mais Vida (PMV).

A Nota Técnica de Atenção à Saúde da Pessoa Idosa, produzida pelo Ministério da Saúde e Conselho Nacional de Secretários de Saúde (Conass), com o apoio da Sociedade Beneficente Israelita Albert Einstein (Brasil, 2019), estabeleceu novas diretrizes para a organização da RAS, com foco na atenção primária à saúde e na atenção ambulatorial especializada. O principal objetivo da Nota Técnica é construir uma linguagem comum, compartilhada em todos os nós dos componentes das RAS, por meio de diretrizes clínicas baseadas em evidência, além do papel estruturador de todo o processo de gestão da clínica, entendida como um conjunto de tecnologias de microgestão do cuidado, destinado a prover uma atenção à saúde de qualidade.

A Atenção Primária à Saúde (APS) deve protagonizar este processo complexo, que deve ser estruturado em vários momentos: o processo de territorialização; o cadastramento das famílias; a classificação das famílias por riscos sociosanitários; a vinculação das famílias à equipe da ESF; a identificação das subpopulações com fatores de riscos proximais e biopsicológicos; a identificação das subpopulações com condições de saúde estabelecidas por estratos de riscos e com condições de saúde muito complexas (Mendes, 2019; Opas, 2011). Segundo Mendes (2019), a APS é o centro de comunicação entre os diversos pontos da rede e deve estar preparada para oferecer acessibilidade (uso oportuno dos serviços a cada novo problema), longitudinalidade (aporte regular de cuidados pela equipe de saúde ao longo do tempo), integralidade (intervenções promocionais, preventivas, curativas, paliativas e reabilitadoras), coordenação (garantia da continuidade da atenção), focalização na família e a orientação comunitária, integrando programas intersetoriais de enfrentamento dos determinantes sociais da saúde.

O conhecimento da população idosa começa com a identificação destes usuários na população geral residente no território sanitário, por meio do cadastramento individual e familiar. Devem ser levantados, no contexto de vida, os fatores multidimensionais que determinam a capacidade de realizar as AVDs, considerando tanto os recursos e fatores de proteção, quanto os fatores de risco relacionados às relações familiares e comunitárias, ambiente domiciliar e peridomiciliar, atividades produtivas, recreativas e de participação social. Uma forma mais sistematizada de conhecimento da subpopulação de idosos, com presença dos principais fatores multidimensionais determinantes da sua saúde, é a avaliação clínico-funcional por meio do Índice de Vulnerabilidade Clínico Funcional-20 (IVCF-20), instrumento desenvolvido a partir do Modelo Multidimensional de Saúde do Idoso para rastrear a fragilidade da pessoa idosa (Moraes, 2016). É um instrumento simples e de rápida aplicação (5 a 10 minutos), com a vantagem de ter um caráter multidimensional (quadro 1). O IVCF-20 pode ser útil tanto para a avaliação de risco dos idosos, quanto para o manejo clínico dessa população.

Quadro 1. Índice de Vulnerabilidade Clínico-Funcional-20 (IVCF-20)

ÍNDICE DE VULNERABILIDADE CLÍNICO-FUNCIONAL-20 www.ivcf-20.com.br		
Responda às perguntas abaixo com a ajuda de familiares ou acompanhantes. Marque a opção mais apropriada para sua condição de saúde atual. Todas as respostas devem ser confirmadas por alguém que viva com você. Para os idosos incapazes de responder, utilizar as respostas do cuidador(a).		Pontuação
IDADE	1. Qual sua idade? ( ) 60 a 74 anos^0 ( ) 75 a 85 anos^1 ( ) ≥ 85 anos^3	
AUTOPERCEPÇÃO DA SAÚDE	2. Em geral, comparando com outras pessoas da sua idade, você diria que sua saúde é: ( ) Excelente, muito boa ou boa^0 ( ) Regular ou ruim^1	
ATIVIDADES DE VIDA DIÁRIA — AVD Instrumental *Respostas positivas valem 4 pontos cada. Todavia, a pontuação máxima do item é de 4 pontos mesmo que o idoso tenha respondido sim para todas as questões 3, 4 e 5.*	3. Por causa da sua saúde ou condição física, você deixou de fazer compras? ( ) Sim^4 ( ) Não ou não faz compras por outros motivos que não a saúde	Máximo 4 pts.
	4. Por causa da saúde ou confição física, você deixou de controlar seu dinheiro, gastos ou pagar as contas da sua casa? ( ) Sim^4 ( ) Não ou não controla o dinheiro por outros motivos que não a saúde	
	5. Por causa da saúde ou condição física, você deixou de realizar pequenos trabalhos domésticos como lavar louça, arrumar a casa ou fazer limpeza leve? ( ) Sim^4 ( ) Não ou não faz pequenos trabalhos domésticos por outros motivos que não a saúde	
AVD Básica	6. Por causa da sua saúde ou condição física você deixou de tomar banho sozinho(a)? ( ) Sim^6 ( ) Não	
COGNIÇÃO	7. Algum familiar ou amigo falou que você está ficando esquecido? ( ) Sim^1 ( ) Não	
	8. Esse esquecimento está piorando nos últimos meses? ( ) Sim^2 ( ) Não	
	9. Esse esquecimento está impedindo a realização de alguma atividade do cotidiano? ( ) Sim^2 ( ) Não	
HUMOR	10. No último mês você ficou com desânimo, tristeza ou desesperança? ( ) Sim^2 ( ) Não	
	11. No último mês você perdeu o interesse ou prazer em atividades anteriormente prazerosas? ( ) Sim^2 ( ) Não	

MOBILIDADE	Alcance, preensão e pinça	12. Você incapaz de elevar os braços acima do nível do ombro? ( ) Sim¹ ( ) Não	
		13. Você é incapaz de manusear ou segurar pequenos objetos? ( ) Sim¹ ( ) Não	
	Capacidade aeróbica e/ou muscular	14. Você tem alguma das quatro condições abaixo relacionadas? • Perda de peso não intencional de 4,5 kg ou 5% do peso corporal no último ano ou 6 kg nos últimos 6 meses ou 3 kg no (último mês) ( ); • Índice de Massa Corporal (IMC) menor que 22 kg/m² ( ); • Circunferência da panturrilha a < 31 cm ( ); • Tempo gasto no teste de velocidade da marcha (4m) > 5 segundos ( ). ( ) Sim¹ ( ) Não	Máximo 2 pts.
	Marcha	15. Você tem dificuldade para caminhar capaz de impedir a realização de alguma atividade do cotidiano? ( ) Sim² ( ) Não	
		16. Você teve duas ou mais quedas no último ano? ( ) Sim² ( ) Não	
	Continência esfincteriana	17. Você perde urina ou fezes, sem querer, em algum momento? ( ) Sim² ( ) Não	
COMUNICAÇÃO	Visão	18. Você tem problemas de visão capazes de impedir a realização de alguma atividade do cotidiano? É permitido o uso de óculos ou lentes de contato. ( ) Sim² ( ) Não	
	Audição	19. Você tem problemas de audição capazes de impedir a realização de alguma atividade do cotidiano? É permitido o uso de aparelhos de audição ( ) Sim² ( ) Não	
COMORBIDADES MÚLTIPLAS	Polipatologia	Você tem alguma das três condições abaixo relacionadas? • Cinco ou mais doenças crônicas.	Máximo 4 pts.
	Polifarmácia	• Uso regular de cinco ou mais medicamentos diferentes, todo dia.	
	Internação recente (< 6meses)	• Internação recente, nos últimos 6 meses. ( ) Sim⁴ ( ) Não	
		PONTUAÇÃO FINAL (40 pontos)	

Em casos específicos, o rastreamento de risco do idoso por meio do IVCF-20 deve ser complementado pela avaliação multiprofissional e interdisciplinar especializado do idoso. Essa avaliação consiste na realização da avaliação clínica tradicional, com definição das condições de saúde do idoso, avaliação sociofamiliar e detalhamento das AVDs.

A avaliação sociofamiliar consiste na identificação e caracterização dos principais fatores de risco determinantes da saúde por meio da aplicação do instrumento Avaliação da Fragilidade Sociofamiliar (quadro 2). O detalhamento das AVDs avalia a capacidade do idoso para a realização das atividades básicas (tomar banho, vestir-se, uso do vaso sanitário, transferência, continência e se alimentar) e instrumentais (preparar refeições, tomar remédios, fazer compras, controlar o dinheiro, usar o telefone, arrumar a casa, lavar e passar roupa, sair de casa sozinho), resultando na avaliação de independência, dependência parcial ou dependência completa. Esse detalhamento possibilita a identificação dos sinais de declínio funcional. As AVDs avançadas são relacionadas às atividades produtivas, de lazer e de socialização e são absolutamente individuais e, portanto, difíceis de serem padronizadas para comparação entre os idosos. A maior utilidade delas é o reconhecimento precoce de alterações na funcionalidade global do idoso (Brasil, 2019).

Quadro 2. Avaliação Sociofamiliar da Pessoa Idosa.

		Sim	Não	Pontuação
SUPORTE FAMILIAR	1. Morar sozinho	2	0	
	2. Reside em ILPI	4	0	
	3. Presença de companheiro ou cônjuge.	0	2	
	4. Viuvez recente, no último ano.	2	0	
	5. Presença de familiares ou amigos com disponibilidade para atendê-lo, em caso de necessidade ou presença de cuidador, familiar ou profissional, qualificado para a prestação do cuidado necessário.	0	6	
	6. Você recebe visitas dos seus familiares ou amigos com regularidade?	0	2	
	7. Responsável pelo cuidado de pessoas dependentes na sua casa.	2	0	
			20	
SUPORTE SOCIAL	1. Analfabetismo.	2	0	
	2. Beneficiário do Benefício de Prestação Continuada (BPC).	4	0	
	3. Moradia própria.	0	2	
	4. Moradia em boas condições de organização e higiene.	0	4	
	5. Acesso a renda própria ou de familiares próximos suficiente para garantir a própria subsistência.	0	6	
	6. Relato de participação em alguma atividade extradomiciliar ou comunitária ou rede social, como trabalho, família, igreja, grupo de convivência, etc.	0	2	
			20	

CRITÉRIO DE GRAVIDADE:	
SUPORTE FAMILIAR: • Ausente: 0 • Insuficiência de suporte familiar LEVE: 1 a 4 pontos • Insuficiência de suporte familiar MODERADA: 5 a 9 pontos • Insuficiência de suporte familiar GRAVE ≥ 10 pontos	SUPORTE SOCIAL: • Ausente: 0 • Insuficiência de suporte social LEVE: ≤ 4 pontos • Insuficiência de suporte social MODERADA: 5 a 9 pontos • Insuficiência de suporte social GRAVE ≥ 10 pontos

O modelo organizacional da RAS prevê a integração do cuidado entre os diversos pontos da rede, evitando-se, assim, a fragmentação do cuidado. A APS funciona como o centro de comunicação da rede. A Política Nacional de Humanização propõe a incorporação do apoio matricial em todas as instâncias do Sistema Único de Saúde (SUS), como diretriz e dispositivo para transformação das práticas de gestão e atenção das equipes de saúde. O apoio matricial ou matriciamento é uma estratégia de gestão da atenção composta por equipes de especialistas, cujo objetivo é assegurar a retaguarda especializada às equipes de referência na gestão de casos complexos.

O apoio matricial em saúde do idoso deve oferecer à APS o suporte assistencial e conceitual. O suporte conceitual deve incluir capacitações regulares, como estratégias de educação continuada, para todos os profissionais de saúde da APS. Esse suporte conceitual deve acontecer paralelamente ao suporte assistencial, potente o suficiente para dar continuidade e complementar o processo de ensino-aprendizagem, com a aplicação direta de todo novo conceito apresentado. Nesse momento, é fundamental o envolvimento da Atenção Ambulatorial Especializada (AAE) em saúde do idoso, que deve fazer a discussão dos casos mais complexos, de forma compartilhada com a APS. A estratificação de risco utilizada deve ser capaz de selecionar aqueles casos nos quais a corresponsabilização do cuidado entre a AAE e APS é decisiva para melhorar a saúde da pessoa idosa. Dessa forma, idosos com alta e moderada vulnerabilidade clínico-funcional estratificados pela APS são encaminhados para a AAE, utilizando-se três metodologias complementares de atendimento compartilhado:

Tutoria clínica em saúde do idoso

A tutoria clínica consiste no cuidado compartilhado entre a APS e a AAE daqueles idosos mais complexos, definidos a partir do IVCF-20. Idosos com IVCF≥15 pontos ou IVCF≥7 pontos com critérios de inclusão terão prioridade no encaminhamento, de forma a garantir a equidade.

**Atenção ambulatorial especializada
no serviço de geriatria do HC-UFMG**

Estima-se que a resolutividade do atendimento compartilhado realizado na tutoria clínica seja por volta de 70% a 80% dos casos. Todavia, cerca de 20% a 30% dos casos necessitam de acompanhamento direto da AAE. São os idosos frágeis com alto potencial de melhora funcional, definidos com aqueles idosos com maior probabilidade de ganho funcional e/ou qualidade de vida, beneficiando-se do acompanhamento geriátrico-gerontológico especializado integrado com a APS (Brasil, 2019).

A existência do apoio matricial contribui para a organização de uma linha de cuidado contínua, rompendo com a fragmentação do cuidado, que prejudica a integralidade da atenção. Uma comunicação efetiva entre serviços, profissionais e usuários, através do compartilhamento do plano de cuidados entre os diferentes pontos de atenção à saúde, auxilia os diversos profissionais no direcionamento do cuidado reduzindo o risco do "Cuidado Pobre", representado tanto pelo excesso, quanto pela falta de propedêutica ou terapêutica (Mendes, 2019). Um trabalho integrado e o cuidado compartilhado entre os pontos de atenção e o usuário em seu próprio domicílio potencializam a eficácia e eficiência da RAS. Para que isso seja possível, devem ser estabelecidos e pactuados fluxos e protocolos com o conjunto dos pontos de atenção dessa rede, podendo contar com o arranjo organizacional de equipes de apoio matricial.

Equipes de apoio matricial podem auxiliar as equipes da APS na formulação/reformulação e execução do plano de cuidados para um sujeito individual ou coletivo, que necessita de uma intervenção em saúde com a qual a APS teve dificuldade. No apoio matricial, o especialista tem grande envolvimento em planos de cuidados desenvolvidos conjuntamente com as equipes de atenção primária, manejando o problema de forma compartilhada e se corresponsabilizando pelo acompanhamento longitudinal da população.

A proposta de apoio matricial em saúde do idoso tem como premissas a universalidade de acesso, a equidade nos critérios de prioridade e a integralidade do cuidado. O princípio da vinculação entre APS e AAE é essencial para que haja o compartilhamento das decisões clínicas e a corresponsabilidade do cuidado. Nessa proposta, a Atenção Ambulatorial Especializada em Saúde do Idoso (Centro de Referência do Idoso) deve atuar como Ponto de Atenção Secundária de uma Rede de Atenção à Saúde (Pasa) e não como um Centro de Especialidades Médicas (CEM), conforme estabelecido por Mendes (2011). O quadro 3 mostra as principais diferenças entre o Pasa e o CEM.

Quadro 3. Diferenças entre um Centro de Especialidades Médicas e o Ponto de Atenção Secundária de uma RAS

CENTRO DE ESPECIALIDADES MÉDICAS	PONTO DE ATENÇÃO SECUNDÁRIA DE UMA REDE DE ATENÇÃO À SAÚDE (PASA)
Planejamento baseado na oferta de serviços.	Planejamento baseado nas necessidades de saúde da população. Evita-se a indução da demanda pela oferta de serviços e não pelas necessidades do usuário e estratificação de risco.
Unidade isolada sem comunicação fluida com a rede. Histórias pessoais e familiares são retomadas a cada consulta, exames são ressolicitados a cada atendimento.	Ponto de atenção com comunicação em rede com os outros níveis de atenção, evitando-se retrabalhos e redundâncias. Presença de sistemas logísticos potentes como o cartão de identificação dos usuários, prontuário clínico eletrônico, sistema de acesso regulado e sistema de transporte em saúde.

CENTRO DE ESPECIALIDADES MÉDICAS	PONTO DE ATENÇÃO SECUNDÁRIA DE UMA REDE DE ATENÇÃO À SAÚDE (PASA)
Sistema aberto.	Sistema fechado. Não há possibilidade de acesso direto das pessoas usuárias.
Autogoverno.	Governo pela atenção primária à saúde. A única via de chegada é por meio de um sistema de referência e contrarreferência.
Acesso regulado pelos gestores da saúde, diretamente na central de regulação.	Acesso regulado pelas equipes de atenção primária à saúde, que acessam diretamente a central de regulação.
Atenção focada no profissional médico especialista.	Atenção focada na ação coordenada de uma equipe multiprofissional, com forte integração com a atenção primária. Não há a captação do paciente pelo especialista, de forma definitiva, capaz de gerar uma demanda incontrolável e bloquear o acesso a novos pacientes. O trabalho interdisciplinar é mais do que a soma das contribuições de diferentes profissões.
Decisões clínicas não articuladas em diretrizes clínicas.	Decisões clínicas articuladas em linhas-guia e em protocolos clínicos, construídos com base em evidências, adaptadas à realidade vigente. Definição clara do papel da atenção primária e dos demais níveis de atenção neste sistema de referência e contrarreferência.
Prontuários clínicos individuais, não integrados em rede.	Prontuários clínicos eletrônicos integrados na rede.
Não utilização das ferramentas de gestão da clínica.	Utilização rotineira das ferramentas de gestão da clínica, baseadas em diretrizes clínicas onde a estratificação de riscos para cada condição está bem estabelecida.
Função meramente assistencial.	Função assistencial, supervisional, educacional e de pesquisa.
Pagamento por procedimento.	Pagamento por orçamento global, estimulando a aplicação de esforços nas ações de promoção e prevenção e de contenção do risco evolutivo das condições de saúde de menor custo.

Neste novo modelo, as principais funções da AAE em Saúde do Idoso (AAE-SI) seriam o atendimento de idosos de risco, educação permanente da APS e a supervisão clínica da APS (Mendes, 2019).

a) Função Assistencial

:: A AAE-SI deve disponibilizar o número de consultas necessário para a realização interconsultas com sua equipe multiprofissional, para os idosos de risco, encaminhadas pela APS.

:: A equipe multiprofissional da AAE deve elaborar os planos de cuidados de forma interdisciplinar e compartilhadas com a APS.

:: O plano de cuidados deve conter as atividades clínicas e não clínicas com vistas à estabilização das condições crônicas do idoso frágil.

:: O plano de cuidados deve incluir, também, metas para o autocuidado/cuidado familiar apoiado, que deverão estar pactuadas com o idoso/família, tendo em vistas à incorporação de hábitos saudáveis de vida e/ou tecnologias do cuidado com idoso frágil.

:: Os idosos atendidos na AAE-SI devem ter a gestão do cuidado transferida para a APS, assim que metas de estabilização forem atingidas.

b) Educação Permanente

:: Conhecer os profissionais médicos e enfermeiros das equipes da APS a elas vinculadas e identificar as necessidades de aprendizagem destes em relação ao manejo clínico do idoso frágil.

:: Elaborar uma programação anual para as ações de educação permanente para os profissionais da APS, a elas vinculadas, em conformidade com as diretrizes clínicas.

:: Pactuar esta programação anual para as ações de educação permanente para as equipes da APS, com os gestores municipais.

:: Realizar avaliação sistemática de todas as ações de educação permanente das equipes da APS, versando sobre o aproveitamento dos profissionais quanto aos conteúdos, as metodologias e a aplicabilidade na prática.

c) Supervisão Clínica

:: Identificar as dificuldades dos profissionais da APS e a elas vinculadas, em relação à instituição dos planos de cuidados para os idosos frágeis.

:: Realizar sessões de supervisão clínica, de forma regular e sistemática, presencial e à distância, direcionadas aos profissionais da APS que apresentam dificuldades no desenvolvimento e instituição do plano de cuidados para os idosos frágeis.

:: Realizar acompanhamento das equipes da APS quanto à adesão aos planos de cuidados dos idosos frágeis atendidos.

:: Realizar acompanhamento das equipes da APS quanto à estabilização do idoso frágil por ela atendida.

:: Identificar o percentual de estabilização e o de internação dos idosos frágeis por ela atendidos.

Fluxos de Atendimento

O atendimento no Centro Mais Vida do HC-UFMG é coordenado pela APS, que deve cadastrar todos os idosos do território, além de realizar a captação do paciente, por meio da realização da estratificação de risco, utilizando o IVCF-20. A avaliação clínica tradicional é feita em todos os usuários do SUS e, no idoso, deve ser mais abrangente, incluindo as particularidades da pessoa idosa. Idosos com IVCF ≥ 7 pontos devem ter detalhamento das Atividades de Vida Diária e Avaliação da Fragilidade Sociofamiliar, aplicando-se instrumentos específicos. Os critérios para encaminhamento para a Avaliação Interdisciplinar à Distância com a Equipe Matriciadora do HC-UFMG são:

Quadro 4. Critérios de encaminhamento para AAE em Saúde do Idoso.

- IVCF-20 ≥ 15 pontos (ALTA PRIORIDADE): a prioridade é diretamente proporcional à pontuação do IVCF-20.
- IVCF-20 entre 7 e 14 pontos (MÉDIA PRIORIDADE), associados à presença de pontuação nos seguintes itens do IVCF-20:
  :: Dependência em atividades de vida diária.
  :: Suspeita de incapacidade cognitiva: pontuação nas 3 perguntas referentes à cognição.
  ::Presença de instabilidade postural ou quedas de repetição: pontuação nas duas perguntas referentes à marcha.
  :: Presença de comorbidade múltipla: pontuação nas perguntas referentes à polipatologia (≥ 5 doenças), polifarmácia (≥ 5 medicamentos/dia) ou internação recente.
- IVCF-20 de 0 a 6 pontos (BAIXA PRIORIDADE): NÃO há indicação para o CMV.

A APS é responsável pelo envio das informações pertinentes sobre a saúde da pessoa idosa. A discussão entre APS e AAE é feita pela tutoria clínica, que define o estrato clínico-funcional do idoso, as condições crônicas de saúde que necessitam de uma resposta adequada da RAS. Assim, o Plano de Cuidados é construído de forma compartilhada entre a APS, AAE, o idoso e sua família. A APS é responsável pela instituição inicial do plano de cuidados, sempre com a retaguarda AAE, garantindo a corresponsabilização do cuidado entre a APS e AAE. A avaliação não presencial do idoso pelo CMV será útil para reduzir o risco de contaminação do idoso, nesta fase da pandemia pela COVID-19.

Os idosos frágeis com alto potencial de melhora (alta complexidade), em que houver persistência de dúvidas diagnósticas ou terapêutica, serão encaminhados para atendimento presencial do CMV. De acordo com as dimensões alteradas e a pontuação total do IVCF-20, o enfermeiro classifica o idoso em robusto, em risco de fragilização e idoso frágil, direcionando a consulta médica para as reais demandas do idoso que merecem uma investigação mais detalhada. Também são feitos encaminhamentos para a avaliação da equipe multidisciplinar, pelo médico e pelo próprio enfermeiro, de acordo com os domínios pontuados (quadro 5).

Quadro 5. Critérios de encaminhamentos para equipe interdisciplinar

Na presença de resposta positiva para os itens **12, 13, 14 15, 16 e 17** encaminhar para **FISIOTERAPIA:** ( ) SIM ( ) NÃO
Na presença de INCAPACIDADES FUNCIONAIS ou resposta positiva para itens **12, 13 e 18** encaminhar para **TERAPIA OCUPACIONAL:** ( ) SIM ( ) NÃO

ENCAMINHAR PARA FARMÁCIA?   ( ) SIM ( ) NÃO
Paciente em uso de 10 ou mais medicamentos: ( ) sim ( ) não
Paciente com má adesão ao tratamento: ( ) sim ( ) não
Paciente em uso de insulina/medicamento inalatório/Varfarina (Marevan / Cumadim): ( ) sim ( ) não

ENCAMINHAR PARA NUTRIÇÃO?   ( ) SIM ( ) NÃO
Resposta positiva no **item 14** (Suspeita de Sarcopenia): ( ) sim ( ) não
Paciente em uso de gastrostomia ou SNE/SNG: ( ) sim ( ) não

ENCAMINHAR PARA FONOAUDIÓLOGA?   ( ) SIM ( ) NÃO
Resposta positiva no **item 19**: ( ) sim ( ) não
Paciente com dificuldade para expressar ou compreender que prejudique a comunicação: ( ) sim ( ) não
Paciente com queixa de tonturas ou vertigens (caráter rotatório): ( ) sim ( ) não
Paciente com queixa de tosse, engasgos ou outro fator que dificulta a deglutição: ( ) sim ( ) não

ENCAMINHAR PARA ASSISTENTE SOCIAL?   ( ) SIM ( ) NÃO
Paciente em risco social (isolamento, sem suporte social formal ou informal e insufucuência família: ( ) sim ( ) não
Paciente em situação de violação de seus diretos e violência (abandono/abuso financeiro/psicológico/sexual: ( ) sim ( ) não

ENCAMINHAR PARA ENFERMAGEM?   ( ) SIM ( ) NÃO
Paciente com diagnóstico recente de demência ou Parkinson: ( ) sim ( ) não
Paciente com queixa incontinência urinária: ( ) sim ( ) não
Paciente com leões por pressão: ( ) sim ( ) não
Paciente com imobilidade parcial ou total: ( ) sim ( ) não

Observações Finais

A multidimensionalidade é um elemento que deve permear a avaliação do idoso no nível ambulatorial, sustentada pela Avaliação Multidimensional do Idoso pela AAE. Entretanto, as particularidades de saúde de cada idoso e da formação do profissional determinarão o maior ou menor grau de aprofundamento em cada uma das dimensões investigadas. Mesmo sendo comum a necessidade de propedêutica complementar mais sofisticada em algumas situações, o profissional deve ter clareza de nem sempre ser necessário se aprofundar na avaliação de "tudo" em todos os idosos.

Por mais completa e cuidadosa que seja a avaliação do idoso, o processo diagnóstico será sempre passível de dúvidas e lacunas, as quais poderão ser minimizadas com o acompanhamento longitudinal do paciente. É importante considerar que a simplificação diagnóstica é extremamente perigosa no idoso. Para um dado sintoma, as alternativas de diagnóstico diferencial variam substancialmente entre o adulto jovem e o idoso. Normalmente, o idoso e/ou seus familiares procuram assistência médica após o aparecimento da doença ou da incapacidade (Paraná, 2017). É comum que, durante a consulta, queixas como quedas e incontinência urinária não sejam reportadas ao médico, por serem consideradas condições naturalmente associadas à velhice. Assim, o uso de ferramentas e protocolos específicos, que direcionem o rastreio das informações clínicas, são instrumentos importantes para uma adequada avaliação da saúde do idoso (Rosen & Reuben, 2011; Lawton & Brody, 1969).

Após a consulta médica, o idoso retorna para a consulta de enfermagem e, posteriormente, é encaminhado para a avaliação da equipe multidisciplinar, de acordo com as necessidades identificadas, evitando-se o excesso de intervenções desnecessárias, dentro de critérios pré-definidos. Em seguida, a equipe interdisciplinar define o Plano de Cuidados do Idoso, com o objetivo de melhora a sua autonomia e independência. A instituição das intervenções preventivas/promocionais, curativas, paliativas e reabilitadoras é realizada pelo CMV até o cumprimento das Metas de Estabilização das Condições Crônicas (quadro 6), quando, então, ocorre a transferência do cuidado para a APS.

Quadro 6. Metas de Estabilização do Idoso Frágil.

METAS PARA ESTABILIZAÇÃO DO IDOSO FRÁGIL DE ALTA COMPLEXIDADE Ganho de 25% na pontuação total do IVCF-20 ou implementação de todas as metas específicas para cada domínio funcional comprometido	
MARCADORES DE FRAGILIDADE	METAS ESPECÍFICAS
1. Idade	–
2. Percepção subjetiva da saúde regular ou ruim.	Percepção de melhora da saúde pelo paciente ou pelos familiares/cuidadores.
3. Incapacidade para fazer compras.	Recuperação parcial ou completa de qualquer AVD instrumental.
4. Incapacidade para controlar seu dinheiro, gastos ou pagar as contas de sua casa.	
5. Incapacidade para realizar pequenos trabalhos domésticos, como lavar louça, arrumar a casa ou fazer limpeza leve.	
6. Incapacidade para tomar banho sozinho.	Recuperação parcial ou completa de qualquer AVD básica.
7. Esquecimento percebido pelos outros.	Percepção de melhora cognitiva pelos familiares/cuidadores.
8. Piora progressiva do esquecimento.	Ganho de dois ou mais pontos no Meem.
9. Esquecimento que impede a realização de alguma atividade do cotidiano.	Controle dos sintomas comportamentais e psicológicos associados à demência.
10. Desânimo, tristeza ou desesperança no último mês.	Remissão parcial ou total da sintomatologia depressiva.
11. Perda do interesse ou prazer em atividades anteriormente prazerosas no último mês.	

METAS PARA ESTABILIZAÇÃO DO IDOSO FRÁGIL DE ALTA COMPLEXIDADE Ganho de 25% na pontuação total do IVCF-20 ou implementação de todas as metas específicas para cada domínio funcional comprometido	
12. Incapacidade para elevar os braços acima do nível do ombro.	Redução da dor local e/ou recuperação parcial da função.
13. Incapacidade para manusear ou segurar pequenos objetos.	Melhora na capacidade de realização de tarefas dependentes da mão.
14. Perda de peso não intencional de 4,5 kg ou 5% do peso corporal no último ano <u>ou</u> 6 kg nos últimos 6 meses <u>ou</u> 3 kg no último mês.	Aumento de 5% no peso corporal.
15. IMC menor que 22 kg/m2.	
16. Circunferência da panturrilha < 31 cm.	Aumento de 1 cm na CP.
17. Tempo gasto no teste de velocidade da marcha (4m) > 5 segundos.	Aumento de 0,15 m/s na velocidade da marcha.
18. Dificuldade para caminhar capaz de impedir a realização de alguma atividade do cotidiano.	Melhora de 3s a 5s no TUG. Avaliação e prescrição de prótese/órtese, conforme o caso. Melhora na classificação da imobilidade.
19. Duas ou mais quedas no último ano.	Ausência de quedas no período de acompanhamento.
20. Perda de urina ou fezes, sem querer, em algum momento.	Melhora do controle esfincteriano documentada pela redução significativa da quantidade de fraldas por dia ou necessidade do uso da fralda somente durante a noite.
21. Problemas de visão capazes de impedir a realização de alguma atividade do cotidiano.	Melhora parcial ou completa da visão, percebida nas tarefas do cotidiano. Avaliação e prescrição de prótese/órtese, conforme o caso.
22. Problemas de audição capazes de impedir a realização de alguma atividade do cotidiano.	Melhora parcial ou completa da audição. Remoção da rolha de cerúmen. Avaliação e prescrição de prótese/órtese, conforme o caso.

METAS PARA ESTABILIZAÇÃO DO IDOSO FRÁGIL DE ALTA COMPLEXIDADE	
Ganho de 25% na pontuação total do IVCF-20 ou implementação de todas as metas específicas para cada domínio funcional comprometido	
23. Cinco ou mais doenças crônicas.	Tratamento adequado das condições crônicas de saúde, com definição de metas terapêuticas individualizadas e compartilhadas com idoso e sua família, respeitando-se o estrato clínico-funcional do paciente.
24. Uso regular de cinco ou mais medicamentos diferentes, todo dia.	Redução da polifarmácia e/ou desprescrição de medicamentos inapropriados, fúteis ou associados à sintomatologia adversa.
25. Internação recente, nos últimos 6 meses.	Ausência de internações e atendimentos de urgências no período de acompanhamento.

A consulta de enfermagem do idoso na atenção secundária

O processo de enfermagem é um método clínico que direciona o raciocínio diagnóstico e terapêutico para a prática profissional, descrito em cinco etapas cíclicas e sobrepostas. No ambulatório de geriatria do CMV, o enfermeiro também utiliza o IVCF-20 para coleta sistemática de informações do idoso, buscando identificar evidências de necessidades de saúde e/ou de fatores de risco que aumentam sua vulnerabilidade.

A análise e julgamento das informações coletadas é realizada por diagnósticos de enfermagem (Nanda 2018) e prioridades. Posteriormente, é realizado o PCI-Idoso com as intervenções de enfermagem necessárias para a melhoria desse idoso. A implementação do PCI-Idoso e a avaliação dos resultados alcançados de idosos robustos são executadas na UBS, já as dos idosos frágeis se dão na atenção secundária.

A consulta de enfermagem é realizada de forma individualizada, focando a demanda do paciente e de forma compartilhada entre o enfermeiro, o idoso e o familiar/cuidador, pactuando-se metas e definindo-se prioridades. No momento da consulta são fornecidas cartilhas educativas, associadas a orientações do enfermeiro e outras apresentadas em vídeos, gravuras e informações objetivas sobre o mais adequado no cuidado aos idosos.

No geral, as orientações se relacionam à prevenção do risco de quedas, condutas para melhorar a incontinência urinária, estímulo de memória, cuidados com a pele, vacinação, cuidados e evolução da demência de Alzheimer e da doença de Parkinson, cuidados e prevenção da imobilidade, dentre várias outras orientações verbais e escritas de acordo com a demanda do idoso, identificadas no IVCF-20 e durante a consulta (figura 6).

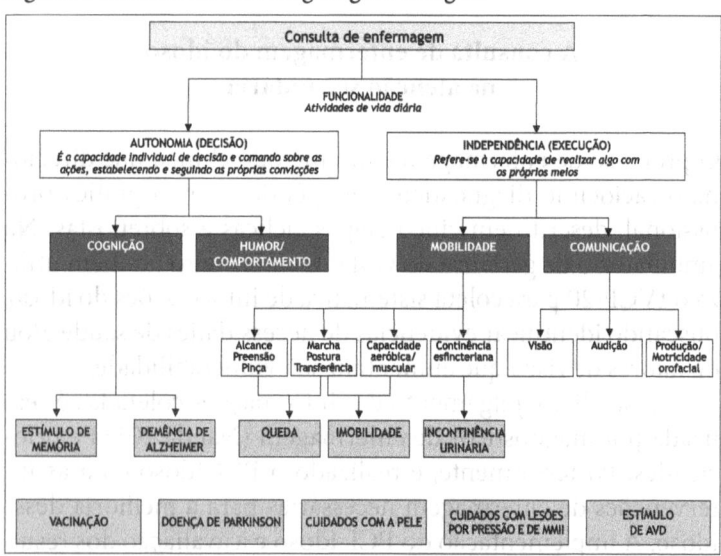

Figura 6. Consulta de enfermagem gerontológica

O PCI-Idoso elaborado após a consulta de enfermagem consiste na proposta de criação de cuidados antecipatórios capazes de evitar futuros declínios da saúde. Nas intervenções preventivas, utiliza-se o aconselhamento ou mudança de estilo de vida e a imunização, tomando-se como base o diagnóstico de enfermagem (Nanda, 2018) dos problemas crônicos de saúde e na prescrição adequada das intervenções (baseadas na NIC e NOC), de acordo com as prioridades do idoso.

O Plano é voltado a ações capazes de manter ou restaurar a funcionalidade do idoso, maximizando sua independência e autonomia, por meio de adaptações ambientais (ambiente físico, social e de atitudes nas quais o indivíduo vive e conduz a sua vida) e pelos fatores pessoais (estilo de vida de um indivíduo). Este PCI-idoso é encaminhado por correio eletrônico, para cada unidade de saúde da APS, para imstituição por seus profissionais.

Conclusão

A macrogestão da clínica tem como foco a Rede de Atenção à Saúde do Idoso e deve garantir a corresponsabilidade entre os atores envolvidos no ato de cuidar. A integralidade do cuidado somente pode ser obtida em rede, cabendo ao gestor conectar todos os componentes da RAS a fim de que ela se torne uma realidade nas práticas de saúde. A adoção da linha de cuidado como organizadora do trabalho em saúde assegura a instituição do PCI-Idoso de forma segura e resolutiva.

Para isso é necessário que se tenha a população estratificada conforme o risco e condições de saúde, estrutura operacional que permita o funcionamento integrado dos equipamentos de saúde fortemente ancoradas em tecnologias de informação capazes de organizar os fluxos e contrafluxos de informações, produtos e pessoas na rede.

A atenção primária a saúde é o centro de comunicação entre os diversos pontos da rede e deve estar preparada para oferecer acessibilidade, longitudinalidade, integralidade, coordenação, focalização na família e a orientação comunitária, integrando programas intersetoriais de enfrentamento dos determinantes sociais da saúde.

Os pontos de atenção à saúde secundários e terciários apresentam maior densidade tecnológica, mas não são mais complexos e não há relação de subordinação entre os pontos da rede, pois todos são importantes para se atingir os objetivos comuns das Redes de Atenção à Saúde do Idoso.

O diagnóstico multidimensional, que contempla a definição de todas as demandas biopsicossociais do indivíduo, nada mais é do que o diagnóstico das condições de saúde agudas e/ou crônicas. O PCI-Idoso consiste numa estratégia utilizada para a organização do cuidado em que se define claramente quais são os problemas de saúde do paciente, as intervenções mais apropriadas para a melhorar sua saúde, as justificativas para as mudanças e quais profissionais e equipamentos de saúde necessários para a implementação das intervenções.

Diante da fragilidade do idoso, é importante a priorização do cuidado, que consiste da decisão de quais intervenções devem ser aplicadas a curto, médio e longo prazo, tendo como parâmetro a melhora da independência e autonomia do paciente e de sua família. O foco da intervenção geriátrica-gerontológica consiste em melhorar a funcionalidade do indivíduo e não apenas dar sobrevida. Outro aspecto relevante reside na elaboração compartilhada das metas terapêuticas por meio de forte engajamento do paciente e de sua família nas decisões clínicas.

> **Questões para reflexão**
> 1) Que desafios podem ser destacados, no que se refere à atenção multidisciplinar à saúde do idoso no nível secundário, no contexto do SUS, para a constituição de uma efetiva Rede de Atenção à Saúde?
> 2) Como devem se organizar os serviços de atenção primária e secundária de atenção à saúde do idoso para lidar com o manejo

clínico das "Grandes Síndromes Geriátricas" ou "Gigantes da Geriatria", na perspectiva da equipe multiprofissional?
3) De que forma o uso do Índice de Vulnerabilidade Clínico-
-Funcional pode se constituir em um instrumento de apoio na definição dos critérios de referência e contrarreferência entre a atenção primária e secundária de atenção ao idoso?

Referências

BRASIL. Ministério da Saúde. Núcleo Técnico da política nacional de Humanização. *HumanizaSUS: equipe de referência e apoio matricial.* Brasília: DF, 2004. (Série B. Textos Básicos de Saúde).

BRASIL. Ministério da Saúde. Política Nacional de Saúde da Pessoa Idosa. *Portaria MS/GM n.º 2.528 de 19 de outubro de 2006. Aprova a Política Nacional de Saúde da Pessoa Idosa.* Brasília: MS, 2006. Disponível em: <http://www.saude.mg.gov.br/atos_normativos/legislacao-sanitaria/estabelecimentos-de-saude/atencao-ao-idoso/Portaria_2528.pdf>. Acesso em: 5 maio 2011.

BRASIL. Ministério da Saúde. Sociedade Beneficente Israelita Brasileira Albert Einstein. Nota Técnica para Organização da Rede de Atenção à Saúde do Foco na Atenção Primária à Saúde e na Atenção Ambulatorial Especializada: Saúde da Pessoa Idosa. São Paulo: Hospital Israelita Albert Einstein, 2019.

CAMARANO, A. A. *Cuidados de Longa Duração para a População Idosa: um novo risco social a ser assumido?* Rio de Janeiro, Ipea, 2010.

CARMO, J. A. *Proposta de um índice de vulnerabilidade clínico-funcional para a atenção básica: um estudo comparativo com a avaliação multidimensional do idoso.* Mestrado — Programa de Pós Graduação em Promoção de Saúde e Prevenção de Violência, UFMG. Belo Horizonte, 2014.

COLLARD, R. M. et al. Prevalence of Frailty in Community-Dwelling Older Persons: A Systematic Review. *J Am Geriatr Soc.*, vol. 60, 2012, pp. 1487-1492.
FRIED, L. P. et al. Untangling the Concept of Disability, Frailty and Comorbidity: Implications for Improved Targeting and Care. *J. Gerontol. A. Biol. Sci. Med. Sci.*, vol. 59, 2004, pp. 255-263.
KATZ, S. et al. Studies of illness in the aged. The index of ADL: a standardized measure of biological and psychosocial function. *JAMA*, vol. 185, 1963, pp. 914-919.
LACAS, A.; ROCKWOOD, K. Frailty in primary care: a review of its conceptualization and implications for practice. *BMC Med.*, Londres, vol. 10, n.º 4, 11 Jan., 2012.
LAWTON, M. P.; BRODY, E. M. Assessment of older people: self-maintaining and instrumental activities of daily living. *Gerontologist*, vol. 9, 1969, pp. 179-186.
MARTIN, F.C.; BRIGHTON, P. Frailty: different tools for differents purposes? *Age and Ageing*, vol. 37, 2008, pp. 129-131.
MENDES, E. V. *As redes de atenção à saúde*. Brasília: Organização Pan-Americana da Saúde, 2011.
MENDES, E. V. *Desafios do SUS*. Brasília: Conass, 2019.
MORAES, E. N. *Atenção à Saúde do Idoso: Aspectos Conceituais*. Brasília: Organização Pan-Americana da Saúde, 2012.
MORAES, E. N. *Estratégias de prevenção e gestão da clínica*. Belo Horizonte: Folium, 2011.
MORAES, E. N.; AZEVEDO, R. S. *Fundamentos do cuidado ao idoso frágil*. Belo Horizonte: Folium, 2016.
MORAES, E. N.; LANNA, F. M. *Avaliação Multidimensional do Idoso*. Belo Horizonte: Folium, 2014 (versão impressa e versão *e-book*).
MORAES, E. N. et al. Índice de Vulnerabilidade Clínico Funcional-20 (IVCF-20): reconhecimento rápido do idoso frágil. *Revista de Saúde Pública*, São Paulo, vol. 50, n.º 81, 2016, pp. 50-81.

MORLEY, J. E. et al. Frailty Consensus: A Call to Action. *jamda*, vol. 14, 2013, pp. 393-397.

NANDA. *Diagnósticos de Enfermagem da Nanda 1: Definições e Classificação 2018-2020*. Porto Alegre: Artmed, 2018.

ORGANIZAÇÃO PAN-AMERICANA DA SAÚDE. *A atenção à saúde coordenada pela APS: construindo as redes de atenção no SUS: contribuições para o debate*. Brasília (DF): Organização Pan-Americana de Saúde, 2011.

PARANÁ. Secretaria de Estado da Saúde do Paraná. Superintendência de Atenção à Saúde. *Avaliação multidimensional do idoso*. Curitiba: Sesa, 2017.

ROCKWOOD, K. et al. A global clinical measure of fitness and frailty in elderly people. *CMAJ*, vol. 173, n.º 5, 2005, pp. 489-495.

ROSEN, S. L.; REUBEN, D. B. Geriatric Assessment Tools. *Mount Sinai Journal of Medicine*, vol. 78, 2011, pp. 489-497.

SALIBA, D. et al. The vulnerable elders survey: a tool for identifying vulnerable older people in the community. *J. Am. Geriatr. Soc.*, New York, vol. 49, 2001, pp. 1691-1699.

Teresa Cristina da Silva Kurimoto
Annette Souza Silva Martins da Costa
Marília Rezende da Silveira
Paula Cambraia de Mendonça Vianna
Walkíria Normandia dos Santos

A EXPERIÊNCIA DE CUIDAR NOS CENTROS DE ATENÇÃO PSICOSSOCIAL

Objetivos do capítulo

:: Discutir as práticas de cuidado em saúde mental na perspectiva da política nacional de saúde mental.
:: Discutir, a partir de uma experiência de cuidado, conceitos que perpassam a atenção em saúde mental.
:: Delinear a contribuição do enfermeiro para o cuidado em saúde mental no Centro de Atenção Psicossocial (CAPS).

Resumo

A partir da Reforma Psiquiátrica Brasileira, as práticas de cuidado em saúde mental passam a ser pensadas na perspectiva do cuidado em liberdade, de base territorial, buscando garantir elementos cruciais: cidadania e autonomia do sujeito em sofrimento. Neste capítulo, abordamos as práticas de cuidado na perspectiva da Política Nacional de Saúde Mental e, a partir de uma cena de cuidado em saúde mental, discutimos os seguintes conceitos, ou noções, na qualidade de operadores teórico-clínicos: Vínculo, Rede, Território, Responsabilização e Corresponsabilização, Intersetorialidade. Consideramos que o cuidado em saúde mental é pouco alinhado a padronizações prévias ou a uma mera rede de serviços burocraticamente articulados. As práticas de cuidado em saúde mental requerem construções singulares a cada situação ou questão que o sujeito em sofrimento apresenta aos profissionais de saúde.

Introdução

O Sistema Único de Saúde (SUS) evoca e consagra os princípios da Universalidade, Equidade e Integralidade da atenção à saúde e apresenta como princípios estratégicos a Descentralização, a Regionalização, a Hierarquização e a Participação Social. A atual Política Nacional de Saúde Mental propõe uma atenção de base territorial em rede que articula diferentes pontos de atenção à saúde das pessoas com sofrimento mental ou em situação de abuso de álcool e outras drogas.

Concretizar esses princípios demanda fundamentalmente um olhar diferenciado no que se refere à loucura e compreensão ampliada do uso e abuso de álcool e outras drogas. Esse modelo assistencial tem como eixo a retaguarda assistencial, de forma eficaz, para o usuário e a tarefa de substituir as práticas asilares por uma atenção territorial na perspectiva da garantia de direitos, promoção de autonomia e o exercício de cidadania, segundo os princípios da Reforma Psiquiátrica brasileira (Brasil, 2011).

O cenário de mudança instituído pela necessidade de novas práticas de cuidado às pessoas com sofrimento mental acaba por revelar uma complexidade na abordagem e, por isso, demanda a compreensão de que não basta existir diferentes e numerosos serviços de saúde mental: é fundamental pensar que o cuidado às pessoas com sofrimento mental requer uma construção constante, com contribuições de muitos saberes vindos de diferentes setores. Configura-se dessa maneira uma exigência clínica e ética de um cuidado interdisciplinar e intersetorial e na perspectiva de rede.

Nesse contexto, institui-se a Rede de Atenção Psicossocial (RAPS), substitutiva e diversificada. A RAPS apresenta como objetivos ampliar e promover o acesso das pessoas com transtornos mentais e necessidades decorrentes do uso de crack, álcool e outras drogas e suas famílias aos pontos de atenção à saúde. Procura também pontos de atenção das redes de saúde no território qualificando o cuidado por meio do acolhimento, do acompanhamento contínuo e da atenção às urgências.

Há sete componentes na RAPS que visam alcançar esses objetivos, são eles: Atenção Básica em Saúde; Atenção Psicossocial Especializada; Atenção de Urgência e Emergência; Atenção Residencial de Caráter Transitório; Atenção Hospitalar; Estratégias de Desinstitucionalização; Reabilitação Psicossocial (Brasil, 2011). A rede deve contemplar um planejamento integrado com identificação de prioridades de intervenção e estar articulada para atender à demanda dos usuários por meio de encaminhamentos que diferem da lógica manicomial.

Essa modalidade direciona-se ao tratamento em liberdade e para que o usuário seja acolhido a partir de suas necessidades e demandas, em equipamentos de saúde que se pautam na singularidade do sujeito e respeitam seu direito de escolha. Uma vez inscrito nesses serviços, o usuário inicia a construção de seu itinerário terapêutico nos centros de convivência, nas oficinas de geração de renda e em outros espaços (Brasil, 2011).

Nessa perspectiva, a Rede de Atenção Psicossocial não exclui, e sim ultrapassa a rígida definição dos níveis de complexidade (primário, secundário e terciário). Isso porque a lógica que norteia a circulação do usuário na RAPS centra-se mais na pessoa e nos vínculos que ela constrói nos diferentes componentes da rede e menos na avaliação da severidade da sintomatologia que apresenta ou na missão definida por um serviço de saúde.

Esta compreensão da RAPS e do cuidado em saúde mental determinaram a forma como estruturamos este capítulo. Partimos de uma cena para analisar os conceitos, contornos e nuances, limites, potencialidades e possibilidades que o cuidado em saúde mental pode ter sempre que nos pautamos no protagonismo do usuário.

O presente livro volta-se a pensar o Ambulatório, na qualidade de um serviço de atenção secundária. No campo da saúde mental, os limites entre atenção primária e secundária acabam se tornando flexíveis, porque, de acordo com

Zambenedetti & Silva (2008), os diferentes serviços de saúde mental incorporam em suas ações diferentes graus de complexidade, tornando-se difícil identificá-los com a hierarquização observada em outras áreas de atenção à saúde.

A cena ora apresentada acontece quando a usuária em questão está sendo acolhida e cuidada em um Centro de Atenção Psicossocial (CAPS), que são serviços constituídos por:

> [...] equipe multiprofissional que atua sob a ótica interdisciplinar e realiza atendimento às pessoas com transtornos mentais graves e persistentes e às pessoas com necessidades decorrentes do uso de crack, álcool e outras drogas, em sua área territorial, em regime de tratamento intensivo, semi-intensivo, e não intensivo (Brasil, 2011).

Assim definido, podemos afirmar que, embora ofereça atendimento especializado, o CAPS ultrapassa, por suas funções, a definição de ambulatório. Como componente de uma rede substitutiva aos antigos manicômios, os CAPS se configuram como serviços de atenção à crise, a qual exige um cuidado pautado na integralidade e marcado pela continuidade. Diferentemente dos ambulatórios, os CAPS acolhem pessoas com sofrimento mental grave, em situação de crise, por períodos prolongados, cuja duração é determinada pela clínica, que se propõe ampliada e compartilhada (Brasil, 2009).

O trabalho em saúde mental necessita da intervenção de muitos. Em alguns casos não de apenas muitos profissionais, mas também diversos de serviços que formarão uma rede de assistência a partir do que o caso demanda. Dessa forma, para cada pessoa em sofrimento há a possibilidade da construção de um novo projeto terapêutico que envolverá quantas pessoas, profissionais ou serviços forem necessários, como podemos constatar no relato que se segue. Passemos à cena.

Desenvolvimento

Maria é uma mulher de quarenta e quatro anos que até o seu primeiro surto, aos vinte e quatro anos, viveu num aglomerado próximo a um bairro nobre de sua cidade. Lá, casou-se e teve duas filhas, mas o desencadeamento de um surto psicótico causou drástica ruptura em sua vida psíquica e familiar. Após anos em situação de rua, conseguiu ser inserida em uma república da assistência social para mulheres, onde permaneceu por um período antes de retornar às ruas. Nesse novo momento, vai em busca de algo perdido há muitos anos; retorna ao aglomerado, onde antes vivera com sua família, em busca das filhas que não mais viviam ali.

Apesar de não encontrar o que procurava, Maria optou por fixar-se numa das ruas nobres perto dali na esperança de um dia encontrar os familiares. Porém, sua nova vizinhança não a recebeu bem. Acreditavam que sua presença tirava a beleza das fachadas das lindas lojas, o que deu início a um grande movimento para que Maria pudesse ser retirada de seu novo lugar.

Houve várias reclamações junto à prefeitura da cidade solicitando o "recolhimento" da "paciente". Até que, em decorrência da hostilidade do entorno, a resposta de Maria também se mostra hostil e ela começa a reagir jogando pedras nos carros. Diante disso, o caso chega à Promotoria da Saúde e representantes de vários serviços são chamados a discutir o caso. A solução proposta pela Promotoria era rápida e precisa! Acionar o Serviço de Atendimento Médico de Urgência (Samu) para levar a paciente a um CAPS onde deveria permanecer internada.

A proposta de entrada do Samu se dava por causa do risco de a internação se mostrar involuntária. Por isso, no intuito de garantir a legalidade da ação, o promotor determinou a internação compulsória. Os demais profissionais foram chamados a discutir apenas onde seria mais adequado tratar Maria: no CAPS em que já havia se tratado anteriormente quando morava na república ou no que se localizava no novo local de moradia, escolhido pela própria Maria.

Além disso, veriam a possibilidade de retomar sua vaga na república. Havia a presença da enfermeira do CAPS que acompanhou seu Projeto Terapêutico quando Maria estava vivendo na república; o assistente social do programa voltado à assistência à população de rua, da república e do Centro de Saúde próximo ao local onde ela tem permanecido e tem ido, esporadicamente, sem muitas demandas.

Além desses profissionais, estava presente uma psicóloga do CAPS que referenciava a região em que Maria estava sendo atendida. Durante a discussão do caso, a história de como essa mulher tem transitado pelos serviços de saúde da cidade vai sendo construída. A enfermeira do CAPS e a assistente social da república lembram que a primeira ida de Maria para lá se deu por uma construção conjunta, e não uma imposição, o que fez que ela permanecesse alguns anos por lá.

A equipe de abordagem de rua tinha uma boa relação com Maria, que, em momentos em que não se sentia bem, aceitava ser levada ao Centro de Saúde mais próximo, já tendo inclusive passado pelo CAPS daquela região, embora não tenha aderido ao tratamento. Diante disso, levantou-se a seguinte questão: será que fazer algo de maneira involuntária não seria tão brutal que impossibilitaria a adesão voluntária de Maria?

Perante o impasse, o promotor aceitou dar um prazo para que se tentasse uma intervenção que apostasse na coesão ao tratamento e não na coerção. Assim, a rede de assistência para Maria se configurou da seguinte maneira: a república receberia Maria quando ela concordasse em ir para lá; a equipe de assistência à população de rua, que tinha maior proximidade com Maria, sempre a convidaria para dormir na república e ir visitar a enfermeira do CAPS a quem já a conhecia, com a justificativa de que constantemente perguntava por Maria.

Caberia às equipes do Centro de Saúde e CAPS da região onde Maria estava vivendo acolher a paciente e referenciar ao CAPS em que já havia tratado. Após duas semanas, ela aparece no serviço para visitar a enfermeira, que lhe oferece banho, comida e medicação apropriada, um antipsicótico de depósito e sugere que passe a noite na república. Maria aceita apenas o banho e a comida, agradece muito as outras ofertas, mas não tem interesse. Diz estar bem onde mora.

As visitas se repetem. Na terceira vez, aceita o antipsicótico. Num dia chuvoso, concorda que ir para a república é melhor. Com o passar do tempo, percebe que ficar lá também é mais seguro para ela e, com o uso da medicação, as vozes que lhe importunavam durante todo o tempo se tornam menos invasivas, o que lhe permite ter melhor qualidade de vida. Hoje, quatro anos depois, ela já não precisa mais do CAPS, seu ambulatório já se deslocou para o Centro de Saúde, onde vai regularmente, e sua casa continua sendo a república.

Todavia, ela nunca deixou de habitar a cidade. Não se tornou necessária sua internação voluntária, involuntária nem compulsória. No entanto, mostrou-se primordial o respeito ao tempo desse sujeito, suas escolhas e não a determinação da justiça ou dos profissionais a partir do que achavam saber o que era melhor para sua vida. Construiu-se um projeto terapêutico e, a partir dele, uma rede de suporte, mas em momento algum lhe impuseram uma conduta.

O que não significa que tenha sido fácil para os profissionais, a todo momento tomados pela incerteza quanto a uma próxima visita de Maria ou do risco de uma passagem ao ato. Sim, é possível escutar e respeitar o sujeito para que se possa estabelecer uma nova rede de assistência à saúde a cada projeto terapêutico que se constrói. A um projeto terapêutico que se pretende que seja singular, há de existir uma rede também singular.

Se quisermos situar o cuidado que se construído na perspectiva da rede, torna-se fundamental que o façamos a partir da clínica, ou seja, a partir do singular que a situação de Maria e a própria Maria trazem como questão (e não como problema) aos profissionais e trabalhadores da área de saúde mental, de saúde em geral, bem como da área de proteção social e jurídica. A fim de que essa discussão seja possível, ressaltaremos alguns elementos do relato que possibilitarão o alcance dos objetivos traçados para este capítulo.

Discutiremos o cuidado a partir de alguns conceitos, práticas ou dispositivos, a saber: vínculo, rede, responsabilização e corresponsabilização, intersetorialidade e interdisciplinaridade, cidadania. Conforme a cena descrita, a lógica que norteia o cuidado relatado distancia-se da lógica da solução rápida e fácil, entendida como efetiva para muitas pessoas da comunidade e compartilhada também por profissionais. Retirar Maria das ruas se apresentava como uma solução desse tipo, apressada.

Recorrer à internação involuntária, ao resgate imediato e ao abrigamento de Maria podem ser medidas que, apresentadas sob a roupagem de cuidado, camuflem ideais higienistas que fizeram e ainda fazem parte de um modo de pensar a cidade e os cidadãos que nela habitam. A compreensão da proposta feita por (e com) Maria envolve compreender a função do território que, nesse contexto, assume um lugar para além do concreto da geografia, é antes de tudo o espaço e também

> [...] percurso que compõe as vidas cotidianas das pessoas e dos usuários de serviços de saúde, espaço relacional no qual a vida pulsa. Isto sem esquecer o território como espaço no qual se produzem modos de ser, de se relacionar, de amar, de consumir, alguns engajados na grande máquina capitalista, outros que resistem a sua captura (Lima & Yasui, 2014, p. 599).

Maria, ao que parece, resistia, habitando as calçadas, ora sendo vista, posto que incomodava, ora se tornando invisível. Seja ocupando, atirando pedras, "poluindo" o cenário, seja retornando ao lugar no qual suas filhas habitaram, Maria transita e se apropria desse território. Retirá-la, principalmente de forma compulsória, seria negar-lhe o direito cidadão de circular pelo território.

A opção de recorrer aos profissionais que cuidaram de Maria em algum momento representa uma saída que guarda enorme potência do ponto de vista da construção de práticas de cuidado pautadas na responsabilização e autonomia, uma vez que o vínculo criado entre profissional e paciente propicia calma na determinação das melhores condutas (Onocko-Campos, 2004).

Novamente, a resposta mais fácil poderia recair em convocar o "saber" de cada profissional, o saber aprendido em sua formação ou o que vinha de seu contato prévio com Maria, para atender à demanda da Promotoria. Entretanto, a equipe compreendeu que a demanda que precisava ser atendida não era essa. E mais: que Maria, a princípio, não trazia demanda alguma. Maria cuidava de construir meios de viver com suas questões e de lidar com aquelas que os outros cidadãos lhe impunham.

A equipe opta, então, por mobilizar os recursos que tinha para pensar juntos, uma ação conjunta, em como cuidar de Maria. A potência dessa atuação conjunta é que possibilita um desfecho em que Maria, reconhecida em sua cidadania e saber sobre si, encontra acolhimento e cuidado.

Logo, é nesse campo de práticas, embasadas em saberes múltiplos em que todos, ao mesmo tempo, entendem que podem contribuir e reconhecem a limitação de seu saber diante da grandeza da vida de uma cidadã que não pode ser aprisionada em fórmulas padronizadas de acolher e cuidar, mesmo que essas fórmulas tenham o mais sólido embasamento em evidências científicas. É nessa lógica que interdisciplinaridade e intersetorialidade se tornam princípios do *cuidado*.

Segundo Franco & Merhy (2006, p. 121):

> [...] acolhimento ao usuário, através da escuta qualificada, o compromisso de resolver seu problema de saúde, a criatividade posta a serviço do outro e, ainda, a capacidade de estabelecer vínculo, formam a argamassa da micropolítica do processo de trabalho em saúde.

Esta afirmação evidencia que não se trata de um acolhimento burocratizado, isto é, aquele acolhimento que se dá em uma sala específica dentro do serviço de saúde, realizado por um profissional designado para essa função que se propõe a ouvir as demandas e a encaixá-las no cardápio de ofertas que o serviço já possui. Fugindo desse tradicional, o acolhimento está localizado nessas delicadas práticas: inicia-se antes do contato com Maria. A equipe reúne-se, para, a partir dos contatos prévios que tiveram com Maria, construir uma história; acolher Maria somente na medida de seu "de acordo" e prescindindo de práticas compulsórias ou involuntárias; oferecer à Maria algo que pudesse proporcionar alívio (banho, local para dormir, medicamento) e dançar no compasso do que era possível para Maria, aceitando suas recusas e apostando no retorno.

Posição delicada a assumida pela equipe: poucas ou nenhuma garantia, sem certezas. Mas uma posição de aposta, de crédito, no quanto Maria *sabe* e é capaz de cuidar de si, sabendo procurar apoio quando achava necessário.

> Nessa perspectiva descolonizadora, acolher remete a um cuidado emancipador que está fundamentado no reconhecimento da diversidade e autonomia dos sujeitos, que permite, assim, a transformação do sujeito paciente-passivo em agente-participativo do seu processo de saúde, doença e cuidado (Hallais & Barros, 2015, p. 1502).

O cuidado emancipador, por sua vez, tem ancoragem, dentre outros aspectos, no Vínculo, pensado, sobretudo na relação com o tempo. Vincular-se é um ato que exige construção. Não há como saber, ao certo, quais atitudes ou palavras produzirão efeitos de vinculo, mas é importante considerar que, como construção, o vínculo não se dá no apressado da conversa, com vistas a saídas práticas e rápidas e na conversa estritamente técnica em que o profissional explica a doença; tampouco se pode acreditar que numa única e rápida abordagem já se possa falar em vínculo construído. Maria procurou os profissionais que já conhecia anteriormente, mas no seu tempo, para além dos agendamentos.

A partir do Acolhimento e Vínculo como construção, outro elemento fundamental do cuidado é a Responsabilização.

A responsabilidade assume relevância para o cuidado em saúde em diversos níveis, já desde aquele de construção de vínculos serviço-usuário, de garantia do controle social das políticas públicas e da gestão dos serviços, até este plano em que se localiza aqui a discussão (Ayres, 2004, p. 24).

Responsabilizar-se, de acordo com Elia (2004), significa o ato em que o profissional traz para si a função de resposta, porém essa resposta não necessariamente significa uma palavra acertada, uma fala verdadeira. Por vezes, é no silêncio da escuta que essa responsabilidade se faz presente. Além disso, toda vez que um profissional se vale de explicações externas ao sujeito para justificar uma situação, ele está contribuindo para a exclusão e não responsabilização desse sujeito.

Valer-se dos fatores sociais, econômicos e políticos, de fato reais e legítimos, que levaram Maria a viver nas ruas ou a atirar pedras nos passantes, no intuito de justificar os atos dela, dessa forma fundamentando que ela não poderia agir de modo diferente e, com isso, cruzar os braços diante da grave situação, é exatamente o oposto da proposta desse cuidado emancipador e pautado na clínica ampliada. Foi fundamental que a equipe acreditasse que Maria, embora tivesse muitas razões para viver como estava vivendo, era capaz de construir saídas e possibilidades para uma vida mais digna e cidadã.

Para que o cuidado ocorra nessa perspectiva, é fundamental que seja embasado em propostas teóricas como a da Clínica Ampliada, e que se busque um método coerente. Os métodos, em geral, são a forma como o discurso científico contribui para a construção das práticas. O método adotado pelos profissionais consistiu no do Projeto Terapêutico. Um Projeto Terapêutico Singular objetiva estabelecer, a partir de diversos saberes (incluindo aqui o saber dos familiares e do usuário) propostas de cuidado para uma determinada situação, de um sujeito ou de um coletivo, mas sempre singular (Brasil, 2010).

Entretanto, não podemos desconsiderar que o cuidado em saúde mental mostra-se mais afeito à multiplicidade da criatividade do que à rigidez de um método definido; mais próximo da inquietude e inconformismo de práticas que se articulam a "projetos de felicidade", como propõe Ayres (2004), do que à dureza e frieza de projetos traçados previamente e padronizados em sua imutabilidade.

Sendo assim, é necessário que o enfermeiro participe da construção do Projeto Terapêutico e mobilize seu saber específico colocando-o à disposição para o trabalho em equipe. Dessa forma, o discurso científico, do qual o Processo de Enfermagem é um representante, figura como contribuição interessante e efetiva, desde que trabalhe a favor de um cuidado que se constrói a posteriori, como propõem Loyola e Rocha (2000).

Há uma exigência fundamental que se coloca ao profissional enfermeiro: manejar a partir de seu saber científico sem, no entanto, desconsiderar todo saber que está para além ou aquém da ciência. Assim, o "que é preciso perceber, então, é que o importante para a humanização é justamente *a permeabilidade do técnico ao não-técnico*, o diálogo entre essas dimensões interligadas" (Ayres, 2004, p. 22; grifos do autor).

Todos os elementos que discutimos até aqui configuram o que se denomina Clínica Ampliada. Uma Clínica Ampliada, de acordo com o Ministério da Saúde (Brasil, 2009), sustenta-se pelos eixos: (1) compreensão ampliada do processo saúde-doença; (2) construção compartilhada de diagnósticos e terapêuticas, ou seja, a mobilização de diferentes saberes e olhares, com vistas a pensar possíveis saídas, não sem considerar os saberes e olhares do sujeito; (3) ampliação do "objeto de trabalho", ou seja, a fundamental importância de se ver para além da doença ou de um único campo de saber; (4) ampliação dos "meios" ou instrumentos de trabalho, ou seja, a construção de uma clínica compartilhada; (5) suporte para os profissionais de saúde: que a subjetividade do trabalhador seja também considerada como algo a ser trabalhado, e não como uma fragilidade a ser ignorada.

É importante ressaltar que o manejo do cuidado a Maria, tal como proposto e realizado, se aproxima da proposta denominada *Recovery*. Trata-se de uma abordagem que vem sendo efetivada em diversos países, na qual o foco está mais na promoção da saúde e na conservação da esperança a partir do reconhecimento das limitações individuais e das capacidades que esse sujeito tem para gerir sua vida com autonomia. Não se trata de uma perspectiva de cura (Brasil, 2015).

Fazer uma leitura do cuidado pensado, proposto e oferecido a Maria nessa perspectiva é reconhecer a complexidade tecnológica que o cuidado em saúde mental encerra. É também reconhecer que a formação no nível graduação, por vezes, se torna insuficiente para fazer frente a essa complexidade. Torna-se necessário, porém, que já desde a graduação a lógica da Clínica Ampliada se constitua num elemento norteador do cuidado ensinado e aprendido.

Torna-se necessário ainda que desde a graduação a lógica da Clínica Ampliada se constitua um elemento norteador do cuidado ensinado e aprendido. Dessa maneira, formam-se de profissionais críticos e reflexivos diante de fórmulas consagradas e universalizantes que propõem um cuidado padronizado a um sujeito que, como Maria, traz em si um saber do "que fazer da vida" e, como todo cidadão, por vezes necessita de apoio em seus transbordamentos, como o que o nosso relato sublinhou.

Considerações

A atuação em rede nos coloca diante de possibilidades, limites e desafios que devem ser assumidos no âmbito de construções coletivas. Buscamos cotidianamente qualificar esta rede para atender às necessidades dos sujeitos nos diferentes momentos de sua vida e tendo como norteadores a autonomia e inserção social. É necessário portanto uma articulação em rede, com ações complementares, relações profissionais mais horizontalizadas com interdependência de saberes para garantir a integralidade do cuidado. Busca-se, com isso, também viabilizar o acesso com equidade e o fortalecimento do vínculo do usuário e da família com a equipe de saúde em seu território. E o Enfermeiro, como profissional que atua com vistas a promoção de saúde e prevenção de agravos, tem efetiva contribuição para a construção desse complexo e delicado cuidado em rede.

Ressaltamos, porém, que é uma tarefa complexa por demandar mudança do olhar de quem cuida e de quem é cuidado. Requer um certo deslocamento desse olhar para o que alicerça as redes de atenção psicossocial, cujo escopo é a liberdade, a participação social e a cidadania dos usuários, e o compromisso com um percurso terapêutico diferenciado. Portanto, a lógica manicomial não se funda somente na estrutura asilar, e sim na forma como entendemos e convivemos com a loucura e seus desdobramentos no âmbito subjetivo, social e familiar. A construção da Rede deve acreditar nas habilidades e autonomia daquelas a quem nos dispomos cuidar, abandonando antigas práticas e abrigando novas possibilidades, no vos sentidos.

Por isso a rede não pode ser entendida como uma mera construção física de diferentes dispositivos assistenciais. Ela apenas poderá ser entendida como rede se conseguir realizar movimentos em torno de quem acolhe, descobrindo significados, potencializando seus atores em seus percursos, valorizando suas escolhas.

Acreditar em novas possibilidades de intervenção é condição para quem se habilita a trabalhar na área de saúde mental. Trata-se de conseguir se desfazer de poderes e práticas instituídas ou incorporá-las a outras maneiras de fazer, abrindo-se a novos saberes; implica circular em espaços de liberdade e traçar caminhos para vislumbrar novas ideias, novas escolhas e cenários singulares para agir em saúde.

A despeito de reconhecer que muito foi feito, consideramos que os passos trilhados e os avanços alcançados são passíveis de ajustes e reformulações no sentido de aprimoramento.

Pós-escrito: As reflexões propostas nesse capítulo foram elaboradas antes que mudanças profundas fossem feitas nas políticas públicas de saúde, em especial, àquelas da área da saúde mental. Tais mudanças tem significado retrocessos e perdas de direitos. Mais do que nunca é preciso reafirmar a potência do cuidado em liberdade, dos serviços de saúde organizados pela lógica do território e das práticas antimanicomiais.

Questões para reflexão

1) Descreva uma cena que você vivenciou em sua prática profissional, familiar ou pessoal em que foi preciso realizar um cuidado em saúde mental. Quais as práticas utilizadas? Quais atores sociais e/ou serviços de saúde participaram do cuidado da pessoa em sofrimento psíquico?
2) O percurso das pessoas envolvidas foi embasado em que elementos da atenção em saúde mental descritas no capítulo? O que norteou as ações?
3) Que possibilidades de condução do caso são vislumbradas?
4) Após a descrição, percorra a cena novamente e reflita a respeito do assunto abordado neste capítulo.

Referências

AYRES, J. R. M. O cuidado, os modos de ser (do) humano e as práticas de saúde. *Revista Saúde e Sociedade*, vol. 13, n.º 3, 2004, pp. 16-29. Disponível em: <http://www.

scielo.br/scielo.php?script=sci_arttext&pid=S0104-12902004000300003&lng=en>. Acesso em: 16 ago. 2017.

BRASIL. *Portaria 3088, de 23 de Dezembro de 2011. Institui a Rede de Atenção Psicossocial para pessoas com sofrimento ou transtorno mental e com necessidades decorrentes do uso de crack, álcool e outras drogas, no âmbito do Sistema Único de Saúde (SUS)*. 2011. Disponível em: http://bvsms.saude.gov.br/bvs/saudelegis/gm/2011/prt3088_23_12_2011_rep.html>. Acesso em: 15 mar. 2017.

BRASIL. Ministério da Saúde. Secretaria de Atenção à Saúde. *Política Nacional de Humanização da Atenção e Gestão do SUS. Humaniza SUS: clínica ampliada e compartilhada*. Brasília, DF, 2009. (Série B. Textos Básicos de Saúde).

BRASIL. Ministério da Saúde. Secretaria de Atenção à Saúde. Departamento de Ações Programáticas Estratégicas. *Guia estratégico para o cuidado de pessoas com necessidades relacionadas ao consumo de álcool e outras drogas*. Brasília, 2015. Disponível em: <http://bvsms.saude.gov.br/bvs/publicacoes/guia_estrategico_cuidado_pessoas_necessidades.pdf>. Acesso em: 16 dez. 2017.

ELIA, L. Responsabilidade do sujeito e responsabilidade do cuidado no campo da Saúde Mental. *Academus Revista Científica da Saúde*, vol. 3, n.º 4, 2004. Disponível em: <https://smsrio.org/revista/index.php/reva/article/view/92>. Acesso em: 11 dez. 2017.

FRANCO, T. B.; MERHY, E. E. Programa de Saúde da Família (PSF): contradições de um programa destinado à mudança do modelo tecnoassistencial. In: MERHY, E. E. et al. *O trabalho em saúde: olhando e experienciando o SUS no cotidiano*. São Paulo: Hucitec, 2006, pp. 55-124.

HALLAIS, J. S.; BARROS, N. F. Consultório na Rua: visibilidades, invisibilidades e hipervisibilidade. *Cadernos de Saúde Pública*, vol. 31, n.º 7, 2015, pp. 1497-1504. Disponível em: <http://www.scielo.br/scielo.php?script=sci_arttext&pid=S0102-311X2015000701497&lng=pt>. Acesso em: 4 fev. 2018.

LIMA, E. F. A.; YASUI, S. Territórios e sentidos: espaço, cultura, subjetividade e cuidado na atenção psicossocial. *Revista Saúde em Debate*, vol. 38, n.º 102, 2014, pp. 593-606. Disponível em: <http://www.scielo.br/scielo.php?pid=S0103-11042014000300593&script=sci_abstract&tlng=pt>. Acesso em: 18 ago. 2018.

LOYOLA, C. M. D.; ROCHA, R. M. Apresentação. In: LOYOLA, C. M. D.; ROCHA, R. M. *Compreensão e crítica para uma clínica de enfermagem psiquiátrica*. Rio de Janeiro: UFRJ; Ipub, 2000, pp. 7-10. (Cadernos Ipub)

ONOCKO-CAMPOS, R. Humano demasiado humano: um abordaje del malestar em la institución hospitalaria. In: SPINELLI, H. (org.). *Salud Colectiva*. Buenos Aires: Lugar Editorial, 2004.

ZAMBENEDETTI, G. et al. Psicologia e Análise Institucional: Contribuições para os Processos Formativos dos Agentes Comunitários de Saúde. *Revista Psicologia Ciência e Profissão*, vol. 34, n.º 3, 2014, pp. 690-703. Disponível em: <http://www.scielo.br/scielo.php?script=sci_arttext&pid=S1414-98932014000300690&lng=en&nrm=iso>. Acesso em: 16 set. 2018.

SOBRE OS AUTORES

Amália Augusta Nunes – Enfermeira graduada pela Escola de Enfermagem da Pontifícia Universidade Católica de Minas Gerais. Mestra em enfermagem pela UFMG. Professora do Curso de Especialização em Reanimação da Faculdade de Ciências Médicas de Minas Gerais. Enfermeira aposentada do Ambulatório Bias Fortes do Hospital das Clínicas da UFMG.

Annette Souza Silva Martins da Costa – Enfermeira graduada pela Pontifícia Universidade Católica de Minas Gerais (PUC-Minas). Doutora em Enfermagem pela USP. Professora aposentada do Departamento de Enfermagem Aplicada da Escola de Enfermagem da UFMG.

Carla Aparecida Spagnol – Enfermeira graduada pela Escola de Enfermagem de Ribeirão Preto da USP. Doutora em Saúde Coletiva pela Faculdade de Ciências Médicas da Unicamp. Pós-doutorado em Ciências da Educação na Universidade de Cergy Pontoise (França). Professora Associada do Departamento de Enfermagem Aplicada da Escola de Enfermagem UFMG.

Caroline Cechinel Peiter – Enfermeira graduada pela Universidade Federal de Santa Catarina (UFSC). Especialista em Saúde Pública pela UFSC. Mestra em Saúde Coletiva pela UFSC.

Caroliny Alves Pessoa – Enfermeira graduada pela Escola de Enfermagem da PUC-MG. Mestra em Saúde da Criança e do Adolescente pela Faculdade de Medicina da UFMG. Enfermeira do Ambulatório Bias Fortes do Hospital das Clínicas da UFMG.

Célia Maria de Oliveira – Professora Adjunta da Escola de Enfermagem da UFMG. Graduada pela Escola de Enfermagem da UFMG. Mestra em Enfermagem pela Escola de Enfermagem da UFMG. Doutora em Enfermagem pela Escola de Enfermagem da UFMG.

Cintia Koerich – Enfermeira graduada pela Universidade Federal de Santa Catarina (UFSC). Especialista em Gestão em Saúde pelo Instituto Federal de Santa Catarina. Mestra em Enfermagem pela UFSC. Doutoranda em Enfermagem pela UFSC. Enfermeira do Hospital Infantil Joana de Gusmão.

Edgar Nunes de Moraes – Professor Associado 4 do Departamento de Clínica Médica da UFMG. Consultor do Conass na área de saúde do idoso. Coordenador do Núcleo de Geriatria e Gerontologia da UFMG. Coordenador do Serviço de Geriatria do HC-UFMG. Especialista em geriatria pela SBGG.

Eliana Aparecida Villa – Enfermeira graduada pela USP. Especialista em Gerência do Serviço de Enfermagem pela UFMG. Mestra em Enfermagem/Saúde Coletiva pela UFMG. Doutora em Educação pela Faculdade de Educação da UFMG. Professora Associada aposentada da Escola de Enfermagem da UFMG.

Elizabeth Soares Figueiredo – Enfermeira graduada pela Escola de Enfermagem da UFMG. Especialista em Administração dos Serviços de Enfermagem pela Escola de Enfermagem da UFMG. Enfermeira do Ambulatório de Ginecologia e Obstetrícia do Instituto Jenny Andrade Faria.

Gabriela Marcellino de Melo Lanzoni – Enfermeira graduada pela Universidade Federal de Santa Catarina (UFSC). Especialista em Gestão em Saúde pela Unifesp. Mestra em Enfermagem pela UFSC. Doutora em Enfermagem pela UFSC. Professora Adjunta do Departamento de Enfermagem da UFSC.

Isabela Silva Cancio Velloso – Enfermeira graduada pela Escola de Enfermagem de Juiz de Fora (MG). Mestra e Doutora em Enfermagem pela Escola de Enfermagem da UFMG. Professora Adjunta da Escola de Enfermagem da UFMG.

Júlio César Santos – Enfermeiro graduado pela Escola de Enfermagem da UFMG. Especialista em Estomatologia pela Escola de Enfermagem da UFMG. Enfermeiro do Ambulatório Bias Fortes do Hospital das Clínicas da UFMG.

Kênia Lara Silva – Enfermeira. Mestra e Doutora em Enfermagem pela UFMG. Professora do Departamento de Enfermagem Aplicada da Escola de Enfermagem da UFMG.

Letícia Gonçalves Figueiredo – Enfermeira graduada pela Escola de Enfermagem da UFMG. Especialista em Auditoria em Saúde pelo Centro Educacional São Camilo. Especialista em Gestão e Qualidade pela Escola de Saúde Pública de Minas Gerais. Enfermeira do Ambulatório Bias Fortes do Hospital das Clínicas da UFMG.

Márcia dos Santos Pereira – Enfermeira graduada pela Escola de Enfermagem da UFMG. Mestra em Enfermagem pela Escola de Enfermagem da UFMG. Doutora em Ciências da Saúde pela Faculdade de Medicina da UFMG. Professora Adjunta do Departamento de Enfermagem Aplicada da Escola de Enfermagem da UFMG.

Maria de Fátima Seixas de Souza e Silva – Enfermeira graduada pela Escola de Enfermagem da UFMG. Especialista em

Enfermagem Hospitalar/Área de Concentração em Oncologia pela Escola de Enfermagem da UFMG. Enfermeira do Setor de Mastologia do Hospital das Clínicas da UFMG.

Maria Fernanda Silveira Scarcella – Enfermeira graduada pela Universidade Estadual de Montes Claros. Residência em Saúde Cardiovascular pelo Hospital das Clínicas da UFMG (HC-UFMG). Mestra em Enfermagem pela Escola de Enfermagem da UFMG. Enfermeira do Hospital das Clínicas da UFMG. Preceptora de Residência Multiprofissional em Saúde Cardiovascular do HC-UFMG.

Maria Júlia Paes da Silva – Professora Titular aposentada pela Escola de Enfermagem da USP. Mestrado, doutorado e livre docência na área de Comunicação Interpessoal. Pesquisadora Nível 1A do CNPq. Autora dos livros: Comunicação tem remédio; O amor é o caminho — maneiras de cuidar; Liderança em 5 atos; No caminho-fragmentos para ser o melhor; e outros.

Maria Letícia Moreira Ebraim – Enfermeira do Hospital Universitário de Montes Claros. Colaboradora na pesquisa e educação em saúde.

Marília Rezende da Silveira – Enfermeira graduada pela Universidade Federal de Minas Gerais (UFMG). Doutora em Enfermagem pela UFMG. Professora aposentada do Departamento de Enfermagem Aplicada da Escola de Enfermagem da UFMG.

Meiriele Tavares Araujo – Enfermeira graduada pela Faculdade de Enfermagem da UFMG. Especialista em Terapia Intensiva, Urgência e Emergência pela Faculdade das Ciências Médicas (FCC-MG). Mestra e Doutora em Enfermagem pela EE-UFMG. Professora Adjunta da EE-UFMG.

Mônica Ribeiro Canhestro – Enfermeira graduada pela Escola de Enfermagem da UFMG. Mestra e Doutora em Enfermagem pela Escola de Enfermagem da UFMG. Professora Associada aposentada da Escola de Enfermagem da UFMG. Enfermeira voluntária do ambulatório de atendimento interdisciplinar de crianças e adolescentes com doença renal crônica em tratamento conservador.

Paula Cambraia de Mendonça Vianna – Enfermeira graduada pela Universidade Federal de Minas Gerais (UFMG). Doutora em Enfermagem pela USP. Professora aposentada do Departamento de Enfermagem Aplicada da Escola de Enfermagem da UFMG.

Raquel Souza Azevedo – Enfermeira graduada pela Pontifícia Universidade Católica de Minas Gerais. Mestra em Enfermagem pela Escola de Enfermagem da UFMG. Especialista em Gerontologia pela Sociedade Brasileira de Geriatria e Gerontologia. Preceptora da Residência Integrada Multiprofissonal em Saúde do Idoso HC-UFMG. Membro Titular do Núcleo de Geriatria e Gerontologia da UFMG. Consultora em Sistemas de Gestão em Saúde do Idoso.

Roberta Vasconcellos Menezes de Azevedo – Enfermeira graduada pela Pontifícia Universidade Católica de Minas Gerais. Mestra em Enfermagem pela Escola de Enfermagem da UFMG. Doutora em Ciências da Saúde pela Faculdade de Medicina da UFMG. Professora Adjunta do Departamento de Enfermagem Básica da Escola de Enfermagem da UFMG.

Salete Maria de Fátima Silqueira – Professora Associada do Departamento de Enfermagem Básica da Escola de Enfermagem da UFMG. Doutora em Saúde Pública pela Escola de Enfermagem da Universidade de Ribeirão Preto (USP). Coordenadora do Programa de Assistência à Saúde para Prevenção e

Controle dos Agravos Cardiovasculares. Tutora da Residência da Enfermagem Cardiovascular.

Selme Silqueira de Matos – Professora Associada aposentada do Departamento de Enfermagem Básica da Escola de Enfermagem da UFMG. Doutora pela Escola de Enfermagem da UFMG. Coordenadora da Área de Assistência de Enfermagem em Doação de Órgãos e Transplantes.

Sonia Padilha Costa – Enfermeira Graduada pela Faculdade de Santa Catarina. Servidora da Secretaria Municipal de Saúde de Florianópolis.

Teresa Cristina da Silva Kurimoto – Enfermeira e Psicóloga graduada pela Universidade Federal de Minas Gerais (UFMG). Doutora em Enfermagem pela Unicamp. Professora adjunta do Departamento de Enfermagem Aplicada da Escola de Enfermagem da UFMG.

Teresa Cristina Gioia Schimidt – Enfermeira. Graduada pela Escola de Enfermagem da UFRJ. Especialista em Didática, Educação, Administração e Obstetrícia. Mestra em Saúde Coletiva pela Faculdade de Medicina de Botucatu (FM-Unesp). Doutora em Ciências pela Escola de Enfermagem da USP. Enfermeira na Secretaria de Estado da Saúde de São Paulo no Núcleo Técnico de Humanização.

Walkíria Normandia dos Santos – Mestra em Psicologia pela PUC-MG. Professora da Universidade Unifenas e da Faculdade Pitágoras. Colaborada da Câmara Técnica do Coren-MG. Membro da Comissão Científica do Departamento de Enfermagem Psiquiátrica e em Saúde Mental da Aben (Seção-MG). Enfermeira do Centro de Referência em Saúde Mental Nordeste da Prefeitura de Belo Horizonte.

TÍTULOS PUBLICADOS NA COLEÇÃO "SAÚDE EM DEBATE" ATÉ DEZEMBRO DE 2016

Saúde e Assistência Médica no Brasil, Carlos Gentile de Mello
Ensaios Médico-Sociais, Samuel Pessoa
Medicina e Política, Giovanni Berlinguer
O Sistema de Saúde em Crise, Carlos Gentile de Mello
Saúde e Previdência: Estudos de Política Social, José Carlos de Souza Braga & Sérgio Góes de Paula
Saúde nas Fábricas, Giovanni Berlinguer
Ecologia: Capital, Trabalho e Ambiente, Laura Conti
Ambiente de Trabalho: a Luta dos Trabalhadores Pela Saúde, Ivar Oddone et al
Saúde Para Todos: um Desafio ao Município — a Resposta de Bauru, David Capistrano Filho (org.)
Os Médicos e a Política de Saúde, Gastão Wagner de Sousa Campos
Epidemiologia da Desigualdade, César G. Victora, Fernando C. de Barros & Patrick Vaughan
Saúde e Nutrição das Crianças de São Paulo, Carlos Augusto Monteiro
Saúde do Trabalhador, Aparecida Linhares Pimenta & David Capistrano Filho
A Doença, Giovanni Berlinguer
Reforma Sanitária: Itália e Brasil, Giovanni Berlinguer, Sônia M. Fleury Teixeira & Gastão Wagner de Sousa Campos
Educação Popular nos Serviços de Saúde, Eymard Mourão Vasconcelos
Processo de Produção e Saúde, Asa Cristina Laurell & Mariano Noriega
Trabalho em Turnos e Noturno, Joseph Rutenfranz, Peter Knauth & Frida Marina Fischer
Programa de Saúde dos Trabalhadores (a Experiência da Zona Norte: Uma Alternativa em Saúde Pública), Danilo Fernandes Costa, José Carlos do Carmo, Maria Maeno Settimi & Ubiratan de Paula Santos
A Saúde das Cidades, Rita Esmanhoto & Nizan Pereira Almeida
Saúde e Trabalho. A Crise da Previdência Social, Cristina Possas
Saúde Não se Dá, Conquista-se, Demócrito Moura
Planejamento sem Normas, Gastão Wagner de Sousa Campos, Emerson Elias Merhy & Everardo Duarte Nunes
Epidemiologia e Sociedade. Heterogeneidade Estrutural e Saúde no Brasil, Cristina Possas
Tópicos de Saúde do Trabalhador, Frida Marina Fischer, Jorge da Rocha Gomes & Sérgio Colacioppo
Epidemiologia do Medicamento. Princípios Gerais, Joan-Ramon Laporte et al.
Educação Médica e Capitalismo, Lilia Blima Schraiber
SaúdeLoucura 1, Antonio Lancetti et al.
Desinstitucionalização, Franco Rotelli et al.
Programação em Saúde Hoje, Lilia Blima Schraiber (org.)
SaúdeLoucura 2, Félix Guattari, Gilles Deleuze et al.
Epidemiologia: Teoria e Objeto, Dina Czeresnia Costa (org.)
Sobre a Maneira de Transmissão do Cólera, John Snow
Hospital, Dor e Morte Como Ofício, Ana Pitta
A Multiplicação Dramática, Hernán Kesselman & Eduardo Pavlovsky
Cinco Lições Sobre a Transferência, Gregorio Baremblitt
A Saúde Pública e a Defesa da Vida, Gastão Wagner de Sousa Campos
Epidemiologia da Saúde Infantil, Fernando C. Barros & Cesar G. Victora
Juqueri, o Espinho Adormecido, Evelin Naked de Castro Sá & Cid Roberto Bertozzo Pimentel
O Marketing da Fertilidade, Yvan Wolffers et al.
Lacantroças, Gregorio Baremblitt
Terapia Ocupacional: Lógica do Trabalho ou do Capital? Lea Beatriz Teixeira Soares
Minhas Pulgas, Giovanni Berlinguer
Mulheres: Sanitaristas de Pés Descalços, Nelsina Mello de Oliveira Dias
Epidemiologia — Economia, Política e Saúde, Jaime Breilh
O Desafio do Conhecimento, Maria Cecília de Souza Minayo
SaúdeLoucura 3, Herbert Daniel et al.
Saúde, Ambiente e Desenvolvimento, Maria do Carmo Leal et al.
Promovendo a Eqüidade: um Novo Enfoque com Base no Setor da Saúde, Emanuel de Kadt & Renato Tasca
A Saúde Pública Como Política, Emerson Elias Merhy
Sistema Único de Saúde, Guido Ivan de Carvalho & Lenir Santos
Reforma da Reforma, Gastão Wagner S. Campos
O Município e a Saúde, Luiza S. Heimann et al.
Epidemiologia Para Municípios, J. P. Vaughan
Distrito Sanitário, Eugênio Vilaça Mendes
Psicologia e Saúde, Florianita Braga Campos (org.)
Questões de Vida: Ética, Ciência, Saúde, Giovanni Berlinguer
Saúde Mental e Cidadania no Contexto dos Sistemas Locais de Saúde, Maria E. X. Kalil (org.)
Mario Tommasini: Vida e Feitos de um Democrata Radical, Franca Ongaro Basaglia
Saúde Mental no Hospital Geral: Espaço Para o Psíquico, Neury J. Botega & Paulo Dalgalarrondo
O Médico e seu Trabalho: Limites da Liberdade, Lilia Blima Schraiber
O Limite da Exclusão Social. Meninos e Meninas de Rua no Brasil, Maria Cecília de Souza Minayo
Saúde e Trabalho no Sistema Único do Sus, Neiry Primo Alessi et al.
Ruído: Riscos e Prevenção, Ubiratan de Paula Santos (org.)
Informações em Saúde: da Prática Fragmentada ao Exercício da Cidadania, Ilara Hammerty Sozzi de Moraes
Saúde Loucura 4, Gregorio Baremblitt et al

Odontologia e Saúde Bucal Coletiva, Paulo Capel Narvai
Manual de Saúde Mental, Benedetto Saraceno et al.
Assistência Pré-Natal: Prática de Saúde a Serviço da Vida, Maria Inês Nogueira
Saber Preparar Uma Pesquisa, André-Pierre Contandriopoulos et al.
Pensamento Estratégico e Lógica da Programação, Mario Testa
Os Estados Brasileiros e o Direito à Saúde, Sueli G. Dallari
Inventando a Mudança na Saúde, Luiz Carlos de Oliveira Cecílio et al.
Uma História da Saúde Pública, George Rosen
Drogas e Aids, Fábio Mesquita & Francisco Inácio Bastos
Tecnologia e Organização Social das Práticas de Saúde, Ricardo Bruno Mendes Gonçalves
Epidemiologia e Emancipação, José Ricardo de Carvalho Mesquita Ayres
Razão e Planejamento, Edmundo Gallo, Ricardo Bruno Mendes Gonçalves & Emerson Elias Merhy
Os Muitos Brasis: Saúde e População na Década de 80, Maria Cecília de Souza Minayo (org.)
Da Saúde e das Cidades, David Capistrano Filho
Sistemas de Saúde: Continuidades e Mudanças, Paulo Marchiori Buss & María Eliana Labra
Aids: Ética, Medicina e Tecnologia, Dina Czeresnia et al.
Aids: Pesquisa Social e Educação, Dina Czeresnia et al.
Maternidade: Dilema entre Nascimento e Morte, Ana Cristina d'Andretta Tanaka
Construindo Distritos Sanitários. A Experiência da Cooperação Italiana no Município de São Paulo, Carmen Fontes Teixeira & Cristina Melo (orgs.)
Memórias da Saúde Pública: a Fotografia como Testemunha, Maria da Penha C. Vasconcellos (coord.)
Medicamentos, Drogas e Saúde, E. A. Carlini
Indústria Farmacêutica, Estado e Sociedade, Jorge Antonio Zepeda Bermudez
Propaganda de Medicamentos: Atentado à Saúde? José Augusto Cabral de Barros
Relação Ensino/Serviços: Dez Anos de Integração Docente Assistencial (IDA) no Brasil, Regina Giffoni Marsiglia
Velhos e Novos Males da Saúde no Brasil, Carlos Augusto Monteiro (org.)
Dilemas e Desafios das Ciências Sociais na Saúde Coletiva, Ana Maria Canesqui
O "Mito" da Atividade Física e Saúde, Yara Maria de Carvalho
Saúde & Comunicação: Visibilidades e Silêncios, Aurea M. da Rocha Pitta
Profissionalização e Conhecimento: a Nutrição em Questão, Maria Lúcia Magalhães Bosi
Saúde do Adulto: Programas e Ações na Unidade Básica, Lilia Blima Schraiber, Maria Ines Baptistela Nemes & Ricardo Bruno Mendes-Gonçalves (orgs.)
Nutrição, Trabalho e Sociedade, Solange Veloso Viana
Uma Agenda para a Saúde, Eugênio Vilaça Mendes
A Construção da Política Nacional de Medicamentos, José Ruben de Alcântara Bonfim & Vera Lúcia Mercucci (orgs.)
Ética da Saúde, Giovanni Berlinguer
A Construção do SUS a Partir do Município: Etapas para a Municipalização Plena da Saúde, Silvio Fernandes da Silva
Reabilitação Psicossocial no Brasil, Ana Pitta (org.)
SaúdeLoucura 5, Gregorio Baremblitt (org.)
SaúdeLoucura 6, Eduardo Passos Guimarães (org.)
Assistência Social e Cidadania, Antonio Lancetti (org.)
Sobre o Risco: Para Compreender a Epidemiologia, José Ricardo de Mesquita Aires
Ciências Sociais e Saúde, Ana Maria Canesqui (org.)
Agir em Saúde, Emerson Elias Merhy & Rosana Onocko (orgs.)
Contra a Maré à Beira-Mar, Florianita Braga Campos & Cláudio Maierovitch
Princípios Para Uma Clínica Antimanicomial, Ana Marta Lobosque
Modelos Tecnoassistenciais em Saúde: o Debate no Campo da Saúde Coletiva, Aluísio G. da Silva Junior
Políticas Públicas, Justiça Distributiva e Inovação: Saúde e Saneamento na Agenda Social, Nilson do Rosário Costa
A Era do Saneamento: as Bases da Política de Saúde Pública no Brasil, Gilberto Hochman
O Adulto Brasileiro e as Doenças da Modernidade: Epidemiologia das Doenças Crônicas Não-Transmissíveis, Ines Lessa (org.)
Malária e Seu Controle, Rita Barradas Barata
O Dengue no Espaço Habitado, Maria Rita de Camargo Donalisio
A Organização da Saúde no Nível Local, Eugênio Vilaça Mendes (org.)
Trabalho e Saúde na Aviação: a Experiência entre o Invisível e o Risco, Alice Itani
Mudanças na Educação Médica e Residência Médica no Brasil, Laura Feuerwerker
A Evolução da Doença de Chagas no Estado de São Paulo, Luis Jacintho da Silva
Malária em São Paulo: Epidemiologia e História, Marina Ruiz de Matos
Civilização e Doença, Henry Sigerist
Medicamentos e a Reforma do Setor Saúde, Jorge Antonio Zepeda Bermudez & José Ruben de Alcântara Bonfim (orgs.)
A Mulher, a Sexualidade e o Trabalho, Eleonora Menicucci de Oliveira
Saúde Sexual e Reprodutiva no Brasil, Loren Galvão & Juan Díaz (orgs.)
A Educação dos Profissionais de Saúde da América Latina (Teoria e Prática de um Movimento de Mudança) — Tomo 1 "Um Olhar Analítico" — Tomo 2 "As Vozes dos Protagonistas", Marcio Almeida, Laura Feuerwerker & Manuel Llanos C. (orgs.)
Vigilância Sanitária: Proteção e Defesa da Saúde, Edinã Alves Costa
Sobre a Sociologia da Saúde. Origens e Desenvolvimento, Everardo Duarte Nunes

Ciências Sociais e Saúde para o Ensino Médico, Ana Maria Canesqui (org.)
Educação Popular e a Atenção à Saúde da Família, Eymard Mourão Vasconcelos
Um Método Para Análise e Co-Gestão de Coletivos, Gastão Wagner de Sousa Campos
A Ciência da Saúde, Naomar de Almeida Filho
A Voz do Dono e o Dono da Voz: Saúde e Cidadania no Cotidiano Fabril, José Carlos "Cacau" Lopes
Da Arte Dentária, Carlos Botazzo
Saúde e Humanização: a Experiência de Chapecó, Aparecida Linhares Pimenta (org.)
Consumo de Drogas: Desafios e Perspectivas, Fábio Mesquita & Sérgio Seibel
SaúdeLoucura 7, Antonio Lancetti (org.)
Ampliar o Possível: a Política de Saúde do Brasil, José Serra
SUS Passo a Passo: Normas, Gestão e Financiamento, Luiz Odorico Monteiro de Andrade
A Saúde nas Palavras e nos Gestos: Reflexões da Rede Educação Popular e Saúde, Eymard Mourão Vasconcelos (org.)
Municipalização da Saúde e Poder Local: Sujeitos, Atores e Políticas, Silvio Fernandes da Silva
A Cor-Agem do PSF, Maria Fátima de Souza
Agentes Comunitários de Saúde: Choque de Povo, Maria Fátima de Souza
A Reforma Psiquiátrica no Cotidiano, Angelina Harari & Willians Valentini (orgs.)
Saúde: Cartografia do Trabalho Vivo, Emerson Elias Merhy
Além do Discurso de Mudança na Educação Médica: Processos e Resultados, Laura Feuerwerker
Tendências de Mudanças na Formação Médica no Brasil: Tipologia das Escolas, Jadete Barbosa Lampert
Os Sinais Vermelhos do PSF, Maria Fátima de Sousa (org.)
O Planejamento no Labirinto: Uma Viagem Hermenêutica, Rosana Onocko Campos
Saúde Paidéia, Gastão Wagner de Sousa Campos
Biomedicina, Saber & Ciência: Uma Abordagem Crítica, Kenneth R. de Camargo Jr.
Epidemiologia nos Municípios: Muito Além das Normas, Marcos Drumond Júnior
A Psicoterapia Institucional e o Clube dos Saberes, Arthur Hyppólito de Moura
Epidemiologia Social: Compreensão e Crítica, Djalma Agripino de Melo Filho
O Trabalho em Saúde: Olhando e Experienciando o SUS no Cotidiano, Emerson Elias Merhy et al.
Natural, Racional Social: Razão Médica e Racionalidade Científica, Madel T. Luz
Acolher Chapecó: Uma Experiência de Mudança do Modelo Assistencial, com Base no Processo de Trabalho, Túlio Batista Franco et al.
Educação Médica em Transformação: Instrumentos para a Construção de Novas Realidades, João José Neves Marins
Proteção Social. Dilemas e Desafios, Ana Luiza d'Ávila Viana, Paulo Eduardo M. Elias & Nelson Ibañez (orgs.)
O Público e o Privado na Saúde, Luiza Sterman Heimann, Lauro Cesar Ibanhes & Renato Barbosa (orgs.)
O Currículo Integrado do Curso de Enfermagem da Universidade Estadual de Londrina: do Sonho à Realidade, Maria Solange Gomes Dellaroza & Marli Terezinha Oliveira Vanucchi (orgs.)
A Construção da Clínica Ampliada na Atenção Básica, Gustavo Tenório Cunha
Saúde Coletiva e Promoção da Saúde: Sujeito e Mudança, Sérgio Resende Carvalho
Saúde e Desenvolvimento Local, Marco Akerman
Saúde do Trabalhador no SUS: Aprender com o Passado, Trabalhar o Presente e Construir o Futuro, Maria Maeno & José Carlos do Carmo
A Espiritualidade do Trabalho em Saúde, Eymard Mourão Vasconcelos (org.)
Saúde Todo Dia: Uma Construção Coletiva, Rogério Carvalho Santos
As Duas Faces da Montanha: Estudos sobre Medicina Chinesa e Acupuntura, Marilene Cabral do Nascimento
Perplexidade na Universidade: Vivências nos Cursos de Saúde, Eymard Mourão Vasconcelos, Lia Haikal Frota & Eduardo Simon
Tratado de Saúde Coletiva, Gastão Wagner de Sousa Campos, Maria Cecília de Souza Minayo, Marco Akerman, Marcos Drumond Jr. & Yara Maria de Carvalho (orgs.)
Entre Arte e Ciência: Fundamentos Hermenêuticos da Medicina Homeopática, Paulo Rosenbaum
A Saúde e o Dilema da Intersetorialidade, Luiz Odorico Monteiro de Andrade
Olhares Socioantropológicos Sobre os Adoecidos Crônicos, Ana Maria Canesqui (org.)
Na Boca do Rádio: o Radialista e as Políticas Públicas, Ana Luísa Zaniboni Gomes
SUS: Ressignificando a Promoção da Saúde, Adriana Castro & Miguel Malo (orgs.)
SUS: Pacto Federativo e Gestão Pública, Vânia Barbosa do Nascimento
Memórias de um Médico Sanitarista que Virou Professor Enquanto Escrevia Sobre..., Gastão Wagner de Sousa Campos
Saúde da Família, Saúde da Criança: a Resposta de Sobral, Anamaria Cavalcante Silva
A Construção da Medicina Integrativa: um Desafio para o Campo da Saúde, Nelson Filice de Barros
O Projeto Terapêutico e a Mudança nos Modos de Produzir Saúde, Gustavo Nunes de Oliveira
As Dimensões da Saúde: Inquérito Populacional em Campinas, SP, Marilisa Berti de Azevedo Barros, Chester Luiz Galvão César, Luana Carandina & Moisés Goldbaum (orgs.)
Avaliar para Compreender: Uma Experiência na Gestão de Programa Social com Jovens em Osasco, SP, Juan Carlos Aneiros Fernandez, Marisa Campos & Dulce Helena Cazzuni (orgs.)
O Médico e Suas Interações: Confiança em Crise, Lília Blima Schraiber
Ética nas Pesquisas em Ciências Humanas e Sociais na Saúde, Iara Coelho Zito Guerriero, Maria Luisa Sandoval Schmidt & Fabio Zicker (orgs.)
Homeopatia, Universidade e SUS: Resistências e Aproximações, Sandra Abrahão Chaim Salles
Manual de Práticas de Atenção Básica: Saúde Ampliada e Compartilhada, Gastão Wagner de Sousa Campos & André Vinicius Pires Guerrero (orgs.)
Saúde Comunitária: Pensar e Fazer, Cezar Wagner de Lima Góis

Pesquisa Avaliativa em Saúde Mental: Desenho Participativo e Efeitos da Narratividade, Rosana Onocko Campos, Juarez Pereira Furtado, Eduardo Passos & Regina Benevides

Saúde, Desenvolvimento e Território, Ana Luiza d'Ávila Viana, Nelson Ibañez & Paulo Eduardo Mangeon Elias (orgs.)

Educação e Saúde, Ana Luiza d'Ávila Viana & Célia Regina Pierantoni (orgs.)

Direito à Saúde: Discursos e Práticas na Construção do SUS, Solange L'Abbate

Infância e Saúde: Perspectivas Históricas, André Mota e Lilia Blima Schraiber (orgs.)

Conexões: Saúde Coletiva e Políticas de Subjetividade, Sérgio Resende Carvalho, Sabrina Ferigato, Maria Elisabeth Barros (orgs.)

Medicina e Sociedade, Cecília Donnangelo

Sujeitos, Saberes e Estruturas: uma Introdução ao Enfoque Relacional no Estudo da Saúde Coletiva, Eduardo L. Menéndez

Saúde e Sociedade: o Médico e seu Mercado de Trabalho, Cecília Donnangelo & Luiz Pereira

A Produção Subjetiva do Cuidado: Cartografias da Estratégia Saúde da Família, Tulio Batista Franco, Cristina Setenta Andrade & Vitória Solange Coelho Ferreira (orgs.)

Medicalização Social e Atenção à Saúde no SUS, Charles D. Tesser (org.)

Saúde e História, Luiz Antonio de Castro Santos & Lina Faria

Violência e Juventude, Marcia Faria Westphal & Cynthia Rachid Bydlowski

Walter Sidney Pereira Leser: das Análises Clínicas à Medicina Preventiva e à Saúde Pública, José Ruben de Alcântara Bonfim & Silvia Bastos (orgs.)

Atenção em Saúde Mental para Crianças e Adolescentes no SUS, Edith Lauridsen-Ribeiro & Oswaldo Yoshimi Tanaka (orgs.)

Dilemas e Desafios da Gestão Municipal do SUS: Avaliação da Implantação do Sistema Municipal de Saúde em Vitória da Conquista (Bahia) 1997-2008, Jorge José Santos Pereira Solla

Semiótica, Afecção e o Trabalho em Saúde, Túlio Batista Franco & Valéria do Carmo Ramos

Adoecimento Crônico Infantil: um estudo das narrativas familiares, Marcelo Castellanos

Poder, Autonomia e Responsabilização: Promoção da Saúde em Espaços Sociais da Vida Cotidiana, Kênia Lara Silva & Roseli Rosângela de Sena

Política e Gestão Pública em Saúde, Nelson Ibañez, Paulo Eduardo Mangeon Elias & Paulo Henrique D'Angelo Seixas (orgs.)

Educação Popular na Formação Universitária: Reflexões com Base em uma Experiência, Eymard Mourão Vasconcelos & Pedro José Santos Carneiro Cruz (orgs.)

O Ensino das Práticas Integrativas e Complementares: Experiências e Percepções, Nelson Filice de Barros, Pamela Siegel & Márcia Aparecida Padovan Otani (orgs.)

Saúde Suplementar, Biopolítica e Promoção da Saúde, Carlos Dimas Martins Ribeiro, Túlio Batista Franco, Aluisio Gomes da Silva Júnior, Rita de Cássia Duarte Lima, Cristina Setenta Andrade (orgs.)

Promoção da Saúde: Práticas Grupais na Estratégia Saúde da Família, João Leite Ferreira Neto & Luciana Kind

Capitalismo e Saúde no Brasil nos anos 90: as Propostas do Banco Mundial e o Desmonte do SUS, Maria Lucia Frizon Rizzotto

Masculino e Feminino: a Primeira Vez. A Análise de Gênero sobre a Sexualidade na Adolescência, Silmara Conchão

Educação Médica: Gestão, Cuidado, Avaliação, João José Neves Marins & Sergio Rego (orgs.)

Retratos da Formação Médica nos Novos Cenários de Prática, Maria Inês Nogueira

Saúde da Mulher na Diversidade do Cuidado na Atenção Básica, Raimunda Magalhães da Silva, Luiza Jane Eyre de Souza Vieira, Patrícia Moreira Costa Collares (orgs.)

Cuidados da Doença Crônica na Atenção Primária de Saúde, Nelson Filice de Barros (org.)

Tempos Turbulentos na Saúde Pública Brasileira: Impasses do Financiamento no Capitalismo Financeirizado, Áquilas Mendes

A Melhoria Rápida da Qualidade nas Organizações de Saúde, Georges Maguerez

Saúde, Desenvolvimento, Ciência, Tecnologia e Inovação, Ana Luiza d'Ávila Viana, Aylene Bousquat & Nelson Ibañez

Tecendo Redes: os Planos de Educação, Cuidado e Gestão na Construção do SUS. A Experiência de Volta Redonda (RJ), Suely Pinto, Túlio Batista Franco, Marta Gama de Magalhães, Paulo Eduardo Xavier Mendonça, Angela Guidoreni, Kathleen Tereza da Cruz & Emerson Elias Merhy (orgs.)

Coquetel. A Incrível História dos Antirretrovirais e do Tratamento da Aids no Brasil, Mário Scheffer

Psicanálise e Saúde Coletiva: Interfaces, Rosana Onocko Campos

A Medicina da Alma: Artes do Viver e Discursos Terapêuticos, Paulo Henrique Fernandes Silveira

Clínica Comum: Itinerários de uma Formação em Saúde (orgs.), Angela Aparecida Capozzolo, Sidnei José Casetto & Alexandre de Oliveira Henz

Práxis e e Formação Paideia: apoio e cogestão em saúde, Gastão Wagner de Sousa Campos, Gustavo Tenório Cunha & Mariana Dorsa Figueiredo (orgs.)

Intercâmbio Solidário de Saberes e Práticas de Saúde: Racionalidades Médicas e Práticas Integrativas e Complementares, Marilene Cabral do Nascimento & Maria Inês Nogueira (orgs.)

Depois da Reforma: Contribuição para a Crítica da Saúde Coletiva, Giovanni Gurgel Aciole

Diálogos sobre a Boca, Carlos Botazzo

Violência e Saúde na diversidade dos escritos acadêmicos, Luiza Jane Eyre de Souza Vieira, Raimunda Magalhães da Silva & Samira Valentim Gama Lira

Trabalho, Produção do Cuidado e Subjetividade em Saúde: Textos Reunidos, Túlio Batista Franco & Emerson Elias Merhy

Adoecimentos e Sofrimentos de Longa Duração, Ana Maria Canesqui (org.)

Os Hospitais no Brasil, Ivan Coelho

As Bases do Raciocínio Médico, Fernando Queiroz Monte
A Saúde entre os Negócios e a Questão Social: Privatização, Modernização e Segregação na Ditadura Civil—Militar (1964-1985), Felipe Monte Cardoso
Descentralização e Política de Saúde: Origens, Contexto e Alcance da Descentralização, Ana Luiza d'Ávila Viana *Análise Institucional e Saúde Coletiva no Brasil*, Solange L'Abbate, Lucia Cardoso Mourão & Luciane Maria Pezzato (orgs.)
Por uma Crítica da Promoção da Saúde: Contradições e Potencialidades no Contexto do SUS, Kathleen Elane Leal Vasconcelos & Maria Dalva Horácio da Costa (orgs.)
Fisioterapia e Saúde Coletiva: Reflexões, Fundamentos e Desafios, José Patrício Bispo Júnior (org.)
Educação Popular na Universidade: Reflexões e Vivências da Articulação Nacional de Extensão Popular (Anepop), Pedro José Santos Carneiro Cruz, Marcos Oliveira Dias Vasconcelos, Fernanda Isabela Gondim Sarmento, Murilo Leandro Marcos & Eymard Mourão Vasconcelos (orgs.)
Regiões de Saúde: Diversidade e Processo de Regionalização em Mato Grosso, João Henrique Scatena, Ruth Terezinha Kehrig & Maria Angélica dos Santos Spinelli (orgs.)
Avaliação de Projetos na Lógica da Promoção da Saúde na Secretaria de Estado da Saúde de São Paulo, Juan Carlos Aneiros Fernandez & Marco Antonio de Moraes (orgs.)
As Ciências Sociais na Educação Médica, Nelson Filice de Barros
Os Mapas do Cuidado: o Agir Leigo na Saúde, Luiz Carlos de Oliveira Cecílio, Graça Carapinheiros & Rosemarie Andreazza (orgs.)
Saúde que Funciona: a Estratégia Saúde da Família no Extremo Sul do Município de São Paulo, Davi Rumel & Adélia Aparecida Marçal dos Santos (eds.)
A reformulação da clínica e a gestão na saúde: subjetividade, política e invenção de práticas, Bernadete Perêz Coelho
Saberes e práticas na Atenção Primária à Saúde: Cuidado à População em Situação de Rua e Usuários de Álcool, Crack e Outras Drogas, Mirna Teixeira & Zilma Fonseca (orgs.)
Velhos e Novos Males da Saúde no Brasil: de Geisel a Dilma, Carlos Augusto Monteiro & Renata Bertazzi Levy (orgs.)
Saúde e Utopia: o Cebes e a Reforma Sanitária Brasileira (1976-1986), Daniela Carvalho Sophia
Lutas Sociais e Construção do SUS: o Movimento de Saúde da Zona Leste e a Conquista da Participação Popular, João Palma
Uma ou Várias? IdentidadeS para o Sanitarista!, Allan Gomes de Lorena & Marco Akerman
O CAPSI e o desafio da Gestão em Rede, Edith Lauridsen-Ribeiro & Cristiana Beatrice Lykouropoulos (orgs.)
Rede de pesquisa em Manguinhos: sociedade, gestores e pesquisadores em conexão com o SUS, Isabela Soares Santos & Roberta Argento Goldstein (orgs.)
Saúde e Atenção Psicossocial nas Prisões: um olhar sobre os Sistema Prisional Brasileiro com base em um estudo em Santa Catarina, Walter Ferreira de Oliveira & Fernando Balvedi Damas
Reconhecer o Patrimônio da Reforma Psiquiátrica: o que queremos reformar hoje? I Mostra de Práticas em Saúde Mental, Gastão Wagner de Sousa Campos & Juliana Azevedo Fernandes (orgs.)
Envelhecimento: um Olhar Interdisciplinar, Lina Faria, Luciana Karen Calábria & Waneska Alexandra Alves (orgs.)
Caminhos da Vigilância Sanitária Brasileira: Proteger, Viajar, Regular, Ana Figueiredo
Formação e Educação Permanente em Saúde: Processos e Produtos no Âmbito do Mestrado Profissional, Mônica Villela Gouvêa, Ândrea Carsoso de Souza, Gisella de Carvalho Queluci, Cláudia Mara de Melo Tavares (orgs.)
Políticas, Tecnologias e Práticas em Promoção da Saúde, Glória Lúcia Alves Figueiredo & Carlos Henrique Gomes Martins (orgs.)
Políticas e Riscos Sociais no Brasil e na Europa: Convergências e Divergências, Isabela Soares Santos & Paulo Henrique de Almeida Rodrigues (orgs.)

SÉRIE "LINHA DE FRENTE"

Ciências Sociais e Saúde no Brasil, Ana Maria Canesqui
Avaliação Econômica em Saúde, Leila Sancho
Promoção da Saúde e Gestão Local, Juan Carlos Aneiros Fernandez & Rosilda Mendes (orgs.)
Ciências Sociais e Saúde: Crônicas do Conhecimento, Everardo Duarte Nunes & Nelson Filice de Barros
História da Clínica e a Atenção Básica: o Desafio da Ampliação, Rubens Bedrikow & Gastão Wagner de Sousa Campos
O apoio institucional no SUS: os dilemas da integração interfederativa e da cogestão, Nilton Pereira Júnior